Everything Fat Loss
The Definitive No Bullsh*t Guide

科學減脂
×瘦身全書

破除迷思，跳脫傳統方式，找到適用一輩子的不失敗瘦身法

Ben Carpenter
班・卡本特 ——— 著　王啟安 ——— 譯

Contents

我在整本書都會不斷強調，人體其實相當複雜，而任何營養和運
動的建議，都必須根據個體差異來調整。也就是説，本書提供的
建議和策略，並不一定適合所有人。建議讀者將本書當成工具
書，而執行本書建議時應瞭解可能出現的風險，對於最後的結果
作者一概不負責。此外，本書的內容也無法取代專業人士的個人
化建議。本書作者建議，如有必要，請適時諮詢專業人士。

為什麼我要寫
這本書？

　　承認吧，飲食與減重的相關產業中充滿各式各樣的垃圾，他們會利用你的不安全感來大做文章，例如先讓你覺得自己很肥又很廢，再宣稱可以提出神奇的解決方法。很多飲食建議只考量冷冰冰的數據，根本不在乎（甚至會犧牲）你的身心健康。因此毫無意外的是，一堆短期的飲食計畫大行其道，很多人身陷囹圄而不自知，甚至同時感到擔心害怕，因為他們一直認為自己還不夠瘦，沒辦法在放假時到海灘大方顯露身材。

　　成年以來，我就一直在健身產業工作，也在社群媒體上花超過十年的時間試著為大家破除迷思，而我在這段時間下來，當然也看盡各種光怪陸離的資訊。身為一名教練，每次看到市場上各種騙錢的方法與話術、各種嘗試說服你立刻掏錢買單的方法與話術，我還是覺得很不可思議。幾年下來，我在社群媒體上花了非常多時間，試著讓大家避免掉入這些陷阱，但不久之後總會發現道高一尺、魔高一丈，很多人竟陷入比

之前更糟糕的處境。說真的，我還真不敢計算我到底在社群媒體上花了多少時間。你能想像自己花多少時間在看手機嗎？我可是每天都這樣，而且持續了超過十年！

我認為，與減重相關的各種奇葩建議，原因在於早期健身產業相當扭曲的文化，加上主流媒體的渲染。我剛開始健身時還沒什麼人在使用社群媒體，當時如果要找健身的相關資訊，大家都會去翻閱那些精美的健身雜誌，我當然也不例外。這些雜誌中充滿各種模特兒的照片，他們都穿得很少來顯露自己的身材，用力展現自己的肌肉線條、臉上還掛著微笑，看起來彷彿隨時都會暈倒一樣。我當時會認真參考這些模特兒的飲食與訓練計畫，並認為如果要減脂或讓自己更健康，就必須依循同樣的方法。當時最主流的建議，不外乎就是每天攝取極為大量的肌肉和綠花椰菜。而當時還很年輕的我，也就毫不猶豫跳入火坑，執行著嚴格到近乎瘋狂的飲食計畫。

> 我寫這本書的目標很簡單，就是要集合各種常見的減重方法，讓你可以為自己做決定，同時確保你不會走錯路，在減重的過程中不會犧牲自己的身心健康。

健身產業裡充斥各種假訊息，而我對抗這些假訊息的方式，就是提供各種與飲食相關的資訊，這些資訊都有嚴謹且經同儕審閱的科學研究支持。如果對減重的科學有興趣，我相信本書就是你一直以來在找的那本書；對於想減重的人來說，我希望本書能協助你做出最佳的決定，同時避免落入陷阱。弔詭的是，想要減重的這個意圖，往往本身就是個陷

阱。其實並非所有人都應減重。在你開始減重計畫前，我希望你先思考自己為什麼要減重，而這是多數相關書籍不會碰觸的議題。

當然，我也毫不諱言，很多飲食相關的書籍都是垃圾。這些書的作者為了提高銷量，往往會提出一個沒人提過的「革命性」飲食計畫來當作賣點。只要先說服你相信自己的方法或概念有問題，他們就可以直接置入這個最新的解決方法，同時將一大堆假訊息灌輸到你身上。這些人為了販賣自己的概念或產品，使得許多人誤信了一堆假訊息。

飲食與健身產業的另一個問題，就是提出籠統的方法很簡單，但為個人量身打造適合的計畫很困難。換句話說，推廣某種特定的減重計畫人人都會，但根據個人需求來提供客製化的策略卻是個難題。適合你朋友的計畫，很可能因為各種原因不適合你。如果有人對一大群人推銷某一種飲食計畫，我們幾乎可以確定的是，有些人會不喜歡這個計畫，或在遵循計畫的過程中發現感覺不太對。難怪我們會看到很多人的體重都一直在起起伏伏，一下嘗試某個方法，過不久又開始嘗試另一種。沒有任何一種方法可以適合所有人，每個人的偏好也都不一樣，因此永遠不會有一體適用的方法。就算特定方法再有道理，有人還是會在執行的過程中感覺不太對。

這本書哪裡不一樣呢？

本書和其他傳統飲食書籍不一樣的地方，在於我會提供各種中立的資訊，讓你自行判斷。我不會強迫你接受特定的方法，而是分析各種常見方法的優缺點，讓你自己決定哪種方法最適合你。我不會跟其他很多書一樣，提出一種前無古人的飲食計畫，告訴你只要執行這個計畫就能

以前所未見的效率減重。我要做的，是帶你認識各種可行的選項，讓你自行從中選擇；換句話說，你和你朋友讀完這本書後，很可能會選擇完全不同的方法。條條大路通羅馬，我們要做的就是找到最適合自己的那條路。

我也會討論減重本身的優缺點與各種迷思。飲食產業所釋出的訊息，常常讓我們覺得自己必須減重才會好看、自信、健康，但其實很可能不是這樣。我不認為減重就能解決所有問題，畢竟除了減重以外，我們還要討論各種飲食方法會帶來的副作用。如果在減重的過程中，你對進食產生了厭倦，或因為不敢吃太多而錯失與朋友相聚的機會，你的生活品質真的提升了嗎？

試想：有多少人以提升健康為理由開始減重，卻遵循著一個一點都不健康的飲食計畫？有多少人試著遵循飲食計畫來改善健康，最後卻產生厭食的狀況呢？有多少人減重的目的是要讓自己變得更好看、更有信心，最後卻變得更沒有安全感呢？減重絕非萬靈丹，而且很多人其實根本就不需要減重。

但是，我知道很多人都會踩入陷阱。他們不斷嘗試各種最新的飲食計畫，從來不確定哪種計畫最適合自己。我會以最公正、平衡的方式提供各種選項，避免你落入類似陷阱。

我寫這本書的目的，和我身為一名教練是一樣的，就是協助我的讀者，也就是客戶，而每位客戶能從我這裡得到的協助不一樣。有些人會瞭解其實根本不需要遵循現行的飲食計畫，進而得知有更簡單、更有效、風險更低的方式；有些人則會精進自己既有的減重相關知識，更能快速達到想要的結果；有些人則會發現減重其實不一定會有太大幫助，甚至瞭解自己現在根本不需要減重。

已經太多人問過我什麼時候要把社群媒體上分享過的內容集結成

冊，我終於做到了。我相信本書是最全面的資料來源，你可以根據內容來做出適合自己的決定。我與許多客戶配合過，總時數長達數萬小時，也仔細研讀過各種相關研究，而各種經驗與知識都放在本書，供讀者參考。本書有的地方讀起來會有一點複雜，因為我會針對社群媒體和各種飲食書籍所提供的訊息（與假訊息），提出最完整的解釋；不過每章最後都會有淺顯易懂的重點整理，讓你不至於迷失方向。只要想到我可以協助你遠離各種與減重相關的危險與騙局，還能在你追尋目標的過程中幫你節省時間、精力與金錢，我就覺得一切努力都值得了。

　　全球減重相關產業的產值，每年大概都有數千億美元，而且還在持續成長，表示真的非常多人對減重有興趣。不過，也正因為很好賺，所以總會有一些公司想盡辦法要讓你相信他們的論述與方法，好賺走你的血汗錢。我正在做的事情，就像在充滿假訊息的地雷區中抓著你的手，保護著你的安全，一路護送你安全抵達目標。講得更直白一些，我就是要讓你具備足夠的知識，避免那些只想騙錢的王八蛋得逞。

第**1**章
你為什麼
想減脂？
...

　　只要有客戶想要減脂，我一定會先問這個問題。每個人都有不同的經歷與目標，一開始先認清現況與動機，無疑是成功的關鍵。我不會和很多減重相關書籍一樣，強迫推銷你某一種特定方法；我也不會宣稱自己的見解多麼新穎，更不認為全世界所有人都要採用我的建議。我所要做的，不過就是提供各種平衡的資訊，讓你自己做出最好的決定。

　　我想先說清楚的是，我對身體組成與增肌減脂的科學非常有興趣，但飲食產業中有很多狀況讓我相當擔憂。我發現市面上常見的減重方法都有不少問題，也會利用人們的不安全感，甚至可能會對健康造成危害。很多廣告都試圖讓你相信，減重會讓你變得更開心、健康、有自信且吸引人；但我一定要在這邊說清楚的是，這一切都是狗屁。

　　為了讓你相信減重能解決所有問題，飲食產業可說是無所不用其極，有人甚至睜眼說瞎話，宣稱可以利用吸菸、束腰及減肥藥等產品來協助減重。各種雜誌與社群媒體也推波助瀾，不斷鼓吹極低的體脂率才

能符合所謂的審美標準；而一般人不知道的是，他們在媒體中看到的模特兒照片，都是刻意選在他們體脂最低的時候拍的。最可惡的是，飲食產業常常看準大家害怕體脂過高所帶來的健康危害，大肆推銷各種減重商品，而對於這些產品所可能帶來的副作用毫不關心。令人不勝唏噓的是，許多不良甚至不道德的產品，就在減重這個終極目標的掩護之下，為不肖業者帶來極大的利潤。

如果這些減重產品的初衷真的是要促進健康，為什麼多半都要強調穿著暴露的模特兒，而非宣傳真正的健康益處呢？各種減重廣告一直告訴我們，如果要有所謂的「海灘性感身材」就必須減重（我要鄭重聲明：不管你的體重多少，都可以去海灘。如果有人說你太胖所以不能去海灘，就叫他去死）。此外，許多減重前後的對照圖片中，模特兒在減重前都一副愁眉苦臉的樣子，減重後卻都笑得合不攏嘴。不肖業者毫不掩飾地透過這種方式，告訴我們減重才能帶來快樂。

市面上充斥著各種亂七八糟的飲食建議，因此我們的任務是要讓大眾明白，健康與美觀其實並沒有那麼大的關係。簡單來說，不要再一味認為減重就能促進健康。撇開那些糟糕的飲食建議不談，其實很多飲食習慣也可能帶來心理上的風險。舉例來說，就算你的體脂率真的下降了一些，但你每天都對熱量和體重數字斤斤計較，甚至一天會量好幾次體重，很可能表示你在減重的過程中犧牲了心理健康。心理健康在多數飲食計畫中都不算是什麼重點，卻是我們整體健康的關鍵。

身為一名健身教練，我一直希望能利用自己的專業，提供客製化的建議給我的每一位客戶。同樣告訴我想要減脂的兩個人，就算連想要減去的脂肪都一樣多，背後的動機可能很不一樣，所以他們應該採取的飲食與訓練計畫也不會一樣。舉例來說，如果有人認為必須透過飲食控制才能改善健康，我們可能會建議他採取更健康的生活習慣來達到健康的

目標，而非一味透過飲食來控制體脂率；換句話說，對這些人來講，要改善健康並不一定得減脂。

而如果有人已經具備不錯的健康狀況，但想在接下來的假期前再減去一些脂肪，就表示他們的目標是身材，而非健康。有些人想減脂的原因，是認為這樣可以讓他們更有自信，但我並不認為減脂成功真的能百分之百提升自信。確實有很多人說過：「我在減重後感到更有自信了」，但也有很多人減重後完全沒有感到自信心提升。很多體脂率偏高的人其實對自己的狀況很滿意，有些人即使有了六塊肌，還是很沒自信、很沒安全感。換句話說，飲食控制絕對不是自信或快樂的保證，減重成功也不一定會讓人更幸福或更有自信。這一切其實遠比多數人想像的更複雜。

我也曾經主動阻止一些很想減脂的客戶。舉例來說，生活壓力很大的人要減去一點點的脂肪，很可能都需要花費不成比例的功夫。如果有人告訴我他想減脂，卻同時提到自己曾經有飲食失調或其他身體狀況，我會視情況將他們轉介給醫療專業人員。有些人真正需要的其實根本不是減脂，但這個產業中幾乎沒有人會這樣告訴你。

每個人的需求和期望都不盡相同，我認為一味想說服讀者減重的書，都難免對大家造成一定程度的傷害。很多人不知道的是，減脂的科學遠遠不止於飲食計畫，還包括了長期執行計畫該有的心態、影響人們飲食分量的因素，以及不良飲食習慣可能帶來的身心影響等複雜主題。

你可以將本書的第一章當作與我面對面討論的機會，我們會一起決定最適合你的目標與計畫。如果沒有設定目標就貿然行動，就如同矇著眼睛射飛鏢。你可以試著問自己以下幾個問題：

- 你減脂的目標是想改變外表？還是想改變對自己的感覺？

- 要達到這個目標，你願意養成哪些習慣？
- 這些習慣能持久嗎？
- 這些習慣能改善你的整體生活品質嗎？

讓我們來打個比方：很多人會不顧一切賺錢，因為他們認為錢會帶來快樂。不過我們都知道，財富並不保證能夠帶來幸福。加薪確實很不錯，但這種開心的感覺可能不會持續太久。有些超跑車主可能是大家羨慕的對象，但他們自己看到別人擁有更高級的車款時，還是可能感到自卑。另外，有些人賺了更多錢以後，就會開始有各種不一樣的目標，永遠不會滿意於當下的所有[1]。舉例來說，如果你今天加薪百分之十，你或許會為此慶祝一番；但不久之後，你的花費會變多，接著就會期待下一次加薪，如此周而復始。很多富人其實過得很糟，也有很多窮人過得很開心。總而言之，財富不一定能帶來快樂。

達到目的所採取的手段也非常重要。就算目標是賺很多錢，但如果你做的是高薪但不喜歡的工作，而且必須在大太陽下不斷工作，而且都沒空跟親朋好友聚會，你會開心嗎？同理，很多人會刻意控制飲食來讓自己「感覺更好」，但他們採取的速成飲食方法卻讓他們感到非常痛苦，而且運動的頻率過於密集，嚴重影響日常生活。他們確實可能減去一些體脂肪，但感覺從來沒有變好過。

所以我再問你一次：你為什麼會想減脂？我真心請你再仔細思考一次。

根據經驗，多數人想減脂的理由不外乎是想「變好看」或「感覺更好」。

我想要「變好看」

如果你的目標是「變好看」，讓我以朋友的角度來告訴你真相。所謂的「好看」其實相當主觀，並沒有什麼客觀的標準，所以我絕對不會說某人比其他人「好看」，他們只是不一樣而已。

就和賺錢一樣，如果你一味想「變好看」，真的會有對自己滿意的一天嗎？「好看」與否非常主觀，有些人會不自覺進入厭惡自己身體形象的惡性循環，永遠覺得自己不好看，永遠覺得需要控制飲食才能變好看，所以永遠無法對自己感到滿意。本書和其他減重相關書籍不同，我不會讓你覺得一定要減脂才能變好看。我會鼓勵你找出屬於自己的目標，並捫心自問減脂是否真的能達到你的目標。

你可能會想：「我知道，可是有人減重後真的變好看了。」現在讓我們討論一下這個問題。你對「好看」或「難看」的審美觀，其實受到了文化等各種因素的影響。現在各位讀者所處的時空與地理環境中，苗條的女性與健壯的男性大概都是較受歡迎的形象，不過以前的人類很可能不這麼想，例如體脂率較高一度被認為是財富的象徵[2]。簡單來說，不同時代對於理想體態的定義會不一樣[3]。

一個非常好的例子是束腰。十九世紀時很多女性會穿戴束腰來讓腰看起來變細，有時候甚至會寧願犧牲健康來達到這個效果。近幾年的風潮則是所謂的「大腿縫」，這是一個以前幾乎從未有人注意過的身體部位。因此很多人開始推廣針對「臀部凹陷」的訓練動作，將這個正常的人體部位汙名化，只為了配合如浮雲一般的審美標準。

近年來追求肌肉量蔚為風潮，造成許多男性對自己的身體感到不滿，甚至產生肌肉上癮（不顧一切想提升肌肉量）[4,5]的狀況。如果男性在追求肌肉的過程中對自己的外表感到自卑，就很可能會採取不健康

的方法來達到目的，例如使用合成性類固醇等等。稍微思考一下，你會發現減重產業很常利用與放大人們對外表的不安全感，不擇手段要讓大家相信自己不好看，必須做出改變。

地理位置也會影響人們想達到的身體形象。如果你活在西方國家，又經常接觸主流媒體，你對身體形象的看法很可能跟其他國家的人很不一樣。一項研究找了 26 名來自不同國家的受試者，請他們指出女性最吸引人的體重[6]。不同國籍與社經地位之間受試者的回覆差距很大，而受西方主流媒體影響較深地區的受試者偏好較瘦的女性身體形象。男性的狀況也差不多：一項研究調查了美國、烏克蘭及迦納的男性，發現美國的受試者中有 90% 的人想要更高的肌肉量，而迦納的受試者則只有 49%[7]。雖然這個研究結果可能受到受試者本身體型的影響，但也可能是出於文化因素，即許多美國人認為肌肉是男性特質與主控權的象徵，因此肌肉越明顯的男性就越吸引人。

會有這麼多人為了外表想要減脂，主要是因為社會的壓力：我們都被灌輸苗條的身材比較好看，所以會下意識追求這種體態。不管我們有沒有察覺到，但我們對身材的審美觀，很大一部分是受到媒體的影響[8]。現在許多雜誌、社群媒體或電視節目上，都是各種篩選或修圖過的名人照片，而且這些名人其實都做過昂貴的醫美手術來保持青春苗條。如果你平常接觸的都是這種媒體，你還能不覺得自己看起來很醜嗎？

多數人想到「理想體態」的時候，很可能都會聯想到主流媒體中常出現的某位名人。如果你也一樣，你的審美觀大概也深受當代主流媒體的影響。也許你是一位想要兼具身材與力量的女性，但如果你處在不同的年代，你對完美身材的定義很可能就會跟現在不同；也許你是一位致力於鍛鍊肌肉的男性，但如果你活在不同的年代，你很可能會想要累積更多體脂肪，或像一九六〇和一九七〇年代的搖滾明星一樣纖瘦。簡單

來說，不同時代的「理想體態」其實很不一樣，所以你現在對於自己外表的評價，其實也受到許多外在因素的影響，而且很可能隨時改變。

如果目標不夠清楚且具體，只是想「變好看」的話，你可能會對自己的外表產生負面的想法，並將自己一步步推向不適合自己的減重策略。我認為，我們不應該讓罪惡感和羞恥心當作自己前進的動力。一項研究的受試者在讀過一篇將肥胖汙名化的文章後，攝取的熱量竟然比之前更多，顯示羞恥心反而會帶來負面的身心影響，完全不利於減重[9]。更糟的是，對體重感到自卑的人，開始運動的動機反而更低[10]。正如同儕的恥笑可以讓學童對運動產生陰影，成人面對罪惡感與羞恥心時也會產生一樣的結果。這點我們將在下一章詳細討論。

> 讓我們從各種主流訊息中抽離一下，其實你的外表根本沒有問題，只不過你太習慣用主流的價值觀來審視自己而已。

我想要變健康

如果你的目標是「變健康」，我們就要瞭解減去多少體重才會真的變健康。要先澄清的是，減重和減脂有時候是不一樣的。如果你剛開始做重量訓練，可能會增加一些肌肉量、同時減去一些體脂肪，但你的體重很可能不會下降（雖然體脂和體重常常一起下降）。確實有不少人在體重下降後，感覺整體生活品質提升，但要提升生活品質，卻也不一定要減重或減脂。

舉例來說，你的有氧能力和肌力提升後，日常生活的任務會變得更簡單，就可以在不刻意控制飲食的情況下感到更健康；而久坐的人只要開始運動，體重甚至都沒有改變，就會感到健康狀況明顯改善；戒菸、減少飲酒、提升睡眠品質、開始運動、在不改變熱量的情況下調整飲食內容，不都有助於提升健康嗎？總之，健康和體重的關係絕對不如想像中密切。只要你願意，在改善健康的過程中，其實完全不需要擔心體重。

沒有一體適用的減重建議

　　減重是促進健康的一個常見手段。有些人確實可以透過減重來改善健康，但如果透過不適當的方法減重，卻可能帶來更多風險。

　　讓我們利用以下兩個案例，來說明各人減重動機的差異：

　　某甲：並不具備太多營養相關知識，平常過著靜態生活，希望減去一些脂肪，因為他認為這樣可以變健康一些。他嘗試過一些時下最流行的飲食方法，最後都沒有得到想要的結果，因此他現在只想要有人告訴他到底什麼有效、什麼沒效。

　　其實他根本不需要執行什麼特別的計畫，就能達到促進健康的效果。對他來說，健康是最主要的目標，而減重只不過是次要目標，有的話很棒，沒有其實也沒關係。

　　某乙：相當清楚自己的飲食狀況、過著動態生活、對體重沒有過分

的執著，因此不會一味為了健康而減重。他只在重要場合前控制飲食，例如婚禮、假期、拍照或參加特定量級的運動比賽。他也很清楚，這些情況下的飲食控制只是為了短期目標，所以不會在乎能否長時間持續。

某甲和某乙都會想辦法減脂，但他們的動機很不一樣，因此方向也會不一樣。某甲的目標是讓自己變健康，並認為減重有助於達成目標；某乙的目標是讓自己變好看，但代價可能是犧牲健康。

某乙具備足夠的營養相關知識、體脂率也比較低，他很可能會小心翼翼計算每天的熱量攝取，以在短時間內達到最佳的減脂效果；某甲的相關知識、意願、甚至動機都不如某乙，甚至認為計算熱量會干擾正常飲食。所以如果某甲執行和某乙一樣的飲食策略，很可能造成災難性的結果。某乙可能每天都必須量體重，才能精準控制體重。他甚至每週都必須測量體脂率，才能確保自己的方向正確；而某甲則從一開始就不喜歡量體重，所以根本不會想每天量體重。如果真的要他每天量，說不定會產生負面的心理反應。

簡單來說，適合某人的計畫，可能會對另一個人造成災難性後果。

我認為某甲絕不能和某乙使用同樣的飲食策略，這是我在整本書都會不斷強調的重點。我也不希望某甲認為他必須減重，才能變得健康、或對自己的外表感到更有自信。如果看完這本書，能讓你打從心底認為「其實我發現只要專注在健康就可以了，我完全不需要減重，也不必擔心體重」的話，就太完美了。同理，如果有人計畫為了假期、婚禮或純粹想改變外表而減重的話，我也希望他們可以瞭解適合的方法與相關的風險，讓他們可以用最健康、最有效率的方式達成目標。

所以減重真的能讓你變健康嗎？

相信本書的讀者大概都知道肥胖對健康的危害。這個主題具有不少爭議，談論起來也會對某些人帶來心理負擔，因此我認為要著墨一番。

體重只要超過某個門檻，醫師就會認定你為「肥胖」，並開始用不一樣的方式對待你。相信許多「肥胖」的人都有相關經驗：本來你去看診的原因與肥胖無關，但醫師知道你的體重以後，就會冷不防把話題轉到這裡來。

就連討論肥胖時會出現的相關字詞，也是爭論的焦點。「肥胖」（obese）一詞通常具有貶意，有些人會選擇其他的詞彙[11]。舉例來說，有些比較能接受各種身材的人可能會使用「胖」（fat）這個詞，但也有些人認為「胖」同樣具有貶意。目前還沒有一個詞能夠廣為眾人接受，畢竟大家的看法都不一樣。所以我會使用「以人為本」的敘述方式，例如我不會說「肥胖的人」（obese person），而會說「有肥胖狀況的人」（someone with obesity）[12,13]，或「體重較高」等較為中性的詞彙[11]。

體重對健康的影響其實非常難量化。很多疾病可能要數年甚至數十年後才會發病，因此相當難追蹤與研究，畢竟你無法監控一群人的狀況長達數十年，當然也就不能密切測量他們健康指標與體重之間的關係。一個可行的方法，是先取得一大群人的相關數據，再分析這些數據來猜測體重與健康或死亡之間的關係。當然我們常常只能取得身高與體重這兩個數字，畢竟我們不管在家裡或去看診時，都不太會測量體脂率。

舉例來說，有一份回顧型研究分析了超過三百萬名死亡案例，以及超過三千萬名受試者後，發現 BMI（身體質量指數）較高的人，總死亡率也較高[14]。你當然也可以參考身體組成的其他指數，但這些指數一樣相對粗糙。舉例來說，中央肥胖（central obesity）是由腰圍身高比與

腰臀比來測量。一般來說,無論體脂率的高低,腰臀比越高的人總死亡率也會越高 [15]。簡單來說,如果我們只看大量樣本的粗略數據,會發現身體質量指數較高,會造成死亡率增加;但其實身體質量指數較低,也可能造成死亡率上升,因為有些疾病會造成體重下降。

如果你對身體指標與健康的關係,只具備以上的知識,可能就會對大眾健康提出一個以體重為中心的解決方法,也就是叫所有人把 BMI 維持在正常範圍。聽起來很合理吧?這個建議看似合理,但其實不是每個人都能做到,而且對體重高到足以威脅健康的人來說,有些健康指標反而是在較緩慢的減重幅度中更容易改善,例如減去原本體重的 5% ～ 10% 就足夠 [16]。

更複雜的來了:如果有人告訴你,只要減去一定比例的體重就可以更健康,你會怎麼做?你會在幾週、幾個月、或是幾年之間減去這些重量呢?你會採用間歇斷食還是傳統的熱量限制策略呢?如果你使用朋友最近用過的代餐策略,會達到理想的減重效果嗎?你會加入運動,還是只會少吃一點呢?

這些方法對健康的影響當然不可能完全一樣。就算你的唯一目標是透過減重來促進健康,難道不管用什麼方法來減重,最後的結果都一樣嗎?如果有人在減重的過程不運動、一味追隨最時尚的飲食策略、一直吃各種來路不明的補充品,這樣固然可以減重,但是效果真的會比飲食與運動雙管齊下好嗎?很多人追求健康的過程中,往往過於在乎體重,並認為只要能夠減重,不管採取什麼方法都能達到他們想要的效果。

假設：先減重、後健康

　　有些人看到這裡，也許還是不相信我。這些人會認為：「可是如果只要減重就能改善健康，用什麼方法真的很重要嗎？」其實，許多研究員都提出過一個問題：肥胖所帶來的健康風險，純粹是因為體重過重？還是其實和生活習慣有關？舉例來說，如果你的體脂率較高，是否可能在不減重的情況下改善健康呢？

　　只能說，還是得看你當下的健康狀況才能決定，但至少答案是肯定的。一項研究分析了以下四種習慣與健康之間的關係[17]：

- 每天攝取超過 5 份蔬果
- 規律運動
- 適量飲酒
- 不吸菸

　　該研究發現，無論體重高低，具備這些習慣的人死亡率都比較低。換句話說，我們確實可以在不改變體重的情況下改善健康。

　　這項研究有許多珍貴的意義：我們不該只在乎減重，認為減重一定可以改善健康；而是要將重點放在養成良好的生活習慣，身體組成反而沒那麼重要。沒錯，規律運動、適量飲酒、多吃蔬果確實或多或少會有減重效果，但你更可以在不減重的情況下確實做到這些健康的習慣。

> 真相：雖然許多測試都發現減重可以改善健康，但你絕對可以在不減重的情況下改善健康。

而且，從許多人採取的減重方法看來，他們最在乎的根本不是健康，對吧？現在很多人被各種速成飲食計畫、溜溜球效應、垃圾補充品淹沒，根本無法好好停下來專心養成良好生活習慣。不要再不計代價減重，因為這樣很可能反而會危害健康；應該透過生活習慣的改變來促進健康，而身體組成的任何改變只不過是剛好而已。

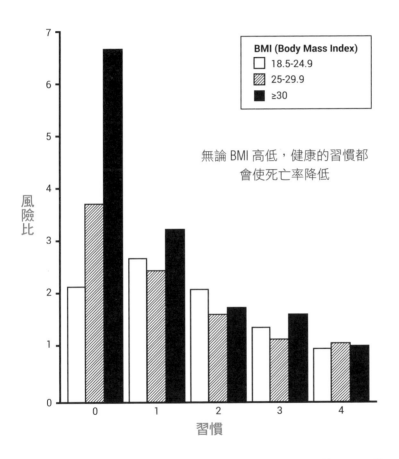

🎧 以身體質量指數（BMI）與健康習慣數量（攝取蔬果、吸菸、運動、飲酒）所得出的總死亡率風險比 [17]

建議把重心放在養成健康生活習慣，不代表體重變重完全不會提高健康風險，而是要強調無論體重多少，都建議先從生活習慣著手而已。許多人認為肥胖所帶來的健康風險與體重的關係最密切，而與生活型態無關，這點也有待商榷。生活型態與體重到底何者對健康影響較大，是廣受爭論的焦點[18]。一項統合分析（同時以統計方法分析許多研究）指出，無論身體質量指數的高低，心肺功能較差者的死亡率是心肺功能較好者的兩倍；而只要心肺功能不錯，體重高低似乎並不影響死亡率[19]。簡單來說，具備良好的心肺功能，可以一定程度抵銷體重較高所帶來的健康風險，雖然我們還不確定其中的詳細機制。

本書的內容無法涵蓋影響死亡率高低的各種因素，但我在這裡要讓各位讀者瞭解的是，健康與體重之間的關係相當複雜，而要改善健康不代表必須減重。雖然一般認為減重可以改善健康，但如果認為所有減重手段都會帶來一樣的結果，就大錯特錯。瞭解這點以後，我們要接著探討許多人在減重時常常忽略的因素：心理健康。

心理健康不重要嗎？

身體健康只是我們整體健康的其中一個要素。我們大概都同意，許多快速減重的飲食計畫都對身體健康有點影響，所以現在我們要進一步探討這些飲食計畫所帶來的心理健康風險，特別是使用極端飲食會造成的心理影響。在我看來，多數減重相關書籍犯的最大錯誤，就是忽略飲食計畫對心理健康的影響；而真正在乎客戶健康的人，都必須將心理健康納入考量。

有些看似無害的建議也可能帶來負面影響，而如果執行的方法錯

誤，影響就會更為嚴重。以下為各位提供一些例子。

　　低碳飲食是相當流行的減脂手段，但許多執行者會很害怕攝取任何種類的碳水化合物，因為他們都認為碳水化合物很「糟」，認為只要吃到碳水化合物就會增重。如果我在本書中建議讀者採取低碳飲食（不吃麵包、義大利麵、米飯、馬鈴薯、水果等等，我們會在後續章節更詳細討論），至少一定有些讀者會得到好的結果，因為如果你從執行低碳飲食開始後一個月量一次體重，大概都會看到減重效果。但這樣代表我這個低碳飲食的建議有效嗎？確實不能說無效，但如果副作用是有些人對於碳水化合物已經產生根本性的排斥或害怕，連一塊麵包或一根香蕉都不肯吃呢？這樣我的建議真的有帶來正向效果嗎？這就有待商榷了。

　　如果我在書裡強調，所有人都必須每天測量並追蹤體重，因為這樣才能確保自己是否方向正確的話，相信許多讀者會更快就看到效果（我們會在後續章節詳細討論自我監測這個主題），但我相信也會有人會開始排斥或害怕體重計，每次想到要量體重就全身不舒服（這其實很正常，因為你吃的食物種類和腸胃蠕動狀態等因素都會影響體重）。所以，這種能讓有些人受益，卻會讓某些人受害的方法，真的是正向的嗎？

　　如果我推薦一個超級嚴格的飲食計畫，可以讓你用前所未有的速度減脂，但你卻開始推掉各種社交場合，只因為你擔心出去吃飯會違反飲食計畫，那這個計畫還能算成功嗎？如果你平時都嚴格遵守飲食計畫，導致自己在週末不得不放縱飲食來宣洩，又該如何呢？

　　正如同有些人為了賺錢，會讓自己忙到喘不過氣來，或犧牲與家人的相處時間一樣，太堅持特定飲食計畫也會有風險。我要好好討論這個議題，才能讓各位讀者在邁向健康的過程中，維持最佳的心理健康。為了深入討論這個主題，現在讓我們把目光放在減脂光譜的極端，看看我

們可以從健美選手身上學到什麼，因為健美選手的職業生涯幾乎就完全圍繞著減脂。

健美選手確實花了大量時間與精力，試圖「改善」他們的體態（當然有很高的主觀成分），但他們對於自己外表的自信，可能比一般人都還低。畢竟健美選手的職業生涯幾乎都圍繞著外表打轉，心理受到影響實在也難以避免。如果減重一定能改善自己對外表的自信，那這些健美選手應該是最幸福的一群人才對。很可惜，事實並非如此。

> 體脂率下降並不保證會變快樂，而對外表過度執著可能會讓心理健康受到影響。

一項研究針對有在做重量訓練的女性進行調查，也包括健美選手。該研究發現，有相當高比例的受試者「害怕變胖」、「對食物有莫名的堅持」，而且比起控制組的女性更可能使用瀉藥來控制體重[20]。另一項針對女性健美選手的研究發現，她們普遍對自己的身體相當不滿意，而且經常暴飲暴食[21]。這些研究結果顯示，投身於一個完全圍繞著外表的職業，可能讓你對自己的身體形象自暴自棄，並將你一步步推向極端的減重方法。

男性健美選手也對自己的身體相當不滿意、暴飲暴食的比例甚至比女性更高，而且也更可能因為減重而做出危害健康的行為[22,23]。一項回顧型研究指出，健美選手經常有嚴重的肌肉上癮症，伴隨著焦慮、憂鬱、神經質、完美主義及自卑等狀況[24]。簡單來說，健美選手即使是全世界最精瘦的一群人，卻對自己的身體形象最為挑剔，因此更可能面臨

負面的心理狀態。

本書的讀者不一定都對健美有興趣，但我想以上這些事實還是相當具有啟發性。

當然，這時候一定又會有人說：「可是我減重後變得更快樂啊！」我不否認有這種可能性，但我想表達的是：

1. 減重不一定會讓你變快樂，而且有些人就是不會對自己感到滿意。
2. 過分專注於減重或外表可能會危害身心健康。
3. 除非你的工作就是必須要讓外表達到某個標準（這樣你也許就能欣然接受一定程度的犧牲），否則在開始任何減重計畫前，我強烈建議你以身心健康為首要考量。

如果你唯一的目標是減脂，可能就會為了達成目的而不知不覺犧牲生活品質。我在本書中帶你認識各種減重研究時，也會同時探討各種可能的陷阱。很多人認為飲食控制是改善健康、幸福感及自信的好方法，但許多相關書籍卻沒有把這些身心健康的要素擺在優先位置，而是不顧一切要你專注在身體組成。我的任務，就是要讓你盡量安全無恙達到目標。

重點整理

◆ 本書讀者大概都對減脂有興趣。而你們必須瞭解的是，飲食控制絕對不是解決問題的萬靈丹。很多鼓吹飲食控制的人都要你相信減脂才能帶來健康與快樂，但事實絕非如此。

◆ 如果目標是改善健康，減重或許有點幫助，但也會有風險。許多人減重成功，代價卻是犧牲健康，例如在各種速成飲食法之間不斷搖擺，造成溜溜球效應。在減脂的過程中，請確保不要不知不覺犧牲健康。除了減重以外，應該還有改善健康的方法吧？

◆ 如果目標只是要「變好看」，請你明白飲食控制只不過是讓外表滿足期望的手段之一而已。我們對外表的期望會一直改變，而且會受到社會壓力的影響。有人花了畢生心力改變自己的身形，最後發現永遠無法讓自己滿意。我並不是要否定你減脂，只是想避免你追求錯誤的目標。

◆ 只要稍微停下來思考你真正的動機，就可以根據個人需求來挑選我在本書所呈現的資訊，畢竟這世界上沒有一體適用的飲食策略。我的目標並非說服你開始做任何事，而是提醒你各種減脂方法的優缺點，讓你可以為自己做出最適當的決定。

第2章
意志力堅定一點
就可以了吧？

⋮

如果攝取的熱量比消耗的還多，體重就會增加；而如果攝取的熱量比消耗的還少，體重就會減少。

熱力學第一定律所講的就是能量平衡，也就是能量可以在不同形式間轉換，但不會憑空出現或消失。從生物學的角度來看，就是只要攝取的熱量與消耗的熱量不同，體重就會改變。

✓ 如果攝取的熱量比消耗的熱量多，體重就會增加。
✓ 如果攝取的熱量比消耗的熱量少，體重就會減少。
✓ 如果攝取的熱量與消耗的熱量一樣，體重就會維持。

減脂的情形就會複雜一些，因為你可能會同時增肌減脂，這時候體重可能不會改變。不過，我們現在先把焦點擺在體重。

減重的關鍵是維持反向的熱量平衡，也就是所謂的「熱量赤字」，

所以一般會得到的建議是「少吃多動」，畢竟只要消耗的熱量比攝取的多，體重就會下降，所以少吃多動一定很有效，對吧？

理論上是這樣沒錯。

不過，如果你認為所有人都適用這個簡單的建議，你就大錯特錯。對某些人來說，這種建議無異於對溺水的人說：「少溺水、多游泳。」這句話嚴格來說沒有問題，但收到這個建議的人卻不會覺得自己受到任何幫助。「少吃多動」也許對於完全不懂熱量平衡的人來說有點幫助（相信我，這種人很多），但更多的是知道自己必須減少熱量攝取，卻不得其門而入的人。熱量平衡這個概念非常簡單，複雜的是現實生活。

他們應該只是不夠想要吧？

大量減重並長久維持，其實非常困難[1]。不過，還是很多人認為肥胖是自找的，是個人控制能力不夠的問題。畢竟，如果熱力學是正確的，你只要達到熱量赤字就可以減重，所以無法減重就代表「不夠想要」，對吧？在職場上，只要夠努力，就可以不斷往上爬；所以無法持續減重的人，一定代表決心不夠，對吧？我非常肯定的是，事情絕對沒有那麼簡單，因為抱持這種想法的人，忽略了許多人所面臨的困境。

有些人投入的努力跟你一樣，職場上升遷的速度卻比你還快。也許他們的起跑點比你還前面，例如他們的父母很有錢、能負擔更優質的教育等等。你們確實都必須很努力才能在職場上不斷往上爬，但他們爬升的速度比你快，不代表他們「比較想要」。同理，很多人一輩子似乎都不需要為體重操心，但這也不代表他們的意志力比較強。

還有哪些因素需要考量呢？建議不要認為人們增重的原因都是「攝

取太多熱量」，而是要退一步思考影響人們攝取熱量多寡的因素。我們從表面上很難看到這些因素，但它們才是造成體重變化的幕後黑手。我會在後續探討運動的章節中提到，改變飲食內容，比起調整運動習慣更能帶來減重的效果，因此我們應將重點擺在飲食。

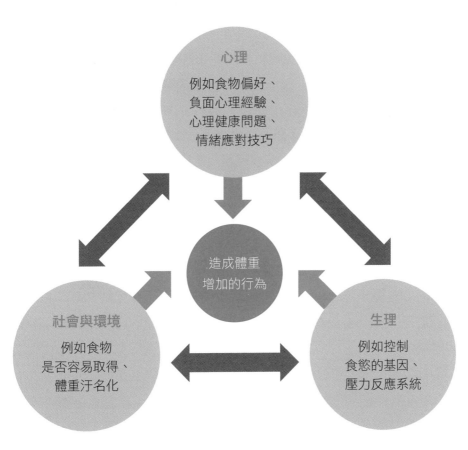

⋂ 從生理、心理、社會來解釋肥胖 [2]

飲食環境的影響

人類的整體體重一直在上升。根據研究估計，現在全球人口肥胖的比例，幾乎到了一九七五年的三倍[3]。從一九七五年開始到底發生什麼事了呢？全世界的意志力都同時降低了嗎？還是有一大群人說好，要一起不管飲食內容，放飛自我了嗎？以上兩種回答顯然都不對，所以問題根本就不在「意志力」。

肥胖越來越普及的最主要原因之一，是飲食環境的改變。近年來，高熱量加工食品的取得越來越容易；而在甜甜圈、巧克力、餅乾、冰淇淋等甜食出現之前，要攝取過多熱量其實相當不容易。一顆蘋果的熱量大約是 100 大卡，而一個甜甜圈的熱量卻高達數百大卡，你覺得哪一個比較容易造成人們攝取過多熱量？我很少看過任何人連續吃很多顆蘋果，但很多人一吃起甜甜圈就停不下來了，畢竟甜甜圈出現的目的，就是要人們一口接著一口吃。比起甜甜圈、蛋糕等甜點，人們要吃到太多的肉、魚或蔬果確實困難得多。光從這個角度來看，現代人控制體重的難度，確實比一百年前高許多。除此之外，我們還可以選擇各種餐廳、速食店、食物外送平台，讓我們購買和準備食物更加容易。簡單來說，我們身邊的食物越來越多、也越來越好吃，因此攝取過多的熱量只會變得越來越容易。

如果你生活的年代沒有這些食物，是否會更容易保持苗條呢？當然會。如果你生活的地區都沒有這些高熱量的加工食品，是否會更容易保持苗條呢？當然會。

我在鄉下長大，而且我大部分的時間都住在一個小村莊，裡面只有一間商店。村莊裡沒有餐廳、酒吧這種可以坐下來吃飯喝酒的地方。村裡的生活很純樸，我的娛樂就是和朋友們在路邊踢球。我長大離開家鄉

後，搬到一個繁華許多的地方。我每天上下班都要開車通勤，食物的選擇也比以前多很多。我在 25 歲以前根本不知道什麼叫食物外送，因為我住的地方根本沒這種東西。

來到有食物外送選項的地方生活後，我每天都在使用這種服務。只要手指輕輕動幾下，我根本不需要離開我的沙發，食物就會在半小時左右送到我家，我的飲食習慣因此產生巨大改變。我還是同一個人，意志力從來沒改變過，但我的身體活動大幅減少，飲食也從自己準備變成外食居多。

人沒變、意志力也沒變，結果卻變了很多。

你住的地方是否也很容易取得食物呢？新鮮且營養的食物是否容易取得呢？如果我把你帶到一個充滿速食店、而且沒什麼健康食物選項的地方，你會不會覺得維持現在的體態與健康變得更難呢？如果你住在一個食物很貴的地方，迫使你不得不改變現在的飲食習慣呢？

現在讓我們討論你真正的「現況」：你現在在哪裡讀這本書呢？我大膽猜測，多數讀者應該都是坐在沙發上或躺在床上，當然應該也有人坐在馬桶上或正在搭火車。

你現在有在吃東西嗎？我猜多數人應該沒有，因為邊讀書邊吃飯的人好像本來就不多。

你最喜歡的點心是什麼？大概是不需要準備、而且單手就可以吃的東西。我們就以巧克力棒或糖果為例好了，如果有人突然放了一份這種點心在你旁邊，你會怎麼辦？這種食物吃起來很方便，而且只要伸手就拿得到，連從椅子上站起來都不必。這時候你把這份點心吃掉的機率，比五分鐘前還沒看到點心時的機率高得多，對吧？這就是食物環境對我們飲食習慣的影響。有人會說飲食控制完全取決於意志力，但我說影響飲食習慣的因素很多，其中大多數我們根本就不會注意到。

研究顯示，我們可以透過操縱飲食選項，輕鬆改變人們的飲食行為。這種實驗很難長期執行，因為我們住家附近的餐廳不會一下開很多或一下關很多，但還是可以用立即的食物選擇來達到短期測試的目的。舉例來說，如果你讓某人在兩種食物中做選擇，無論哪一種食物比較好吃，他通常會選擇比較容易取得的那種。

　　在一項研究中，受試者可以選擇要吃一碗切片蘋果或一碗爆米花[4]，以下是該實驗的三個條件：

1. 蘋果切片放在受試者旁邊（伸手可得），爆米花則放在兩公尺以外。
2. 爆米花放在受試者旁邊，蘋果則放在兩公尺外。
3. 爆米花和蘋果切片都放在受試者旁邊。

　　研究員安排受試者坐在一個房間裡，並跟他們說：「我等一下會拿一些問卷過來，房間裡有一些點心，你們想吃的話可以吃。」研究員說這句話的目的，是確保受試者不會擔心吃了點心會影響實驗。結果發現，雖然受試者大多覺得爆米花比較好吃，但還是比較多人選擇距離自己比較近的食物。

　　另一項研究給每位受試者一碗分量相同的 M&M 巧克力，但研究員將受試者分成兩組，一組受試者坐在伸手就能拿到巧克力的地方，另一組的巧克力則放在桌子的另一端[5]。結果發現，距離巧克力 20 公分的受試者，比起距離巧克力 70 公分的受試者更可能會吃巧克力。這個結果恰巧呼應我們每天的食物選擇：許多研究都指出，住家附近有較多速食店的人，體重過重的風險也會相對較高[6,7,8]。

　　這個概念可以延伸應用在更多情境。如果你下班後拖著疲憊的身軀

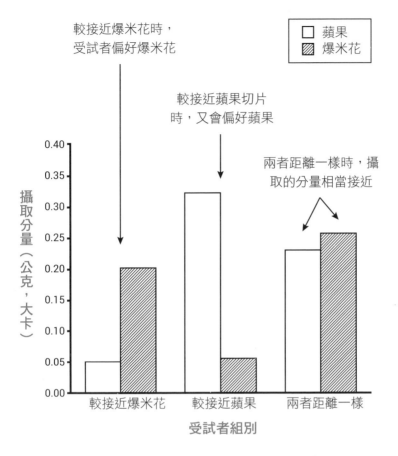

較接近爆米花時，
受試者偏好爆米花

較接近蘋果切片
時，又會偏好蘋果

兩者距離一樣時，攝
取的分量相當接近

☐ 蘋果
▨ 爆米花

攝取分量（公克，大卡）

0.40
0.35
0.30
0.25
0.20
0.15
0.10
0.05
0.00

較接近爆米花　　較接近蘋果　　兩者距離一樣

受試者組別

🎧 蘋果切片、爆米花與受試者之間的距離，以及受試者的選擇 [4]

回家，此時若你有兩種選擇，一個是花一個小時在廚房準備晚餐，另一個是直接把東西微波加熱來吃，你大概會選擇後者。也許新鮮食物比較好吃，但畢竟需要付出的努力較多，多數人還是

> 吃某樣東西所必須付出的成本越小，人們就越會吃那樣東西。

會選擇比較簡單的選項。

　　瞭解這點以後，你就可以在日常生活中善加應用，讓比較健康的食物變得更容易取得。研究指出，如果你伸手可及的地方只有蔬菜等無聊卻健康的食物，而沒有其他更好吃的食物，你就更有可能會吃更多蔬菜。這個做法對很討厭蔬菜的小孩也有效：如果孩子的碗裡有紅蘿蔔，他們會在主菜來之前就把紅蘿蔔吃掉[9]。

　　如果你在吃到飽餐廳，眼前有各種美食，此時蔬菜等健康卻無聊的食物很可能上不了你的盤子，因為有太多吃起來更爽快的食物。但如果蔬菜的取得變得更為便利，可能是距離變近或沒有其他競爭的食物，你會突然發現自己願意吃蔬菜。

　　同一份研究也找了成年受試者，先給他們紅蘿蔔，再給他們吃更好吃的 M&M 巧克力。該研究設計出以下三種情境：

1. 同時提供這兩種食物。
2 研究員先提供紅蘿蔔給受試者，並告訴他們：「先給你們紅蘿蔔，我現在去拿 M&M 巧克力，大概五分鐘後回來。」
3. 研究員先提供 M&M 巧克力，五分鐘後再提供紅蘿蔔。

　　和先前提過的研究結果差不多，研究員先提供紅蘿蔔時，即使紅蘿蔔沒有巧克力好吃，受試者還是會吃較多的紅蘿蔔，表示人們就算知道待會有好吃的點心可以吃，還是會選擇多吃一些眼前的食物。

　　你是否曾經在沙發上看電視時想轉台，卻發現遙控器不在伸手可及的地方，因此放棄轉台？這個情況和食物選擇很像：食物在你面前時，你通常都會吃；但如果還要花費一些努力才能吃到，就很可能會不吃。如果辦公桌上就有點心，你很可能會吃；如果還得起身走過去拿，吃的

機率會降低一些；但如果你要吃的食物必須要你走到廚房並花時間準備，你就更不可能會吃。

這些研究證實了一個稱為「助推理論」（nudge theory）的策略，也就是必須要實行太多的限制，也可以改變決策。具體來說，你不需要禁止或強迫別人吃某種食物，只要讓該食物的取得變困難或容易，就可以改變他人的食物選擇。如果你同事把一些餅乾放在你桌上，你吃這些餅乾的機率會有多少？如果你同事放一些健康零食在你桌上，同時給你一些錢讓你去買餅乾，你吃餅乾的機率又會有多少？你在以上兩種狀況都有餅乾可以吃，但相信便利性會大幅影響你的決定。

讓我們從更宏觀的角度來看這個議題，並將現在的環境與五十年前比較。這段時間下來，各種餐廳、速食店、食物外送平台興起，食物選擇也越來越多，因此現在的人體重普遍比五十年前還重，是否令人意外呢？如果人類刻意讓某種動物更容易取得高熱量的食物，這種動物的體重一定也會增加。食物的選擇變多，正是全球人口體重提升的主要因素。很多人聲稱我們的飲食習慣都取決於意志力，但其實還有很多看不到且難以擺脫的影響因素。一個低薪、工時長、沒有車、無法上健身房、家附近又有很多便利商店的人，他在飲食選擇上所遇到的困難，很可能是較富有的人所無法想像的。換句話說，如果要達到相同的飲食目標，有些人要付出的努力會遠比其他人更多。

食物選擇的多樣性

讓我們進一步探討，有多樣食物選擇時，我們的行為會產生怎樣的變化。如果你去一間充滿多種美食的自助餐廳，你會只吃一種食物嗎？

大概不會，你應該會盡量嘗試各種美食。換句話說，食物選擇很多時，你會吃更多種食物，也可能會吃得更多。

　　一九九二年的一項研究意外證實了這個現象。該研究讓受試者無限制使用一台售有多種食物的販賣機，發現受試者攝取的食物大幅提升[10]。但這個發現並非研究員的初始目標，他們一開始只是想找到測量受試者食物攝取量的方法而已。畢竟如果單純讓受試者回報自己吃了什麼食物，通常都相當不準確（我們會在後續章節探討一個稱為熱量低報的現象）。因此研究員才讓受試者無限制使用一台販賣機，以準確監控受試者的飲食內容，這才是該研究的初始目標。

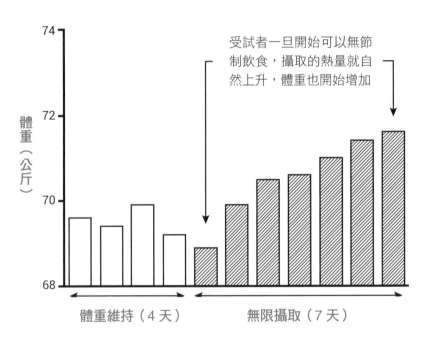

受試者一旦開始可以無節制飲食，攝取的熱量就自然上升，體重也開始增加

體重維持（4天）　　無限攝取（7天）

🎧 受試者在 4 天體重維持與 7 天無限攝取階段的平均體重[10]

在該研究剛開始的四天，研究員為受試者開立一個維持體重的飲食處方；之後研究員提供販賣機讓受試者自由使用七天，可以盡可能享用裡面的食物。在這段時間，受試者的食物攝取量大幅提升，平均體重也增加了 2.3 公斤。

研究員推測，受試者之所以攝取更多的食物，部分原因是食物選擇變多，而且其中許多都是高熱量的加工食品。食物選擇變多，而且只需要按幾個按鈕就能享用，使得受試者的熱量攝取大幅增加，體重在短短七天內明顯上升。如果這個研究持續一個月、甚至一年，會發生什麼事？

請想像你平常所吃的晚餐現在就在你面前。平常你吃完這些食物後，就會覺得滿足；但如果現在你面前除了平常的晚餐以外，還有巧克力、蛋糕、餅乾、洋芋片等好吃的零食呢？你還是會跟平常吃得一樣多嗎？還是會多吃一點，因此攝取更多熱量呢？

這就是所謂的「吃到飽飲食」。如果你給老鼠很多好吃卻不健康的食物，並讓他們吃到飽，就可以有效提升牠們的體重[11]，而這種現象也會發生在人類身上：如果讓一群人自由享用各種美食，他們很可能會吃得更多而且體重增加[12、13]。

以上這個現象，可以由「感官特定飽足感」（sensory-specific satiety）這個概念來解釋，意思是食物的種類會決定你感受到的飽足感。舉例來說，很多人可能吃完主餐後覺得已經吃飽，但甜點一來又馬上開始吃。也就是說，很多人之所以「覺得飽」，只不過是因為同一種食物吃膩了而已[14]。許多研究都發現，一直吃同一種食物可能會導致味覺疲勞，但如果眼前有各式各樣的美食，就很容易停不下來。在一項研究中，研究員反覆提供兩種三明治給受試者，一種的餡料完全一樣，而另一種則有四種餡料。最後發現，受試者吃到第四批三明治時，四種餡

料的那組受試者所吃的食物分量，大約比另一組多了三分之一[15]。

也就是說，我們已經看到研究結果直接證實，如果眼前有各種美食可以選擇，我們可能會吃下更多的食物，因此更有可能在短時間內過度飲食，並造成體重增加。

現代社會有如此多種高熱量的加工食品，人們的體重普遍比以前更重，應該就不令人意外了吧？很多所謂的「垃圾食物」在一百年前根本

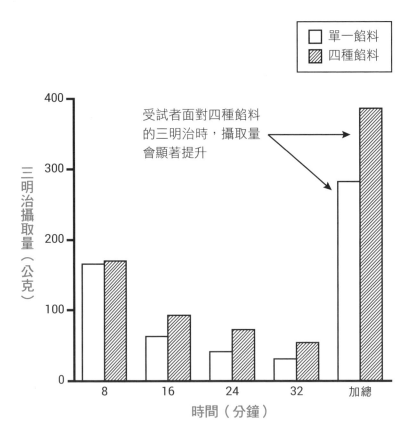

在一定的時間之內，單一餡料與四種餡料的三明治攝取量[15]

不存在，但現在只要隨便去一間超級市場，都能買到各式各樣的垃圾食物。你是否聽過「肚子餓時不要去逛超市」這句話呢？因為這個時候我們更難抗拒眼前的美食，很可能會比平常購買更多的食物，這就說明了食物多樣性會影響我們的食物選擇。只要便利性相同，眼前有很多種食物時，我們自然而然會攝取更多。因此，我們也可以利用這個概念，來決定平常家裡和辦公室要放多少食物。

分量大小

　　如果我告訴你，減少每一分量的大小可以讓我們吃得更少，你會不會覺得我在講廢話？分量較小代表熱量較低，所以攝取熱量當然比較低。這個概念看似簡單，但其實大有玄機。

　　讓我們設想以下這個情境：你們一群人聚在朋友家，決定一起吃一份披薩，最後大家都分到一片。大家邊吃邊聊天，吃完一片披薩以後，披薩就吃完了。想想看，如果這片披薩變大 10%，你會不會整片吃完？如果變大 20% 或 30% 呢？你可曾把一片披薩吃了 90% 以後突然發現自己吃飽了？所以說，食物分量大小會無形間影響我們的攝取量。

　　讓我們再設想另一個情境：時間是週五晚上，你剛結束一整天的工作，由於不想自己煮飯，所以你去買了現成的食物當晚餐。這份晚餐的包裝可以直接微波，所以你就整份放進去加熱。從微波爐拿出來後，你發現這份晚餐的分量遠比平常的晚餐多，這時候你會怎麼吃？你會不會因為不想浪費食物，把眼前所有的食物吃完？

　　影響食物攝取分量的因素，可不止盤子裡的食物分量而已。舉例來說，研究顯示許多食物的分量都有越來越大的趨勢，而且包括美國、荷

蘭、澳洲、丹麥等國都有這個現象 [16、17、18、19]。雖然我們顯然無法追蹤所有食物歷年來的分量大小變化,但還是可以挑選一些特定的食物。假設美國某個汽水品牌已經存在數十年,我們就可以追蹤該品牌的包裝容量,而不需要追蹤各國數百種不同的汽水。

許多研究證實,如果食物分量變大,人們攝取的分量也會變多。

雖然受試者指出平常所吃三明治的尺寸較接近 6 吋,但面對尺寸較大的三明治時,他們攝取的分量還是明顯提升

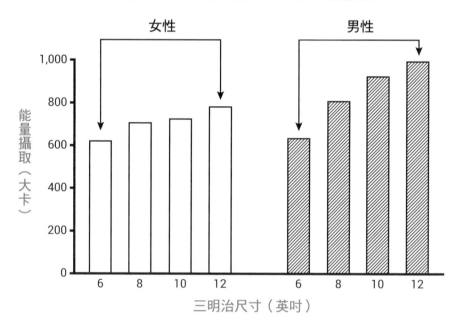

⋒ 面對不同尺寸三明治時的熱量攝取 [20]

一項為期四週的研究要求受試者每週在實驗室裡吃飯一次，而每次研究員都會提供不同尺寸的三明治，包括 6 吋、8 吋、10 吋、或 12 吋[20]，並告訴受試者自己決定要吃多少。男性和女性受試者都指出，他們平常吃的三明治尺寸大概都是 6 吋；但研究員提供較大尺寸的三明治時，受試者的攝取分量都明顯上升。面對 12 吋三明治的時候，男性受試者攝取的熱量比面對 6 吋三明治時多了 56%，女性受試者也多了31%。此外，雖然受試者攝取的熱量提升，但後續的飢餓感與飽足感評分卻和吃 6 吋三明治時沒有明顯差別，顯示受試者「有辦法操弄自己的飢餓感與飽足感，來配合更高的能量攝取」。也就是說，只要稍微操弄食物分量，你很可能攝取更大量的食物而不自知，甚至也不會覺得更飽。

這就是所謂的「單位偏誤機制」（unit-bias mechanism）[21]，也就是人們看到一份食物的時候，不管它實際的分量有多少，都會認為可以把整份吃完。就像我們都會認為一片蛋糕就是一份，不管這份蛋糕多大片，我們始終都會覺得它只有一份。

如果你可以自己選擇食物的分量大小呢？一項持續三週的研究，讓受試者每週都可以得到各種不同尺寸的起司通心粉[22]。和其他研究不一樣的是，本研究受試者可以在三種尺寸的通心粉中自由選擇。女性受試者第一次可以選擇 300 克、375 克、450 克的通心粉，第二次可以選擇375 克、450 克、525 克的通心粉，第三次可以選擇 450 克、525 克、600 克的通心粉；而男性第一次可以選擇 400 克、500 克、600 克，第二次是 500 克、600 克、700 克，第三次則是 600 克、700 克、800 克。簡單來說，受試者每次午餐都可以選擇小、中、大三種分量的通心粉，但實際的分量大小都經過操弄，來看看會不會影響受試者的食物選擇。

你大概也猜到了，隨著食物的實際分量增加，受試者攝取的食物分

量也增加。此外，每一份食物的實際分量多少，並不會顯著影響受試者選擇的尺寸大小。也就是說，如果你平常在速食店都點「中的」食物，就算分量變多，你大概一直都會點「中的」。想想現在速食餐廳的食物分量多大，十幾二十年前根本就不會出現這種分量。讓我們再看幾個例子，來瞭解食物分量的變化如何影響人們實際攝取的分量。

一項研究追蹤一些知名品牌食物的分量大小，將這些產品剛引進美國時的分量與現在的分量比較[23]。結果發現，在接近五十年左右的時間內，麥當勞的中薯原本是 2.4 盎司，而現在同分量的薯條則變成小薯；而中薯、大薯及特大薯的分量則分別是 5.3 盎司、6.3 盎司、7.1 盎司。現在已經沒有特大薯，但最早的中薯現在變成小薯，而現在的中薯分量是最早中薯的兩倍以上。

漢堡王的漢堡一開始只有 3.9 盎司，但在五十年左右的時間，出現了 4.4 盎司、6.0 盎司、6.1 盎司、9.9 盎司、12.6 盎司的選項，其中最大的漢堡竟然是最早漢堡的四倍左右大。

許多巧克力、汽水、啤酒品牌的產品都有類似的狀況，分量越來越大。有時候原本的「一般」分量會變成「小份」。該研究指出，現在連鎖速食店的食品分量，大約都是一開始的二到五倍。這是一個很細微的市場轉變，很難精準指出改變的時間點，雖然我們對於麥當勞的超大薯與 7-11 的重量杯可能都還記憶猶新。

就算你沒有很愛吃速食，光是看到全世界指標性連鎖餐廳產品的尺寸變化，大概也很難不做出各種聯想。食物分量持續變大的程度，已經讓政府不得不出手干預，例如加徵糖稅來試圖減少肥胖盛行率。雖然食品公司終究有辦法規避這些稅，例如把最小尺寸的巧克力棒再變小一點，並以同樣價位販售，但現在的趨勢就是食物的分量不斷上升，而這種「分量失衡」的狀況讓人們無形中越來越習慣攝取大量的食物。

一項研究請受試者在早餐攝取八份食物，並在午餐或晚餐攝取六份食物，分量皆以受試者自己的習慣為主，來評估他們習慣攝取量與建議攝取量的差異。研究員將該研究受試者的分量與十年前的研究比較，發現受試者選擇的食物分量與建議攝取分量的差距越來越大[24]，顯示多年下來市售食物分量逐漸加大的情況下，我們對於「標準」分量的概念逐漸變形。五十年前的標準分量食物，今天看起來很可能會非常小份。如果你到別的國家旅遊，也許會發現當地的食物看起來很不一樣。舉例來說，許多到美國的旅客發現，當地的食物分量比他們習慣的大很多。我

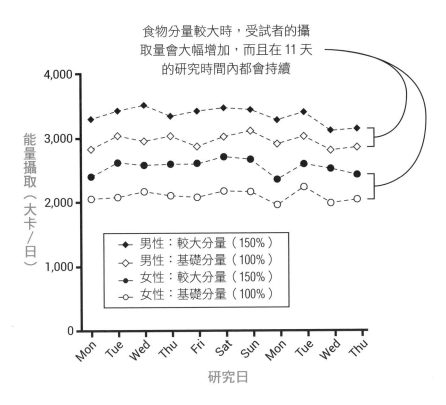

連續 11 天提供基礎分量與較大分量食物的平均能量攝取[25]

第一次到美國時，也覺得許多開胃菜看起來根本就是主菜。

　　要精準測量食物分量對我們飲食分量的長期影響非常困難，因為我們顯然無法將受試者長年關在實驗室。現有的研究只能一餐一餐來分析，例如每週監控受試者的午餐持續四週，而針對長期的飲食分量趨勢，研究員就只能用猜的。舉例來說，就算你午餐吃得比平常多，也不代表整天的熱量攝取會比平常高，因為也許你的晚餐會少吃一點，以彌補午餐的過量攝取。

　　一項研究連續 11 天提供餐點給受試者 [25]。研究員將研究分成兩個 11 天，而第二次 11 天的食物分量都增加了 50%。受試者可以自己決定要攝取多少食物，但只能吃研究員提供的食物。這樣看來，連續幾天都吃得比平常多的受試者，在接下來幾天應該會少吃一點來彌補吧？

　　顯然不會。受試者連續攝取 150% 分量的這 11 天，每天平均攝取熱量多了大約 423 大卡，比平常多了大約 20%。研究員並未發現受試者在飲食上有任何補償機制，而且連續 11 天受試者的熱量攝取都比平常多，最後總共多攝取了 4636 大卡。

> 食物分量變大會讓受試者的攝取量增加，帶來更多的飽足感，飢餓感也會顯著下降，但這些感覺也不足以改變受試者的攝取量。該研究的發現，進一步支持食物分量等環境因素會改變能量攝取，導致肥胖問題 [25]。

　　如果要準確測量食物分量大小與能量攝取，這個研究時間還是短了一些，但這種研究其實相當昂貴且困難，畢竟很少人會真的願意讓研究

員控制自己的飲食太久。有一種「自由生活」實驗法可以稍微避開這個問題，受試者不需要特地跑到實驗室，只要平常生活中攝取研究員提供的食物就好。一項研究連續六個月提供各種分量的午餐給受試者[26]，並將受試者分成三組，各組午餐的熱量分別是 400、800、1600 大卡。研究員將 800 大卡設定為標準午餐分量，而 400 與 1600 大卡則分別為減少與增加後的分量。該研究發現，1600 大卡組受試者的攝取分量較多，而且連續六個月都是如此，體重增加的幅度也比另外兩組更顯著。也就是說，午餐攝取量提升，晚餐的攝取量也不會因此變少，而長久下來這樣的飲食改變會直接造成體重增加。

許多研究都指出，食物分量選擇會無意間影響我們的食物攝取量，所以在這個食物分量逐漸增加的世界中，我們吃的食物會越來越多，似乎也就不令人意外。現代人要攝取以往認定的「正常」食物分量，必須花費更多的功夫，因此維持體重也變得比以前困難。瞭解上述這個狀況以後，我們才能以正確的策略來減重。舉例來說，如果你就是那種不管眼前食物有多少都會吃完的人，就建議你想辦法擺脫這個心理需求，因為這種需求會掩蓋身體傳出的飢餓訊息，讓你攝取過多不必要的食物。

另外，你在準備食物時也可以留意一下食材的分量，這樣就更能有效降低熱量攝取，有助於減重。不過，你當然也不需要對每公克的食物或每大卡的熱量斤斤計較。例如假設你很清楚自己都會多準備食材，而且習慣把食物都吃完，這時候只需要稍微留意一下分量就好。以我自己來說，我知道每次從米袋中把米舀到鍋裡時，最後都會比我實際攝取的分量多 2 至 3 倍，所以我只需要準備一個刻度清楚的勺子，就能有效避免我準備過多的食物。

影響身體活動的因素

　　近幾年來，除了食物環境大幅改變以外，各種交通工具與科技的革新，也是人們體重普遍上升的主因之一。與五十年前比起來，現在的生活容易得多，每天所必須消耗的能量也更少。越來越多人有車，加上大眾運輸的普及，讓我們需要走的路越來越少；各種電梯與手扶梯也讓我們不必爬那麼多樓梯；電腦和網路的普及讓我們越來越常坐在辦公桌前；電視、串流服務、電玩主機、各種先進的行動裝置讓我們的生活更加靜態；線上購物與食物外送程式大幅減少我們前往實體店面的頻率；洗衣機與洗碗機讓我們的清潔工作方便許多。以上這些生活變革，讓我們每天消耗的能量大幅減少，長期以來對於健康與身體組成都有很深遠的影響。

　　一項研究顯示，從一九六九年到二〇〇一年這三十二年間，走路或騎車上學的學童人數，從 40% 一路減少到不到 13%[27]。二〇一五年的另一項研究發現，8 至 18 歲的受試者每天平均會花 4 至 4.5 小時看電視，而且看電視的時間與體重數字成正比[28]。現在的孩童身邊都有各式各樣的行動裝置，戶外活動時間比以前少很多，大概一點也不令人意外[29]。如果孩童與青少年大部分的時間都在室內，沒有花什麼時間在身體活動上，他們成年後大概也很難改變這種習慣，因此也很難真的開始運動。

　　我們都知道身體活動有益健康，就連走路等各種低強度運動，都可以有效降低死亡率[30,31]，當然也有助於控制體重。一項研究發現，成功大幅減少且維持體重的人，每天走的路都比一般人多[32]，而且各種相關文獻的回顧都指出，身體活動是減重後能否維持體重的關鍵[33]。非常明顯的是，人類整體的活動量正在減少，許多人認為這是導致過去幾十年

來人類體重普遍上升的主因之一。

另外也有許多因素會影響個人的活動程度。舉例來說,你居住地的天氣狀況如何?畢竟好天氣時人們比較會外出運動,若天氣不好則通常待在室內。以英國為例,冬天時出門跑步的人很少,因為外面沒什麼好看的,而且大家可不想冒著失溫的風險出門運動!另外,如果你獨自居住在犯罪率較高的地區,可能根本連出門都不願意。我想表達的是,「出去走走」這句話聽起來很簡單,對有些人來說卻可能困難重重。

時間與金錢等其他因素

談到健康生活型態時,多數人不會特別關注這些議題,因為不一定會有簡單的解決方法,也因為或許他們根本不知道還有這些因素。和食物環境不一樣的是,這些因素在世界各地的狀況不盡相同,但對某些特定族群的影響卻相當深遠。其實現在有許多探討社經地位、健康與肥胖之間關係的研究[34, 35, 36]。雖然收入與教育等變因相當不容易精準測量,但還是可以從類似研究中得到一些啟發。

舉例來說,收入高低會影響你有能力購買的東西。有錢有閒可以定期購物的人,購買新鮮產品的頻率較高;而只能偶爾購物的人,也許就只會買不會太快壞掉的東西。此外,沒有車的人就只能選擇大眾運輸能到達,或是距離較近的商店,某種程度上也決定了他們能買到哪些食物。有錢、家裡冰箱夠大、有車、又有時間的人,通常更有機會買到更多種的產品。

另外,你肯花多少時間,也是飲食與運動習慣的關鍵因素。大多數的父母,應該都能體會第一個小孩出生後,他們的「自由時間」就大幅

漸少，每天能拿來運動、購買食物、準備食物的時間驟減。理論上每個人每天都有 24 小時，但每個人對這 24 小時的感覺都不一樣。一名努力工作、又必須照顧好幾個小孩的父母，比起我這個在健身房工作，人生也沒有其他重要事情的健身教練來說，對於時間的看法肯定不一樣。

許多因素都會阻礙我們確實執行運動或飲食計畫。舉例來說，工作型態會決定你每天的活動程度與食物選擇，例如你可能每天都在公司熱食部吃飯，常常必須出差、應酬；而你能有多少自由時間，則會受限於各種生活上的責任，例如照顧家人或很長的工時。此外，生病或受傷也會大幅影響你的運動或飲食計畫，而任何患有嚴重精神疾病的人，都知道身心狀況對意志力的影響有多可怕。

希望目前為止，我們已經讓你瞭解對於某些人來說，減重的難度會比一般人高上許多。以下我將繼續探討下一個議題。

體重汙名化的影響

所謂體重汙名化，指的是「個人因體重或體型不符合社會主流審美觀，因而遭到排擠與詆毀」[37]，簡單來說就是體重歧視。最常見的體重汙名化，大概就是「肥胖羞辱」（fat shaming）。

體型符合社會「正常」標準的人，很可能無法體會體重歧視帶來的深遠影響。許多學生因為害怕自己因為體重成為嘲笑的對象，會逃避體育相關課程。如果有人學生時期因為害怕批評或尷尬，因而逃避運動，我們還能期待他們成年後會喜歡運動嗎？我本身學生時期嘗試過許多運動，所以成年後自然很容易維持運動習慣。這樣看來，我加入健身房運動的機會，似乎就比害怕被嘲笑的人高許多。

很多人認為自己應該要對體重較重的人施加壓力，因為他們覺得這樣會帶來正面的影響。如果所謂減重的建議只有「少吃多動」，那麼某人的體重越重，他接收到的關切就會越強烈，好像這種關切越強烈越有助於減重似的。但你有沒有想過，這種建議真的有效嗎？你覺得一直貶損他人，真的能改變他們的行為嗎？面對患有憂鬱症的人，我們大概都不會想讓他更討厭自己。如果要勸人戒酒，應該也不會一味指責他們懶惰，並要他們努力一點而已吧？（我並非認為肥胖、憂鬱、酗酒都是一樣的問題，只是想說明這樣單方面批評也許根本沒有幫助）

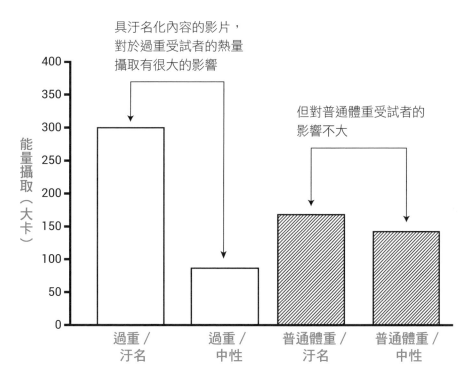

🎧 接觸汙名化或中性影片後的總熱量攝取 [40]

重點來了：多數相關研究證實，體重汙名化不但不會帶來任何幫助，甚至還會帶來傷害。體重汙名化的受害者非但不會更想運動，反而會想盡辦法逃避[38]。因此，取笑朋友肥胖，不但不會有正面效果，反而會讓他們更不想運動。

研究也顯示，體重汙名化也會讓受害者吃得更多。一項研究讓受試者閱讀以下兩篇文章的其中一篇，標題分別為「不戒菸就失業」與「不減肥就炒魷魚」，來測試這種歧視性文字是否會影響他們的感受[39]。受試者讀完文章後，會獨自待在放有一碗點心的房間中，而他們並不知道該實驗的目的。令人意外的是，在閱讀體重汙名化的文章過後，認為自己過重的人反而攝取更多熱量，且自認比較難以控制體重。

另一項研究也得到類似的結果。該研究請受試者觀看以下兩部影片的其中一部，內容分別為控制組，以及將肥胖者描述為笨拙且懶惰的電視節目與電影[40]。該研究再次發現，過重的受試者在接觸體重汙名化的影片內容後，攝取的食物比其他受試者更多。

這些研究結果告訴我們，體重歧視的受害者更有可能逃避運動且吃得更多，導致他們的體重更容易增加[41]。此外，身體組成也不是健康的唯一指標，體重歧視可能也會對心理健康帶來長期負面影響[42]。就算肥胖羞辱真的能讓人們少吃多動，難道我們就能因此忽略可能帶來的心理影響嗎？我的確聽過有人因為曾經遭受霸凌而開始運動，但他們也承認內心真的受傷很深。在追求身體健康的同時，我們也不能忽略心理健康的重要。

以上資訊可能讓你點頭如搗蒜，但可能還是有些人無法體會心理健康的重要。我想分享一個我親耳聽到的故事來進一步說明。

在他小時候，身邊的人就一直跟他說他體重過重，必須少吃一點。但在第一次聽到這種話之前，他完全沒有意識到體重這回事，彷彿一夕

之間自己就背負了減肥的使命。突然之間，家人開始批評他的體重，而學校也有人開始因為他的體型霸凌他。別人對待他的方式讓他覺得很羞愧、很尷尬，而他也想盡辦法逃避體育課，並改變自己的飲食。每次在學校或家裡吃飯時，別人都會對他吃的東西指指點點，讓他的精神非常緊繃，於是就養成一種習慣，只要有別人在場的時候他就不吃東西，只在四下無人的時候偷吃點心。旁人的各種批評，不僅無法幫助他減少熱量攝取，反而讓他更常暴飲暴食。

這種故事其實相當常見。我有幾位中年的客戶都不約而同跟我分享學生時期的類似經歷，而且回憶的內容歷歷在目，甚至可說是餘悸猶存。也有人問過我是否能夠在旁邊沒人的時候運動，因為他們都曾經在運動時被取笑過。總而言之，嘲笑別人的體重，很可能會對他人的飲食習慣和長期運動意願，帶來非常負面的影響。

情緒飲食

請想著身邊一些你會花許多時間相處的人，例如髮型設計師或美容師等人。雖然每次相處時間不會太長，但長久下來，你會跟他分享越來越多私人的事情。與我合作多年的髮型設計師，其實對我的生活相當瞭解。雖然每次相處只有 30 分鐘，但相處幾年之後，他其實已經對我相當瞭解。

教練和客戶之間也可以建立非常正向的信任關係。客戶每週都會看到教練，有時候甚至一週見面好幾次，而客戶常常會和教練分享相當多隱私。身為教練，我們有幸與許多客戶建立這種信任關係，因此可以學到很多。在我準備成為教練的路上，我根本沒想過要瞭解客戶的飲食習

慣以及背後原因。在實際接觸一些客戶以後，我才發現叫人家少吃一點沒有用，而是要先退一步詢問客戶為什麼會吃那麼多。

有些客戶的故事實在讓我感到相當難過。

一位年輕女生想減重，原因是她男朋友一直叫她「胖子」。

一對夫妻想減重，原因是他們在孩子不幸過世後變得極度憂鬱，並長期靠著暴飲暴食來舒緩情緒。

也許你從未遇過這兩種狀況，但我想說的是，叫別人「少吃多動」並認為所有人都能輕易做到，是非常無知的一個行為。如果有人告訴你他在憂鬱的時候會吃得比較多，你覺得叫他「少哭多微笑」會有用嗎？當然不可能，而「少吃多動」其實就是一樣的意思。暴飲暴食有時候是情緒的產物，有些人無法順利控制自己的情緒，只好用吃來緩解。這時候一味要求他們執行低熱量飲食，真的合適嗎？

壓力會改變飲食行為嗎？

有些人會透過「安慰性進食」來舒緩生活壓力。一項研究指出，73% 的受試者在壓力較大時，會吃更多的點心[43]。該研究也發現，受試者在壓力大時，更可能攝取巧克力、甜點、蛋糕、餅乾等食物，而不太會去吃肉類、魚類、蔬果，顯示許多人有察覺到自己的飲食行為會受壓力影響。那麼壓力對飲食行為的影響有多大呢？

釐清情緒對飲食的影響一點也不簡單。假設與另一半分手是導致情緒性飲食的催化劑，我們也不能強迫一群人跟他們的另一半分手，再來觀察他們接下來一整年的飲食行為。我們只能讓受試者面對輕微的壓力，來看看他們的飲食行為是否改變。這種方法有效的部分在於可以確

保所有受試者面對的壓力狀況都一樣，但無法反映嚴重生活壓力對飲食行為的長期影響。

　　為了評估壓力對飲食行為的影響，一項研究找了 12 位即將動疝氣手術的受試者，看看他們手術前一天的午餐吃多少，以及下個月同一天的午餐吃多少[44]。平均來說，手術前的焦慮似乎不會影響受試者的飲食行為，但該研究發現有些受試者的反應相當激烈，其中 4 名男性受試者在手術前一天比平常多吃了 25% 的食物，而另外 2 名男性受試者則比平常少了 25%。該研究指出，有些人是所謂的「壓力飲食者」，而有些人則是所謂的「壓力禁食者」。雖然這個研究的規模很小，卻點出個體差異的重要性，也就是有人面對生活壓力時會選擇吃得更多，有人則會

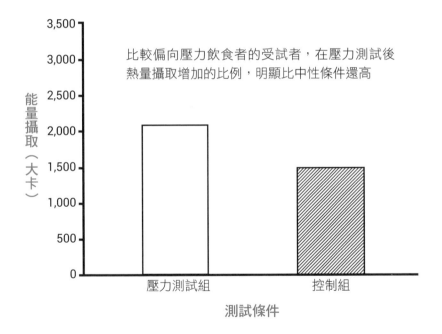

😊 壓力測試組與控制組的平均熱量攝取[46]

第二章｜意志力堅定一點就可以了吧？　　53

選擇吃得更少。

　　另一項研究為了瞭解壓力對飲食行為的影響，找了一群學生當受試者，看看他們在考試當天吃了多少東西，以及下週某一天吃了多少東西[45]。平均來說，學生在考試當天多攝取了大約 150 大卡，但還是有很大的個體差異，例如有人在考試當天，比一週後那天少攝取了 686 大卡，但也有人多攝取了 888 大卡。

　　以上研究的結果告訴我們，每個人面對壓力的反應都不一樣。有些人面對壓力時會吃得更多，也些人則會吃得較少。其他研究也有類似的發現：一項研究讓受試者參與一個壓力測試，接著讓他們吃吃到飽餐廳，結果發現壓力似乎會讓某些人吃得更多，但並非所有人都如此[46]。「壓力飲食者」的總熱量攝取提升超過 40%，但也有 20% 的受試者吃得更少。

　　我想你現在應該能夠理解，壓力是改變飲食行為的強力催化劑。平均來說，人們在面對壓力後會吃得更多，但還是有人吃得變少。換句話說，就算兩個人在生活中面臨到一模一樣的困難，還是有可能一個體重增加、一個體重下降。

無聊對飲食會有影響嗎？

　　壓力當然不是唯一會影響飲食行為的情緒，相信許多人都曾因為無聊而吃東西。一項研究假設無聊和肥胖有關，所以想探究在做無聊的事和有趣的事時，飲食行為會不會改變[47]。研究員在受試者做事時會離開研究室，並隨口說出：「想吃點心的話請別客氣」，同時將一袋點心倒進碗中。結果發現，受試者做無聊事情的時候，會吃下較多的食物。

該研究指出：「無論體重數字高低，如果想控制飲食，建議不要在容易感到無聊的地方擺放食物。」舉例來說，如果你覺得上班很無聊，在桌上放點心就很容易讓你比平常吃得更多。

一項研究要求受試者填寫為期一週的飲食記錄，並完成一份與情緒相關的短問卷，發現無聊不僅會造成熱量攝取上升，也會讓人吃進更多不健康的點心[48]。

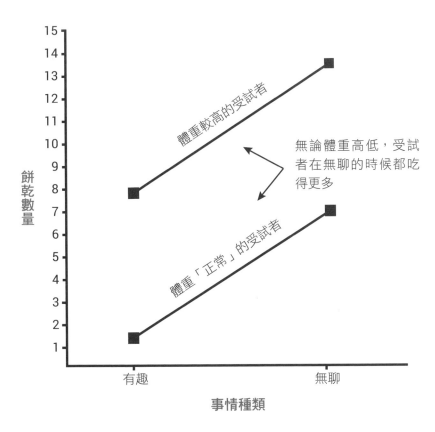

餅乾數量

體重較高的受試者

無論體重高低，受試者在無聊的時候都吃得更多

體重「正常」的受試者

有趣　　　　　　　無聊

事情種類

🎧 將受試者依體重分為兩組，觀察他們在做完無聊的事與有趣的事後吃了多少餅乾[47]

為什麼無聊會讓我們吃進更多食物？為了釐清背後的機制到底是希望得到更多正向回饋，或純粹想擺脫無聊，一項研究在相同條件下執行兩次實驗，一次提供美食、另一次則讓受試者感受疼痛[49]。在第一次實驗中，受試者可以拿到一盒 M&M 巧克力，並觀看一部紀錄片，或一個不斷循環的單調短片。一如預期，觀看單調短片時，受試者會吃進更多巧克力。

　　在第二次實驗時，研究員將 M&M 巧克力換成自我引發的電擊，結果發現受試者在感到無聊的時候，連電擊自己的比例都會增加。這個研究告訴我們，人們在無聊的時候吃得更多，只是為了排解無聊而已，所以一味叫別人吃少一點其實沒什麼用。暴飲暴食有時候並非問題本身，而只是情緒狀態所產生的結果。因此如果想避免暴飲暴食，應盡可能改

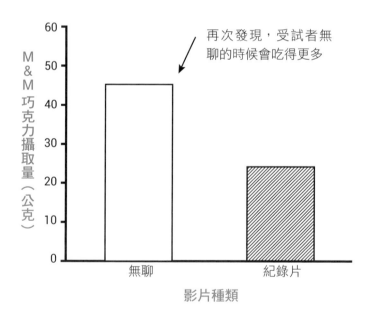

🎧 觀看無聊影片與紀錄片時的 M&M 巧克力平均攝取量[49]

變所處的環境，也就是必須對症下藥。在燈光昏暗的家中躺在沙發上漫無目的滑手機或看電視的人，比起在外面散步的人來說，更容易吃下更多的食物；比起全神貫注做某件有趣的事，在辦公桌前做著無聊事情時，人們更會想用美食來為生活增添一些樂趣。

悲傷的情緒會影響飲食行為嗎？

　　悲傷會對飲食行為造成影響，只是很多人不自知而已。和先前提過的狀況一樣，刻意在實驗情境下讓受試者感到悲傷，藉此觀察他們的飲食行為，其實無法反映現實生活中的悲傷。看一部令人難過的短片確實會讓人暫時感到悲傷，卻無法與日常生活中的重大事件相比，畢竟這些事件動輒讓人難過數天、甚至數年。不過，在做這類研究時，會遇到相當難克服的道德限制，例如我們不能為了實驗而丟掉家裡的寵物。也就是說，我們只能在實驗中創造出強度較低的悲傷情緒。

　　一項研究利用虛擬實境來引發悲傷與快樂的情緒，並比較兩種情況下的飲食行為[50]。受試者在看完指定的短片後，研究員會提供他們一些食物選擇，其中包括高熱量與低熱量的食物，而受試者可以自由選擇。結果顯示，飲食行為易受情緒影響的受試者，在看完悲傷短片後攝取的食物顯著提升，而較不受情緒影響的受試者則無顯著差異。

　　另一項研究並未專門探討「悲傷」，而是用一個 40 分鐘的影片來引發一連串負面情緒，包括家暴、性騷擾、夫妻爭吵、健保議題、酗酒、財務困難、工作疲勞、塞車等生活中常見問題[51]。受試者看到這部影片後，大概多半會產生悲傷的情緒，也會有很大的壓力。看完影片後，受試者可以盡可能攝取食物，其中包括葡萄與巧克力這兩種甜食，

以及烤麵包與炸起司麵包這兩種鹹食。和其他研究類似，看過負面影片
後的受試者明顯攝取較多的食物，但葡萄的攝取量沒有提升，顯示人們
在經歷負面情緒後，會選擇較能撫慰自己情緒的食物。相信這個發現不
太令人意外，畢竟我們大概都沒看過有人在沮喪的時候，選擇吃小黃瓜
來緩解情緒。

　　根據以上的研究結果，我們發現壓力、無聊、悲傷都會影響飲食行
為。不過，會影響飲食行為的不只是負面情緒，其實正面情緒也會。

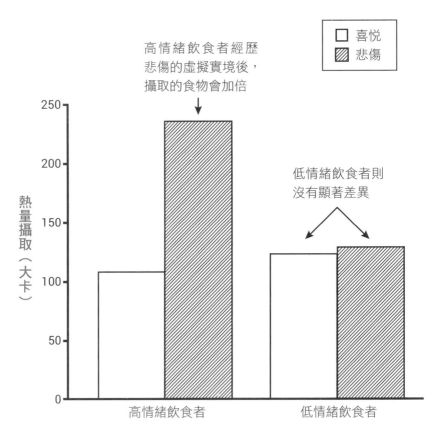

⏏ 經歷引發悲傷與喜悅虛擬實境後的平均熱量攝取 [50]

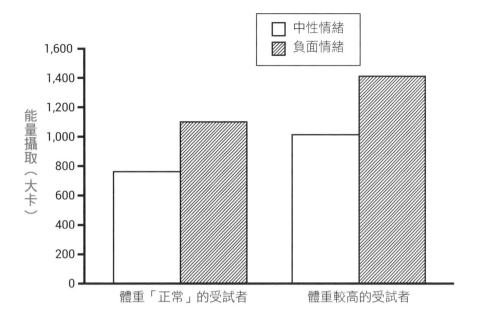

🎧 兩組不同體重的受試者,在觀看中性影片與負面情緒影片後的熱量攝取 [51]

快樂會影響飲食行為嗎?

多數相關研究都在探討為何在悲傷、壓力或焦慮時會攝取更多食物;但也有少數研究指出,快樂也會影響我們的飲食行為。在一項針對飲食動機的研究中,受試者觀看各種知名電影的片段,並產生憤怒、恐懼、悲傷或喜悅等情緒 [52]。你可能也看過這些片段,所以我將它們列出來,讓你對該研究更有概念。

1. 為了引發憤怒,研究員播放電影〈哭喊自由〉(*Cry Freedom*)中白人警察虐待年輕黑人的片段。

2. 為了引發恐懼，研究員播放電影〈沉默的羔羊〉（*Silence of the Lambs*）中男人追殺女人至陰暗地下室的片段。

3. 為了引發悲傷，研究員播放電影〈赤子情〉（*The Champ*）中男孩在父親死後痛哭的片段。

4. 為了引發喜悅，研究員播放電影〈當哈利碰上莎莉〉（*When Harry Met Sally*）中一對男女討論性高潮的片段。

　　這些片段的長度都在 2 至 4 分鐘，而在受試者看完後，研究員會給他們一份巧克力，並詢問他們的心情和是否想吃東西。看完引發喜悅的片段後，受試者的食慾最高，也吃了最多的巧克力，並認為吃巧克力會讓他們的心情更好。本研究並未測量實際的食物攝取量；但另一份使用三個片段的研究指出，「情緒飲食者」在觀看帶來正向情緒的片段後，確實攝取更多的食物 [53]。所以，如果你的飲食行為容易受到情緒影響，除了一般認為的壓力、無聊與悲傷等負面情緒以外，喜悅也會讓你吃進更多的食物。

情緒飲食相當複雜

　　以上資訊是不是聽起來有點混亂？有些人傷心的時候吃得更多，有些人則在開心的時候吃得更多；有些人感到壓力時會禁食，有些人則會暴食。在經歷糟糕的一天後，也許你會選擇抱著冰淇淋窩在沙發上，或是根本完全不想吃東西。人們對人生中大小事件的反應都不一樣，因為大家的心理狀態可能相差十萬八千里。在情緒的影響下，人們飲食行為改變的原因很多；而既然心理狀態很難改變，我們也很難控管自己會吃

下多少食物。

> 情緒狀態和飲食行為有著千絲萬縷的關係，因此一味叫人少
> 吃多動是相當無知的行為。

　　許多減重書籍不斷強調減少熱量攝取，卻忽略我們之所以想吃東西的各種理由。即使你未曾讀過以上幾篇研究，應該也瞭解情緒和飲食行為有關。一項統合分析整理了 33 份相關領域的研究，指出負面情緒與飲食行為改變之間存在因果關係 [54]。這份分析的發現也證實了我一直以來的想法：情緒狀態是我們飲食分量與種類的關鍵。因此，我們不應一味限制熱量攝取，而是要將重點放在導致飲食行為改變的根本原因。

　　兩份回顧型研究指出，有些人的飲食行為特別容易受情緒影響 [55]、[56]。而如果你就是這樣的人，與其直接執行低熱量飲食，不如先把情緒管理好。換句話說，在飲食行為確實會受到情緒影響的情況下，我們要專注的應該是情緒，而非表面上的飲食計畫。有研究指出，憂鬱與肥胖之間的關係相當密切，即肥胖會增加憂鬱的風險，而憂鬱也會增加肥胖的風險 [57]。對有些人來說，這樣的惡性循環無法單靠改變飲食來解決。

　　因此我確信有些人根本不適合傳統的飲食計畫，我也相信就算有些人認為飲食控制很容易，有時候也必須要偏離一下計畫。如果你的生活過得不好或壓力很大，盲目加入飲食限制很可能會帶來嚴重後果。

減脂的難度是否因人而異？

我們已經討論過影響飲食與運動習慣的因素，接下來要探討的是，如果一群人都遵循相同的飲食或訓練計畫，會得到怎樣的結果。簡單來說，如果 100 個人都執行相同的飲食和訓練計畫，一定會產生效果上的差異。

一項研究讓受試者執行密集的有氧運動，必須每週做 5 次，持續 12 週[58]。以多數人的標準來看，這應該算很嚴格的計畫吧？研究結果發現，受試者的體重平均降低了 3.7 公斤，但各受試者之間的差異不小，

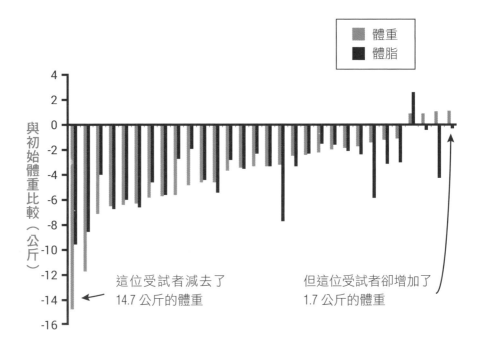

🎧 受試者經過 12 週運動計畫的改變。每位受試者都有兩條線，一條代表體重、另一條代表體脂[58]

其中一位的體重降低了 14.7 公斤，甚至有人的體重不減反增。沒錯，其中一名受試者在經過這個嚴格的有氧運動計畫後，體重甚至上升了 1.7 公斤。

後續研究也發現，有些受試者執行有氧運動計畫後，體重反而增加 [59]。聽起來很不合理，卻千真萬確。有些人屬於所謂的「補償者」，也就是他們運動後的食慾會上升很多，因此會攝取更多食物作為補償。對這些人來說，要遵循低熱量飲食就會更加困難。

個體差異的程度不止於此。一份研究讓受試者每天多攝取 1000 大卡的熱量，以瞭解為何有些人的體脂率更容易增加。結果發現，在熱量攝取變多的情況下，有些人的活動量也顯著提升 [60]。他們並沒有故意多做運動，而是日常生活的習慣產生了些許變化，例如走路和扭動身體等頻率變高。該研究的受試者每天攝取相同的熱量，但脂肪的累積卻有 10 倍的差距，這些較容易累積脂肪的人，並沒有藉著提升活動量來抵銷熱量攝取。

不同個體之間的代謝差異也會大幅影響減重。一項研究針對大幅減重（13.6 公斤以上）受試者所燃燒的熱量進行測量，發現一位受試者每天燃燒的熱量，比根據體重所預估出來的數字少了 257 大卡；而另一位受試者每天燃燒的熱量，則比預期高了 163 大卡。對於代謝數字較低的人來說，減重當然會變得更加困難，畢竟少吃總是比多吃更不容易，這點應該無庸置疑。這個概念稱為代謝適應，我們將在後續章節深入探討。

同樣是人類，但每個人之間總有一些差異，對吧？有些人天生就比較高，也有些人天生的肌肉量就比較多。因此，即使身高體重相同，有些人燃燒熱量的效率較高，也就不那麼令人意外。同理，有些人就是比較容易感到飢餓、更情緒化，或是更有活力。除了上述差異以外，更有

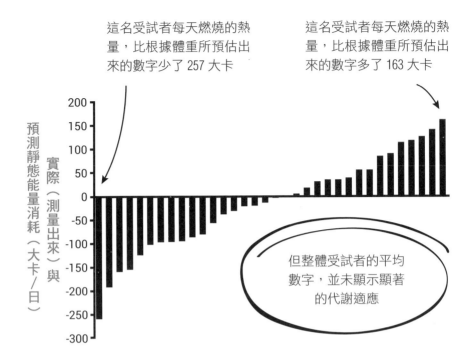

這名受試者每天燃燒的熱量，比根據體重所預估出來的數字少了 257 大卡

這名受試者每天燃燒的熱量，比根據體重所預估出來的數字多了 163 大卡

但整體受試者的平均數字，並未顯示顯著的代謝適應

預測靜態能量消耗（大卡/日）與實際（測量出來）

🎧 大幅減重並維持效果者的靜態能量消耗，每一條線代表一名受試者 [61]

無數種生理差異會影響人們執行低熱量飲食的難度。

　　所以，減重確實可以單純以熱量來計算，但會影響執行計畫難度的因素很多，我們必須盡量瞭解這些因素，才能設定實際的目標，並擬定策略來克服困難。有人可以看似不費吹灰之力控制體重，不代表所有人都能做到。我希望本章的內容，能讓你理解減重方法需要客製化；也希望我所分享過的各個研究，可以讓你選出最適合自己的方法。

重點整理

◆ 「消耗的熱量大於攝取的熱量」這句話看似簡單，但影響減重難度的因素非常多，有些甚至很難主動控制。有了這個概念以後，就可以開始找出自己能夠改變的因素，並接受那些無法控制的事實。

◆ 舉例來說，從飲食環境的角度來看，你對於自己的飲食內容能發揮多少影響力呢？如果家裡的食物主要是由你準備，有什麼方法讓自己更容易取得想吃的食物呢？如果你的工時很長，你回家後最容易取得的食物是什麼呢？你可否自己帶點心去上班，而不是在公司有什麼就吃什麼呢？環境會影響行為，所以如果你有能力改變環境，就可以有效提升生活品質。

◆ 從心理的角度來看，你的飲食與運動習慣背後，有哪些心理因素是可以調整的呢？舉例來說，如果你很怕去健身房，是否有辦法多做一些讓你比較舒服的運動呢？你是否可以在家裡運動，或找一位朋友和你一起運動呢？怎樣的情緒會讓你想吃更多食物呢？又該怎麼辦呢？如果你在感到壓力或無聊的情況下會吃得更多，是否有辦法讓自己更容易取得較為健康的點心呢？如果你有憂鬱等心理狀況，是否有辦法尋求專業的協助呢？

◆ 從生理的角度來看，你開始減重的時候會有怎樣的感覺呢？如果你發現食慾快速增加，很可能表示目前的飲食與訓練方法不適合你；也可能代表你天生食慾就是比一般人高，導致減重比一般人更困難。這點我們將在第七章詳細討論。

◆ 每個人的狀況都不一樣，所以不要認為遵循相同的飲食和訓練計畫，就會得到相同的結果。唯有瞭解影響自身行為背後的因素，才能根據本書分享的資訊，打造出最適合自己的計畫。

第3章
減重的
基本概念
. . .

探討減重的相關研究之前，讓我們先釐清一些基本概念，確保我們不會雞同鴨講。以下內容可能看起來有點複雜，但我會盡量簡單說明。

熱量

大家都在討論熱量，究竟熱量是什麼？

所謂 1 大卡的熱量，指的是讓 1 公斤的水溫度上升攝氏 1 度的熱能[1]。不過很多人會弄錯的是，「卡」和「大卡」不一樣，所謂 1 卡的熱量，指的是讓 1 公克的水溫度上升攝氏 1 度的熱能。

也就是說，1 大卡等於 1000 卡。這兩個單位很容易令人混淆，所以 1 大卡也可以稱為 1 千卡，而 1 大卡或 1 千卡都等於 1000 卡，就像 1 公斤等於 1000 公克，或 1 公里等於 1000 公尺一樣。

不過，卡這個單位不常使用，而一般談到熱量的時候，都會以「大卡」為單位。因此本書所提到的熱量單位，也都代表大卡。不過有些國家可能習慣以千焦耳（kj）為熱量單位，而 1 大卡大約等於 4.18 千焦耳。

　　總而言之，我們可以將熱量視為能量單位。食物包裝的背後都會標示熱量與成分，而相關器材可以估計你在健身房中消耗的能量，單位也是熱量。

代謝

　　讓我們先搞清楚代謝的定義：「所謂的代謝，指的是生物體為了維持生命而產生的一連串化學反應。」[2]

　　談到減重的時候，所謂的「代謝」或「代謝率」指的是身體燃燒的能量多寡。舉例來說，如果有人自稱「代謝很快」，代表他們認為自己每天燃燒的熱量，比「代謝很慢」的人多。一天中所燃燒的能量多寡，可以從許多不同面相來看。以下有些縮寫看起來可能很複雜，但我會一一簡單說明。

　　每日總消耗熱量（TDEE）：有時候也稱作總消耗熱量（TEE），指的是一整天所燃燒的熱量總數。

　　靜態能量消耗（REE）：也稱作靜態代謝率（RMR）或基礎代謝率（BMR）。RMR 和 BMR 其實不太一樣，但這兩個術語通常可以交替使用。如果要測量靜態代謝率，通常會在至少休息 15 分鐘後，在一間溫度適中的房間坐下或躺下（因為太冷或太熱都會影響結果），而且不能攝取任何食物、酒精或咖啡因，這樣身體才不會在測量的時候產生

額外能量消耗[4]。基礎代謝率的測量方法類似,但條件會稍微嚴格一些。測量前和測量時都必須完全休息,而且測量前至少必須禁食 10 小時以上、不能有任何情緒壓力、同時還要先熟悉測量器材[5]。簡單來說,RMR 和 BMR 指的都是身體在休息時所燃燒的熱量,但測量的嚴格程度不同。就像坐著休息 60 秒後所測得的安靜心跳率,應該會和休息 60 分鐘後所測得的數字不太一樣。基本上都在測量相同的東西,只是嚴格程度不同。

就算你躺著不動也不吃東西,身體還是在燃燒能量,畢竟此時心臟還在跳動、呼吸還在繼續、器官也都在運作,以上都會消耗能量。而此時消耗的熱量多寡,會取決於身體組成,也就是體重與瘦體組織的多少。所謂的瘦體組織,指的是脂肪以外的一切,例如肌肉、水、皮膚、

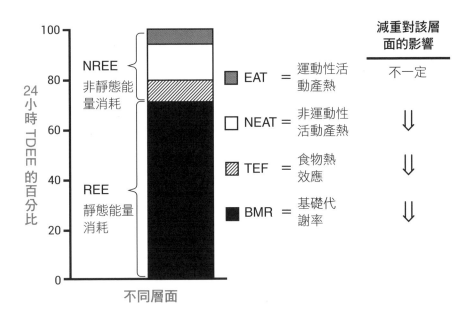

🎧 減重對於每日總消耗熱量各層面的影響[3]

骨骼、結締組織等等[6]。一般來說，如果體重下降，你的 REE 就會下降，因為此時身體維持運作所需的熱量就會變少[7]。同理，如果體重上升，REE 就會上升。平均來說，REE 會占你每日總消耗熱量的 60% 左右，是貢獻最大的層面。

非靜態熱量消耗（NREE）：指的是靜態時間以外所使用的能量，也就是 REE 以外的熱量消耗。不管你做出任何動作，身體都會燃燒能量；就算是吃東西，身體也必須燃燒能量來消化食物。

每天燃燒的總熱量就是 REE 與 NREE 的總和。如果你每天休息時會燃燒 1200 大卡，並透過額外的活動燃燒 800 大卡，代表每天總共會燃燒 2000 大卡。而如果你想要維持體重，你的熱量攝取目標就是 2000 大卡。

NREE 還可以分為以下幾種：

食物熱效應（TEF）：也稱作食物特殊動力作用（SDA）或攝食產熱效應（DIT），指的是進食後代謝提升，即處理與儲存食物時的能量消耗[8]。對多數人來說，TEF 會占每日總熱量消耗的 5% ～ 15% 左右[9]。如果你每天燃燒 2000 大卡，就會有 100 ～ 300 大卡來自 TEF。如果你大幅減少熱量攝取，透過 TEF 燃燒的熱量也會減少；如果大幅提升熱量攝取，透過 TEF 燃燒的熱量就會增加。基礎代謝率的增加與攝取熱量之間的關係，通常會以百分比來表示。如果你攝取 200 大卡的熱量，而基礎代謝率增加了 20 大卡，TEF 的比率就是 10%。

攝取食物的種類也會影響身體透過 TEF 所燃燒的熱量。舉例來說，肉類和魚類所富含的蛋白質是最重要的「巨量營養素」（我們將在後續章節詳細討論），而蛋白質的熱效應最高，大約有 20% ～ 30%，代表身體消化蛋白質時會燃燒較多的熱量；接著是碳水化合物，常見於米、

麥、燕麥及馬鈴薯等食物中，而碳水化合物的熱效應大約是 5% ～ 10%；最後則是脂肪，常見於油脂、牛油、紅肉及魚類，而脂肪的熱效應是 0% ～ 3%。酒精雖然不屬於主要營養素，但熱效應也相當高，有 10% ～ 20%[9]。簡單來說，富含蛋白質的飲食可以讓我們燃燒更多熱量[10]，但畢竟熱效應只占每日熱量消耗的 5% ～ 15%，所以影響其實相當小。

食物的準備方式也會影響 TEF，例如加工程度的多寡，但相關文獻不多。除非是全加工飲食與全原型食物之間的差異，否則食物準備方式的影響其實微乎其微。

運動性活動產熱（EAT）：指的是透過運動燃燒的熱量。跑步或上健身房運動所燃燒的熱量，就是所謂的 EAT。不過就算一個人每週運動三次，每次 60 分鐘，他的 EAT 占整週熱量消耗的比例還是相當低。畢竟一週有 168 個小時，3 小時實在只是九牛一毛。當然有些人還是透過嚴格的運動計畫燃燒很多熱量，但這種人是少數中的少數。

非運動性活動產熱（NEAT）：是指透過運動以外的所有活動燃燒的熱量。我們每天都會做很多活動，包括起床、走去上廁所、維持坐姿、在家裡走動、動來動去等等。很多想減重的人都只在乎正式的運動計畫，忽略了以上這些運動以外的活動。令人驚訝的是，多數人透過 NEAT 燃燒的熱量比正式運動高很多。我們先前討論過，現代肥胖率盛行的主因之一，正是多數人 NEAT 的大幅下降。

各種通勤方式都取代了走路，而且現在靜態工作相當多，許多勞動工作也由機器取代。換句話說，科技讓人類的活動量越來越少。此外，食物的外帶與外送，也讓我們大幅減少準備食物的麻煩；而超級市場的食材也可以外送，讓我們根本不需要出門購物。吃飽以後，廚餘甚至可以直接丟進自動掀蓋的垃圾桶，讓我們連打開垃圾桶的力氣都省下來，

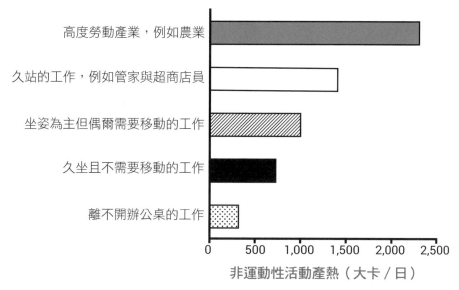

非運動性活動產熱（大卡／日）

本研究預設受試者的基礎代謝率為每日 1600 大卡

🎧 職業類別對非運動性活動產熱的影響 [11]

而自動洗碗機也讓我們不必親手洗碗。長久下來，我們每天的活動量與消耗的熱量都越來越少。

很多人想到減重，就會直接開始跑步或騎自行車，但從不會停下來思考自己的生活型態。舉例來說，高度勞動工作者每天燃燒的熱量，可能比靜態工作者還多 1500 大卡；也就是說，如果目的是減重，與其過著靜態生活但偶爾運動，還不如選擇更為動態的生活模式 [11]。

熱量平衡

我們在第二章討論過，如果要持續減重，就必須維持熱量赤字，或

所謂的負向能量平衡，讓你攝取的熱量低於消耗的熱量。舉例來說，如果你每天攝取 2000 大卡的熱量，並消耗 2500 大卡的熱量，就表示你處在熱量赤字，體重就會下降。在許多研究中，受試者攝取的食物都經過精挑細選，得到的結果與以上假設相當吻合；而在食物選擇較為複雜的真實世界中，情況也是如此。

熱量赤字聽起來很容易，因為只要攝取的熱量低於消耗的熱量就好。不過，不同人的食物選擇與熱量消耗方式有著極大差異，使得熱量平衡比想像中更為複雜。

接下來讓我們舉例說明：

如果一週要減去 1 磅的體重，每天大約需要減少 500 大卡的熱量攝取。這個數字的由來，是出自脂肪組織大約有 87% 是實際的脂肪，而剩下則是水分與蛋白質 [12]。因此要減去每磅（大約 454 公克）的脂肪組織，大約就相當於 14 盎司（大約 395 公克）的脂肪，也就是 3500 大卡左右 [13]。這個數字絕對會有誤差，但大概可以當作我們探討熱量平衡與減重的依據。

如果你的體重大致維持穩定，你就會知道自己攝取與燃燒的熱量大致相等。雖然不太可能完全一樣，但會非常接近。如果每天減少 500 大卡的熱量攝取，你每週大概就會減少 1 磅的體脂。聽起來相當合理，會有什麼問題嗎？

首先，之前在介紹 TDEE 時曾討論過，減重時我們身體所燃燒的能量會下降，因為體重變輕後，維持身體運作所需的能量也會變少，此時熱量攝取的目標會開始悄悄改變。我們一開始可能難以察覺，但時間過得越久，情況就會越明朗。如果熱量攝取維持相同，一開始的 500 大卡熱量赤字，會慢慢被侵蝕，變得越來越少。

舉例來說，如果你維持體重所需的熱量是每天 2500 大卡，而此時

你想要減重，因此開始每天攝取 2000 大卡，就會創造 500 大卡的熱量赤字。不過隨著體重下降，身體燃燒的熱量也會下降。你透過各種身體活動所燃燒的熱量會降低，無論是運動或非運動性活動產熱都一樣 [14]。另外，這時候你攝取的食物變少，因此透過 TEF 燃燒的熱量也會下降。一陣子以後，每日攝取 2000 大卡不再能讓你維持熱量赤字，因此減重會卡關。

我們必須明白的是，熱量攝取與消耗之間並非毫無關聯，否則就很可能高估特定飲食計畫所能帶來的減重效果 [15]。在現實生活中，人們減重的速度往往比一開始的預設慢很多，因為通常沒有考量到身體長時間下來的適應 [16]。影響熱量平衡的各個因素之間存在相當複雜且動態的關係，因為只要改變其中一個，例如攝取食物的多寡，其他因素就很難不改變，例如你每天燃燒的熱量。

同理，如果你每天都多吃一點，讓自己進入熱量盈餘，你的體重也不可能一輩子都穩定上升。隨著體重增加，燃燒的熱量也會增加，所以如果要讓體重持續上升，就必須攝取更多的食物。

最重要的是，你攝取的熱量改變時，燃燒的熱量也會不一樣，使得體重增減的速度難以預測。

巨量營養素

字典對巨量營養素的定義是：「數量相對較大的化學物質」，也就是蛋白質、碳水化合物、脂肪。在我們的飲食中，巨量營養素常常以比例來表示，例如某人的飲食構成若為 40% 的碳水化合物、30% 的脂肪、30% 的蛋白質，巨量營養素的比例就是 40：30：30。巨量營養素的目

標範圍會隨年齡、體重與訓練情況等因素而有所差異，但對成年人來說，「可接受的巨量營養素分配範圍」（AMDR）大概是 45% ～ 65% 的碳水化合物、20% ～ 35% 的脂肪、以及 10% ～ 35% 的蛋白質。以上數字僅為粗略指標，並非精確比例。

很多人會爭論何謂「最佳的」巨量營養素比例，但這種爭論其實不太有意義，因為我們無法透過巨量營養素比例，得知實際攝取的食物為何。巨量營養素比例完全一樣的情況下，實際的食物內容可能完全不一樣。從健康與演化的角度來看，並沒有所謂「完美」的巨量營養素比例，畢竟自古以來人類的飲食內容，很大程度取決於所處的時空背景。從減脂的角度來看，也沒有所謂的完美巨量營養素比例。各種減重飲食方法之間的差異很大，巨量營養素的比例也會很不一樣。

蛋白質

富含蛋白質的食物包括肉類、魚類、蛋類、乳製品及豆類製品。你可能會看過「完全蛋白質」與「不完全蛋白質」兩個詞，指的是食物是否含有所有的必需胺基酸，而且含量足夠。所謂的必需胺基酸，指的是人體無法自然形成，必須透過飲食才能攝取的胺基酸。如果「完全蛋白質」是一堵牆，胺基酸就是構成這道牆的磚頭。堅果、豆類、種子類食物、穀物也都含有蛋白質，但平均含量皆低於其他巨量營養素。雞胸肉或鱈魚等白肉比較精瘦，表示蛋白質含量高、碳水化合物與脂肪含量低；牛肉等紅肉的脂肪含量比白肉多，而堅果含有一定分量的蛋白質與碳水化合物，但脂肪含量通常偏高。

蛋白質是人體細胞的主要成分，是人體生長與修復最重要的營養

素。蛋白質的每日建議攝取量（RDA）是每公斤體重 0.8 公克，也就是 100 公斤的人每天要攝取 80 公克的蛋白質。攝取較多蛋白質是否對身體更有益處，一直是相關領域的爭論焦點 [17、18]。如果你的目標是提升肌肉量，而你也已經開始做重量訓練，超過上述的攝取量確實會加快你的進步速度，這時候每公斤體重可以攝取到 1.6 公克的蛋白質，也就是 100 公斤的人每天攝取 160 公克的蛋白質 [19]。相關主題我們將在第八章詳細討論。

碳水化合物

碳水化合物有許多分類。富含澱粉的食物稱為複雜碳水化合物（complex carbohydrates），包括米飯、麥類、馬鈴薯等等。水果通常富含天然的糖，也稱為簡單碳水化合物（simple carbohydrates）。此外，許多加工食品也會添加屬於簡單碳水化合物的糖，例如餅乾、蛋糕、甜甜圈、冰淇淋等等。

一般認為碳水化合物是人體主要的能量來源，雖然嚴格來說，執行零碳水化合物飲食，人類也可以活下去。很多人都會爭論碳水化合物是「好」還是「壞」，但其實很多種食物都含有碳水化合物，而不同碳水化合物來源對健康的影響，則取決於這些食物的營養成分。舉例來說，如果你攝取較多的蔬果，就會吸收更多的維生素與礦物質；而如果平常攝取較多的餅乾、糖果、冰淇淋，則維生素與礦物質就會比較少。有些人認為簡單碳水化合物一定不好，這點其實也有待商榷，畢竟水果和糖果都含糖，但水果的維生素與礦物質絕對比糖果多。

你可能會看過有人用「升糖指數」（glycaemic index 或 glycemic

index）來為碳水化合物分類。所謂的「低 GI」、「中 GI」、和「高 GI」指的是該食物單獨攝取時影響血糖波動的程度，並以 0 至 100 的分數來區分 [20]。有人認為太在意 GI 值對健康的人來說不一定是好事，因為會讓他們避開水果等富含營養的食物。此外，高 GI 值的食物搭配其他食物一起食用，整體的 GI 值也會改變。換句話說，如果你的飲食包括高 GI 值與低 GI 值的食物，你的整體飲食就不算高 GI 值。簡單來說，高 GI 值不一定代表食物不健康，而很多人堅持低 GI 值的飲食，不過是為了避免高度加工的碳水化合物而已。

在食品成分標示中，碳水化合物含量的附近應該也會有纖維素的含量，包括穀物內含有的天然纖維素，或一些高纖或低熱量產品中添加的「功能性纖維素」（functional fibres）。纖維素指的是植物或碳水化合物中可食用，但「無法為小腸消化或吸收，在大腸可能完全或不完全發酵」[21] 的營養素，也就是人體無法像吸收其他營養素一樣吸收纖維素，這個特性讓纖維素具有緩解便秘等許多功能。準確來說，纖維素也有許多不同種類，各自的功能也都不太一樣 [22]。

長年追蹤食物的健康效益很困難，但研究已經發現，較高的纖維素攝取量會降低一些慢性病的風險，表示纖維素可能是健康飲食的關鍵要素之一 [23]。大量攝取纖維素會增加你排泄出體外的能量，因此身體吸收的熱量將會下降，也就是所謂的「代謝能」（metabolisable energy）[24]。簡單來說，較高的纖維素可以讓你的大便變多、吸收的熱量變少，把你推向熱量赤字的方向。

脂肪

　　常見的膳食脂肪來源包括牛油、油脂、全脂鮮乳、肉類上的油脂、鮭魚與鯖魚等魚類的魚油，以及堅果和種子類食物等等。脂肪也可以是身體的能量來源，但也有其他功能，包括輔助特定維生素的吸收。脂肪可以分為以下幾類：

- 飽和脂肪：在室溫下呈現固態，常見於牛油、椰子油、肉類上的油脂部位，例如雪花牛肉片上白色的部分。
- 孤立不飽和脂肪：在室溫下呈現液態，包括橄欖油、酪梨油、葵花油等等。
- 不飽和脂肪：又分為多元不飽和脂肪與單元不飽和脂肪兩大類，常見於堅果、種子類食物、魚類、酪梨等食物。以上食物多半同時含有多元不飽和脂肪與單元不飽和脂肪。

　　膳食脂肪對健康的影響是一個很大且複雜的主題。探討蛋白質對瘦體組織成長的影響時，研究員可以讓一組受試者攝取較多蛋白質、另一組受試者攝取較少蛋白質，並在幾個月後觀察兩組的差異；但如果要探討各種膳食脂肪對健康的影響，就比較難用這種方法來實驗，因為有些健康風險會在幾年甚至幾十年後才浮出水面。因此，研究脂肪對健康的影響時，一般較常觀察長時間的趨勢，例如攝取高脂肪飲食是否會提升或降低某些疾病的風險。

　　這種研究的一大問題，就是研究員必須參考大量受試者的飲食記錄，而研究員永遠不可能百分之百確定受試者實際的飲食內容，所以其中必須有很大的信任成分。舉例來說，如果你參考了數千人的飲食記

錄，並發現高脂肪飲食與某些疾病之間呈現某種相關性，你又能多確定所有受試者都如實回報飲食內容呢？更重要的是，膳食脂肪的種類往往沒那麼容易區別。許多食物都有多種膳食脂肪，所以很難將特定種類脂肪對健康的影響孤立出來分析 [25]。所以如果你要分析一大票受試者的紅肉攝取與健康之間的關係，就很難確定他們確切的攝取量。有人吃的牛排可能很肥而且有加牛油，有人吃的牛排則可能相當精瘦，而且沒有添加任何油脂。要估計受試者的蛋白質攝取量相對容易，但計算膳食脂肪的攝取量則困難許多。

此外，各種食物來源對健康的影響也不盡相同，例如動物性與植物性單元不飽和脂肪酸，對於健康的影響就不太一樣 [26]。把上述因素都考量進去以後，應該不難理解為何各界對於膳食脂肪的看法如此分歧。探討脂肪對健康影響的各種研究，並不屬於本書的討論範圍，而多數人大概也沒耐性這麼做。

巨量營養素在能量平衡中扮演的角色

一般來說，1 公克的蛋白質和 1 公克的碳水化合物皆含有 4 大卡的熱量，而 1 公克的脂肪則含有 9 大卡的熱量 [27]。

先前討論過，蛋白質的熱效應最高（20% ～ 30%），其次是碳水化合物（5% ～ 10%），再來是脂肪（0 ～ 3%）[9]。也就是說，純粹從熱量的觀點來看，攝取蛋白質後身體所燃燒的熱量，比攝取碳水化合物或脂肪後還多。因此，一般認為高蛋白質飲食對減重較為有利 [10]。

但值得注意的是，這些只占總熱量消耗的極少部分，所以光靠調控巨量營養素比例來提高代謝率，大概不會有什麼突破性的結果。稍微提

升蛋白質攝取所消耗的額外熱量，其實根本就微不足道。

　　純蛋白質飲食與純脂肪飲食之間，消耗的熱量確實會有很大的差異。但在一般飲食狀況中，如果只為了多燃燒一點熱量而提高蛋白質攝取，長期下來確實有助於減重，但短期內大概不會看到明顯的效果 [10]。

微量營養素

　　巨量營養素是身體需要大量吸收的物質，而微量營養素則是身體只需要小量吸收的物質，通常指的是維生素與礦物質。在討論減重的書中，大多不會對這兩種營養素有太多著墨。

　　我們都明白維生素與礦物質對健康非常重要，但它們對身體組成的影響卻相對鮮為人知。舉例來說，就算你的飲食沒什麼營養，但只要攝取的熱量少於消耗的熱量，你的體重還是會下降。不過，這並不代表維生素與礦物質不重要，只是它們對減脂的重要性不如巨量營養素而已。

　　有些研究發現，缺乏特定營養素可能與肥胖有關，但不一定有因果關係 [28]。換句話說，如果你找一群體脂率較高的受試者，並發現他們普遍缺乏某種維生素，也不代表是因為缺乏維生素而導致肥胖。可能是他們先肥胖才導致維生素缺乏，也可能肥胖與維生素缺乏完全無關。

　　與其糾結「要攝取哪些維生素與礦物質才能減脂」，我建議從別的角度出發，來避免自己營養攝取不足。舉例來說，有些研究發現體重較重者普遍較缺乏鋅 [29]，並試圖探討攝取足夠的鋅是否有助於減重 [30]。另外，如果有人透過減少食物攝取來減重，他們所攝取的微量營養素當然也會變少。畢竟如果你的食物來源完全一樣，但分量減少了 10%，若沒有攝取額外的補充品，你的維生素與礦物質攝取也會減少 10%。

此外，現在充斥各種極端飲食方法，總有一些方法會讓微量營養素攝取不足的風險增加。有些人在他人的鼓勵之下，會避免攝取某些特定食物，這點我們將在第八章詳細討論。一項研究觀察了四種常見飲食計畫的菜單，發現它們的微量營養素都沒有達到建議的攝取量 [31]。另一項研究分析了市面上三種減重計畫，也發現營養攝取量不足，因此該研究建議，執行飲食計畫時，應特別注意微量營養素的攝取 [32]。對於處在高度熱量赤字，或想將體脂率降到很低的人來說，更應注意微量營養素的攝取 [33、34、35]。

以上資訊可以帶出一個結論：健康與減重不一定相輔相成。你當然可以執行微量營養素較低的飲食來減脂，但還是建議以高營養價值的食物為優先，尤其是整體熱量攝取較少的時候。

重點整理

◆ 本章的內容皆為概述性的原則，後續章節會有進一步討論。只要後續有需要，可以隨時參考本章的內容。

◆ 食物攝取量增加或減少時，身體燃燒的能量也會改變，表示達成效果的速度可能會跟你的預期有落差。瞭解這點以後，就可以微調自己的生活。舉例來說，食物攝取量減少時，你可能會下意識少動一些，這時候你可以透過監控每天走路的步數來避免這個狀況。如果你的手機或智慧型手表可以計算每日步數，你就可以盡量讓每日步數維持相同，避免身體活動變少。

◆ 另外，非運動性活動產熱是每天能量消耗的最主要功臣，而且你可以控制它的多寡。也就是說，維持動態生活習慣對於健康與體重管理都相當有益。建議想辦法每天都維持一定程度的活動，例如可以爬樓梯的時候就不要搭電梯、停車的時候刻意停遠一點、多花點時間遛狗等等。這些活動本身看似效益不大，但長久時間累積下來，可以讓我們避免落入現代社會活動量驟降的陷阱。

第4章
食物品質與
食物分量

⋮

　　我們已經知道，健康與減脂不一定總是相輔相成。在你的健康改善的同時，體脂率不一定會下降；而你也有可能透過非常不健康的方式來減脂。減重的關鍵是**攝取**的熱量少於消耗的熱量，使得很多人忽略食物品質的重要性。就減脂而言，假設我們要在「食物品質」與「分量」之間二選一，你認為哪一個比較重要？

　　顯然是食物分量重要，因為如果攝取的熱量持續多餘消耗的熱量，體重就會增加。不過，其實我們也必須考量食物品質。很多事情並非二選一那麼簡單，有時候其實兩個要素都必須考量。不過為了方便說明，我們先假裝可以二選一。

　　如果食物品質比較重要，表示你的飲食可以完全以高營養密度且未加工的食物為主，而且還能夠減脂。不過，如果攝取兩倍的相同食物，你認為還有辦法減去同樣的脂肪嗎？三倍的話呢？無論如何，還是得考量食物分量，對吧？明白熱量平衡是減重的關鍵非常重要，因為很多人

只關心食物品質，卻忽略食物分量。以下讓我再舉幾個例子。

有些人喜歡吃未加工的食物，他們的飲食習慣跟原始人一樣，因為這樣才天然。他們可接受的食物種類不多，只要不屬於天然食物一律不吃，因為攝取這些食物會妨礙他們達到理想的體態與健康。他們不會計算熱量，每天都吃一大堆堅果和紅肉；想當然耳，他們的減脂不會太順利，因為不管食物的營養密度高低，攝取的熱量就是大於消耗的熱量。

有些人很有錢，隨時都可以買有機食物，因為他們認為有機食物最健康。不是有機食物，他們可是不吃的，因為他們認為非有機食物都有一大堆毒素和害蟲，會危害身體並不利於減脂。某項食物越是宣稱品質和價位很高，對他們來說就越有吸引力。他們只吃有機食物、只喝冷壓果汁，所有食物都要有適當的包裝，才能避免毒素汙染；而所有的蔬果也都要註明產地、產季要正確，甚至認為採收農民的顏值要夠高，採收時還要唱歌哄水果開心。就算是如此重視飲食健康的人，如果攝取熱量高於消耗熱量，還有辦法減重嗎？當然還是不行。

換句話說，以熱量的角度來看，食物分量的重要性遠高於食物品質。

老實說，我還真希望食物品質的重要性高於分量，畢竟想減重的人也不想少吃太多，對吧？所以，如果有所謂的超高品質飲食，而且不管吃再多都可以減重，相信大家都會想知道。也正因為如此，很多標榜不需要限制熱量攝取的飲食方法才會大行其道。市面上很多飲食計畫的標語大概都是：「讓你盡情飲食同時還能減重。」也難怪消費者很容易為這些飲食計畫吸引，畢竟限制熱量攝取實在相當痛苦。

另一方面，你也可以只攝取各種不健康的食物，同時達到減重的效果。隨便選一種食物，並攝取合理的量就可以。舉例來說，如果一天只吃一條巧克力棒，當然可以減重，畢竟沒有哪種食物的熱量會多到吃一

份就無法減重。披薩確實也不是多健康的食物，但如果一天只吃一小片，當然還是可以減重。不過請別誤會，我沒有建議你每天都吃一小片披薩，只不過是為了方便說明而舉例而已。

所以如果你的唯一目標是減重，又必須在食物品質與數量二選一的話，當然要選數量。畢竟，不管食物再營養，如果攝取過多，還是無法減重；但只要你處在熱量赤字，就算你只吃垃圾食物，還是可以減重。

這樣說來，難道熱量就是一切？當然不是。食物品質對於健康等因素還是十分重要，只是並非減重與否的重點而已。瞭解這點很重要，因為：

1. 如果你認為食物品質對減脂比熱量平衡重要，而你的唯一目標又是減脂的話，你可能會浪費很多時間和金錢。
2. 過於重視食物品質，可能會帶來額外的麻煩。

健身產業常常是個奉行菁英主義的地方，如果有人不遵循某種計畫，往往會遭到他人不齒。例如有些有機飲食的狂熱分子，會到處勸人家別吃非有機食品；有些飲食極度乾淨的人，會瞧不起吃「垃圾」食物的人。微波食品？不行。加工食品？不行。添加防腐劑的食物？不行。這些人的共同點，就是不瞭解其他人所面臨的難處。試想，社經地位較低的人，有可能遵循一天需要花費 200 美元的超級食物飲食計畫嗎？有些人相當堅持每餐都要自己準備，而且要使用最新鮮的食材；但如果他們需要獨自撫養小孩、工時很長、薪水又僅足餬口，還有辦法自己準備食物嗎？有些人對食物品質的堅持太過極端，其實不見得是好事。

我們現在已經瞭解食物分量比品質重要，現在讓我們繼續探討食物品質。

到底什麼是「垃圾」食物？

　　飲食中含有太多「垃圾」食物會對健康產生不良影響，我相信沒有人會反對這句話吧？

　　不過，把所有的「垃圾」食物一視同仁可能也不太對。舉例來說，你認為速食店的漢堡是否為「垃圾」食物呢？如果這份漢堡的原料都是有機食物呢？如果是自己在家裡做的漢堡呢？到底該怎麼區分「垃圾」食物呢？如果薯條是所謂的「垃圾」食物，那如果我在家自己用馬鈴薯切片做薯條，並只撒上些許橄欖油和鹽巴呢？有些食物在多數人心中是毫無懸念的「垃圾」食物，但分辨的標準實在難以捉摸。從健康的角度來看，這個概念很重要，因為把一堆食物都當作「垃圾」食物，其實反而弊大於利。如果你告訴一千個人要避免「垃圾」食物，他們的食物選擇肯定還是會有非常大的差異。

　　「加工」食品其實也不太容易區分。我們都知道巧克力麥片是加工食品，但橄欖油、綠茶、蛋白粉這些一般人認為的健康食品，難道不是加工食品嗎？加工不一定不好，所以也沒必要一味認為加工食品不健康。

　　以上概念聽起來可能很簡單，但我認為還是必須強調，因為你對營養的瞭解越全面，就越能避免落入過度單一思考，認為食物對健康的影響非黑即白的陷阱。

　　一項回顧型研究檢視大量研究所採取的食物分類方法，試圖提出更能為多數人接受的分類方法[1]，並提出所謂的 NOVA 系統：

1. 未加工和低度加工食品，包括蔬果、穀物、豆類、肉類、海鮮、原味堅果、蛋及低度加工的乳製品。

2. 加工烹飪食材，包括植物油、動物脂肪、糖、麵粉等。

3. 加工食品，包括添加糖、鹽、油來延長賞味期限並增添風味的食物，例如罐頭蔬菜、果乾、魚類罐頭、加工肉品、起司等。

4. 超級加工食品，幾乎是完全的組合食物，而且通常非常好吃，例如洋芋片、冰淇淋、巧克力、糖果、熱狗、早餐麥片、汽水，以及過去未曾出現的許多食物。

NOVA 系統並非完美無缺，也已經過數次修改[2]，但重點是有研究致力於用最佳的方法將食物分類，因此把一堆食物同時歸類為「垃圾」食物就有點過於簡化，畢竟這些食物之間還是有很多不同點。以「加工食品」為例，大量攝取起司、罐頭魚類、罐頭蔬菜或培根，都會對健康帶來不同的影響。從最基本的層面來看，同種類食物之間的巨量營養素也可能差異很大，因此硬是把它們歸類其實沒有太大意義。

我們可以確定的是，攝取過多超級加工食品，會增加死亡率以及罹患其他疾病的機率[3]。因此，很多人會理所當然認為超級加工食品百害而無一利。不過，我認為還是有些因素必須納入考量。

從科學的角度來看，我們很難研究超級加工食品對健康的長期影響，畢竟我們沒辦法追蹤 10000 人持續 20 年，並嚴密監控他們的飲食與健康狀況。我們頂多只能調查他們，詢問他們的飲食習慣，試圖找出一些趨勢。然而，這種研究很難找出因果關係，因為有太多變因無法排除。舉例來說，攝取很多超級加工食品的人，通常也不會吃太多非加工食品，而且他們會攝取更多的脂肪、糖、鹽及總熱量。雖然飲食盡量避免超級加工食品聽起來完全合理，但我們還是無法百分之百肯定是否必須完全避免。同理，糖分攝取過多會為健康帶來風險，但咖啡裡加一匙糖的危害，與高糖分飲食的危害當然無法相提並論。當然，超級加工食

品的種類非常多，而且攝取分量的不同也會對健康帶來不同的影響，這些觀念在給予飲食建議時必須納入考量。

另外，我們也知道許多未加工食品都對健康有益。舉例來說，大量攝取蔬果，可以降低肥胖率[4]與全因性死亡率[6,7]。也有證據指出，攝取全穀物鷹嘴豆、扁豆等食物有助於減重[7]。因此如果要盡量把事情簡單化，我們可以說超級加工食品都不好，而蔬果、全穀物、豆類都是好的。這樣聽起來其實沒什麼問題，但好像不太具體吧？

加工食品比未加工食品更容易導致肥胖嗎？

如果我們先把健康擺一邊，純粹從身體組成的角度來看食物品質的話，還需要避免超級加工食品嗎？

有研究指出，加工食品的消化所需能量（食物熱效應，TEF）比未加工食品還低，也就是攝取加工食品時，身體所需要消耗的熱量較少。一項研究讓受試者吃下兩種三明治，來看看最後的結果有什麼不同[8]。

1. 「原型食物」三明治的原料是天然起司和全麥麵包。
2. 「加工食品」三明治的原料是起司切片與白吐司。

該研究測量受試者的餐後能量消耗（postprandial energy expenditure），也就是吃完飯後會消耗多少熱量。結果發現，攝取加工食品三明治的受試者，燃燒的熱量比攝取原型食物三明治的受試者少了50%。這項研究並未持續追蹤受試者的身體組成，但如果你每餐都吃加工食品，因而少燃燒了50%的熱量，長期以來的差異應該也不容小覷

吧？不過其實我們也很難確定差 50% 到底會差多少熱量，畢竟兩種三明治的加工程度不同。原型食物三明治的纖維與蛋白質含量都比較高，也會影響餐後燃燒的熱量。

這項研究無法告訴我們的是，攝取較多超級加工食品會不會讓體重上升；但研究結果至少能讓我們知道，從最基礎的熱量層面來看，超級加工食品確實較可能讓人變胖。研究者指出，加工麵包通常都會去除麥麩和胚芽，因此蛋白質和纖維的含量較低，消化變得更容易，因此攝取後燃燒的熱量會下降。

以上這個例子告訴我們，從熱量的角度來看，食物品質也很重要。也就是說，如果兩個人同樣攝取 2000 大卡，但一個人的來源完全是糖，另一人的來源是富含纖維的全穀物，他們的身體組成和健康將朝截然不同的方向發展。

我們曾經提過，攝取較多的纖維，會增加飲食的「可代謝能量」。一項研究試圖找出高纖維與低纖維飲食的差異，結果發現執行高纖維飲食受試者可透過排泄物釋出較多能量[9]。另一項研究提供受試者九種飲食選擇，各有不同的脂肪和纖維含量。該研究發現，飲食中纖維素越高，脂肪和蛋白質的消化率就會下降[10]，因此之前加工食品三明治實驗的研究者才會指出，原型食物因為纖維含量較高，會影響消化時所需的能量。以上研究結果告訴我們，食物品質確實很重要。如果攝取的熱量相同，纖維含量較高的飲食對身體組成與健康似乎更為有益[11]。

現有的研究結果告訴我們，攝取未加工食物的好處比較多，畢竟吃下這些食物可以燃燒更多熱量，長期下來一定利大於弊吧？問題是，之前提到的起司三明治研究只針對一次進食做實驗，所以對於之後會發生什麼事，我們也只能猜測。此外，我們也不知道其他食物是否會帶來相同結果。未加工起司三明治的食物熱效應比加工三明治更高，是否代表

其他食物也會有一樣的現象呢？我們還不能現在就下定論。

未加工食物是否較適合控制食慾？

食物品質除了食物熱效應之外，還有其他面向必須考慮。舉例來說，各種食物會帶來多少的飽足感，也跟飲食依從相當有關。如果你正以低熱量飲食來減脂，大概不會想要一直感到飢餓。我們可以把飲食控制比喻為走鋼索，它本身已經夠困難了，而這時候攝取一些無法讓你有飽足感的食物，就像是喝酒後再走鋼索，徒然增加難度而已。

一項研究提出所謂的「飽足感指數」（satiety index），研究員提供受試者 38 種不同的食物，每一種都以 240 大卡為一個分量單位，並記錄他們 15 分鐘後與 2 小時後分別感受到的飢餓程度，隨後讓他們享用一頓自助餐 [12]。研究員推測，如果一開始那 240 大卡食物的飽足感不夠，他們就會在接下來的自助餐吃很多。透過各種不同食物選項的分析，我們就可以觀察出一些趨勢，指出各種食物的飽足感程度。

飽足感最高的食物，通常富含蛋白質、纖維及水分，而且每份食物的重量也會比較高；而脂肪含量較高且較好吃的食物，飽足感通常比較低。換句話說，熱量密度較高而且好吃到不行的食物，飽足感都比較低，其中可頌、蛋糕、甜甜圈的飽足感指數敬陪末座。這三種都屬於超級加工食品、脂肪含量高、一小份就含有 240 大的熱量，而且非常好吃（雖然好不好吃很主觀）。飽足感最高的食物包括原味燙馬鈴薯、紐西蘭鱈魚、燕麥粥。這些食物幾乎都未經加工，相同熱量的分量也比其他食物大得多。換句話說，它們的「能量密度」相當高。所謂能量密度的意思就是特定重量食物的熱量值，通常以每公克的大卡數來表示。舉例

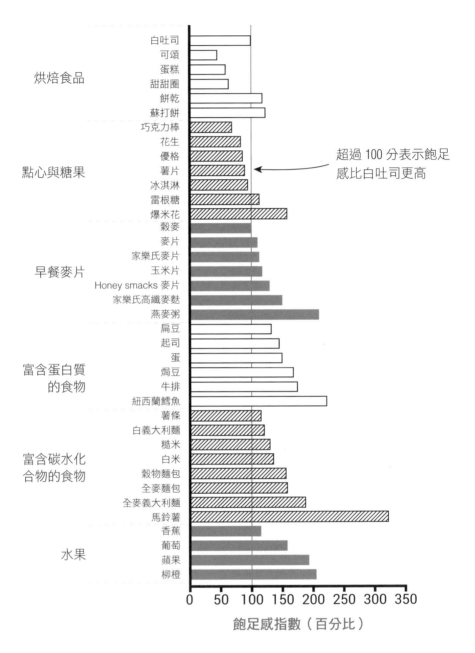

烘焙食品
- 白吐司
- 可頌
- 蛋糕
- 甜甜圈
- 餅乾
- 蘇打餅

點心與糖果
- 巧克力棒
- 花生
- 優格
- 薯片
- 冰淇淋
- 雷根糖
- 爆米花

早餐麥片
- 穀麥
- 麥片
- 家樂氏麥片
- 玉米片
- Honey smacks 麥片
- 家樂氏高纖麥麩
- 燕麥粥

富含蛋白質
的食物
- 扁豆
- 起司
- 蛋
- 焗豆
- 牛排
- 紐西蘭鱈魚

富含碳水化
合物的食物
- 薯條
- 白義大利麵
- 糙米
- 白米
- 穀物麵包
- 全麥麵包
- 全麥義大利麵
- 馬鈴薯

水果
- 香蕉
- 葡萄
- 蘋果
- 柳橙

超過 100 分表示飽足
感比白吐司更高

飽足感指數（百分比）

🎧 常見食物的飽足感指數，以白吐司為參考值（100%）[12]

來說，小黃瓜等蔬菜含有大量的水分，每100公克所含有的熱量，比起100公克的橄欖油低非常多，因為橄欖油都是脂肪，每公克含有9大卡的熱量。換句話說，小黃瓜的能量密度較低，而在熱量相同的情況下，能量密度低的食物會有較多的分量。

許多因素會影響食物的能量密度，而最重要的兩個因素為脂肪和水分，所以才會用小黃瓜和橄欖油這兩個極端的例子來說明。在富含碳水化合物的食物中，西瓜和雷根糖的脂肪與蛋白質含量都很低、糖的含量都很高，但100大卡的西瓜很大一份，100大卡的雷根糖卻只有一點點。另外，白肉的脂肪含量很低，能量密度低於脂肪含量較高的紅肉；100公克白肉魚的熱量也低於100公克的油性魚。同一種食物的能量密度也可能很不一樣，例如部位與烹調方式的差異。同樣是牛排，肥肉與瘦肉的能量密度就不同；而同樣的食物在經過由炸過後，脂肪含量通常都會比烘烤過後更高。

100公克的原味馬鈴薯泥感覺就不怎麼好吃。如果你在馬鈴薯泥中加入奶油，而且要維持相同的熱量，那麼加入越多奶油，整份食物的體積就會越小，因為整份食物的能量密度提升。

能量密度較低的食物較適合控制體重，其中一個原因是飢餓訊號會受到食物重量與體積的影響。較大的食物會占據較多的胃部空間，因此就算熱量相同，飽足感也會比較小的食物高。一項特別的研究提供受試者兩種起司泡芙，而這兩種泡芙的唯一差異是裡面含有的空氣量不同[13]。換句話說，其中一種泡芙會因為含有較多的空氣而有較大的體積，雖然兩種泡芙的熱量完全一樣。該實驗的受試者可以盡情享用泡芙，但被分到空氣含量較多泡芙的受試者自然吃得比較少，代表攝取的熱量較少。雖然攝取的熱量較少，但他們並沒有比較飢餓，表示調整食物分量可以有效減少攝取的熱量，同時又不會影響食慾。另一項目的相同的研

究，在受試者吃午餐前提供不同種類的優格奶昔，而各種奶昔之間的差異就是空氣含量不同。結果發現，攝取空氣含量最高奶昔的受試者，午餐吃的食物最少[14]。

另外一項研究，透過液體含量的差異試圖印證相同概念。該研究提供三種奶昔，讓受試者在午餐前飲用。這三種奶昔的熱量與巨量營養素都一樣，但分別加入含量不同的水[15]。和先前研究一樣的是，受試者所攝取奶昔的體積越大，午餐吃的食物分量就越少。如果你在一杯果汁中加水稀釋，整杯果汁的熱量不會改變，但液體的體積增加，就能有效降低後續的飢餓感。

上述調整泡芙內部氣體量，以及奶昔內部液體量的範例可能聽起來很奇怪，但這樣才能讓研究員更確認影響飽足感背後的機制，讓我們能夠在日常生活中應用。舉例來說，你可以盡量攝取能量密度較低的食物，以大幅增加攝取食物的體積。一系列研究指出，在含有肉類、穀物、蔬菜的飲食情況下，如果增加蔬菜的攝取比例，受試者所吃的食物分量就會下降[16]。換句話說，如果你的食物有牛肉、米飯、花椰菜，這時候多吃一些花椰菜對總熱量不會有太大影響，但如果花椰菜多吃一些、牛肉和白飯少吃一些，就能讓你在不感到更飢餓的情況下少攝取一些熱量。同一批研究員也測試了花椰菜在不同能量密度的情況下，會如何影響受試者的攝取量。他們在兩份花椰菜中分別加入較多和較少的奶油，兩份花椰菜嘗起來差不多，但奶油含量較多花椰菜的那組受試者，最後攝取較多的熱量。該研究結果再次證實，即使口味相同，攝取高脂肪食物也會增加能量攝取。因此，盡量減少脂肪的攝取，是相當常見的減重建議。在食物中加入大量的奶油和油脂，可以馬上提升食物的熱量，因為脂肪幾乎沒有調控食慾的效果。只要在蔬菜中加入油脂，就可以馬上大幅增加該份蔬菜的熱量。

蔬菜的營養價值高，是非常健康的食物，也能有效調控食慾與體重，因此有些研究試圖讓蔬菜更能為人接受，畢竟許多人不喜歡吃蔬菜。如果要你寫下最喜歡食物的前二十名，蔬菜大概不會占據太前面的排名吧？現在隨處都吃得到美味可口的加工食品，使得花椰菜、甘藍、菠菜等蔬菜漸漸不受歡迎。為了解決這個問題，幾份研究試圖探究是否能讓人不知不覺攝取蔬菜，以增加蔬菜的攝取量。

其中一份研究將蔬菜製成泥狀提供給受試者，早餐是胡蘿蔔麵包，

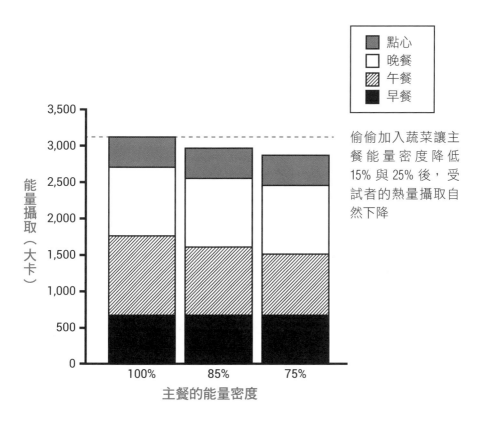

偷偷加入蔬菜讓主餐能量密度降低15% 與 25% 後，受試者的熱量攝取自然下降

🎧 各種能量密度飲食下的每日平均熱量攝取[17]

午餐是起司義大利通心粉，晚餐是砂鍋雞飯[17]。之所以選擇這些食物，是因為在這些食物中加入胡蘿蔔、南瓜、花椰菜，都不太會影響味道與口感。結果和之前的研究類似，食物的能量密度下降後，受試者所攝取的食物總重量也不會改變，代表他們攝取的熱量下降。

這個效果在小孩身上也可以發現[18]。舉例來說，在附有四季豆的義大利麵裡加入番茄、花椰菜、櫛瓜或南瓜等蔬菜，並不會影響孩子的四季豆攝取量。換句話說，這些額外加入的蔬菜完美融入主餐，不會影響其他配菜的攝取量。

不知不覺攝取更多富含營養的蔬菜，同時又能在不增加飢餓感的前提下降低熱量攝取，實在是太美好了。

之前提到在吃飯前先喝奶昔的策略，也有另外的研究用食物來實驗[15]。該研究受試者先吃各種沙拉，接著吃義大利麵吃到飽。沙拉分量越大，受試者吃的義大利麵就越少[19]；但如果沙拉分量較小，而且加入含有高熱量起司的醬汁，後續的義大利麵攝取就不會變少。也有研究請受試者在吃飯前先喝湯[20]，或是在吃飯前先吃蘋果[21]。這兩種策略都能有效減少受試者攝取的食物分量。

相當多研究告訴我們，降低食物的能量密度，可以讓我們攝取的熱量下降。這是個好消息，因為許多飲食建議都只提到該避免哪些食物、或盡量少攝取哪些巨量營養素。降低食物能量密度這個飲食原則，適用於任何飲食方法。不管你的飲食計畫是低碳、低脂、素食、一天六餐、或是間歇性斷食，食物分量的調控都會影響飽足感與最後攝取的食物總量。

以上這些單餐的短期研究能幫助我們瞭解相關飲食機制，有些長期研究也指出類似結果。數十年來，一直有人提倡低熱量、高食物體積的減重計畫[22]；近期則有人提出低能量密度的飲食策略，例如在降低熱量[23]

或不刻意改變熱量攝取的情況下，減少脂肪攝取，並增加蔬果攝取。如此一來，還是能夠達到減重效果[24]。許多回顧型研究都指出，低能量密度飲食能夠幫助我們有效減重[25、26、27]。

我想說的是，雖然熱量赤字確實是減重的前提，而且有時候食物品質並不重要，但還是有大量研究指出，各種食物對於食慾調節的效果大不同。因此，食物品質還是相當重要。許多研究結果告訴我們，如果要在降低熱量攝取階段控制飢餓感，最好的策略是優先攝取低能量密度的未加工食物。

回到最開始的問題：沒錯，我們完全有理由相信攝取加工食品更容易變胖，因為它們的食物熱效應較低，而且會讓我們更容易感到飢餓。而且，加工食品的缺點還不只這樣。

加工食品更容易讓人上癮？

研究指出，熱量密度高的加工食品可能導致成癮行為[28]，例如明知加工食品會影響健康，卻還是無法控制攝取量[29]。有研究提出一個理論，認為成癮性物質幾乎不會大量出現在天然的食物中，而是只會大量出現在加工過後的食品，這個道理有點類似葡萄可以釀酒、罌粟可以製造鴉片[30]。

如果有人想吃糖，雷根糖等超級加工食品很可能會比蘋果更誘人，畢竟含糖量就是比較高。該研究提供受試者 35 種食物，讓他們選擇自己認為「最難抗拒」的食物，而排名最前面的食物幾乎都是含有精緻碳水化合物或脂肪的超級加工食物，例如披薩、巧克力、洋芋片、餅乾、冰淇淋等等。話說回來，幾乎沒有同時含有大量的糖與脂肪的天然食

物。水果含有大量的糖，但脂肪含量不高；紅肉、魚類、酪梨含有大量的脂肪，但糖的含量則不高。值得注意的是，以上研究結果是來自問卷調查，而雖然「巧克力」的排名很高，但不代表所有巧克力都一樣。本研究和先前的飽足感指數研究一樣，旨在讓我們瞭解一些基礎知識，並與其他研究 31 一起告訴我們，加工食品的成癮性確實比較高。

如果加工食品真的那麼糟，為什麼還有人吃？

現在我們已經知道，高度加工食品的食物熱效應較低、飽足感較低、而且成癮性更強。

瞭解這些特性以後，任何人應該都會想避免攝取加工食品吧？就算很好吃，但看過我們引用的各種研究以後，你難道還會想吃超級加工食品嗎？有些對飲食健康相當堅持的人，會以上述研究為由，說服你永遠都不要碰超級加工食品。但是，我還是希望我的論述能做到面面俱到，而我們的確有些事情還沒討論。

雖然我們說加工食品可能更容易讓人變胖，但還沒有任何研究實際測量攝取加工食品者的身體組成變化，因此還無法完全下定論。一份二〇一九年發表的研究讓受試者待在代謝病房中，嚴格控制他們攝取的食物種類，並精準掌握每餐的熱量。雖然受試者的食物選擇受限，但可以自由決定要攝取多少食物 32。這個研究過程相當困難，畢竟不能單純讓受試者吃到飽就好，而是透過精密的計畫，精準掌握受試者攝取的熱量、巨量營養素、糖、鈉、纖維等等。研究過程中，會隨機挑選受試者先連續完全攝取天然食物或加工食品 14 天，之後再換成另一種食物。結果發現，吃加工食品的受試者，每天平均多攝取 508 大卡的熱量。雖

然這只是一個短期研究，但也足以指出加工食品確實較容易讓人變胖。

　　問題是，為什麼加工食品的攝取量會比較大？該研究的一個有趣發現指出，以每分鐘攝取的熱量來看，吃加工食品的受試者，吸收熱量的速度比吃天然食物的受試者快大約 50%。一項後續研究比較天然食物、加工食品、超級加工食品的攝取速度，再次發現食品加工的程度越高，人們吃的速度就越快[33]。這點相當值得注意，因為許多研究都指出，吃飯速度較快，會讓能量攝取上升[34]，我們將在後續章節進一步討論。或許正因為我們在吃超級加工食品時，自然會吃得比較快，因此會在來不

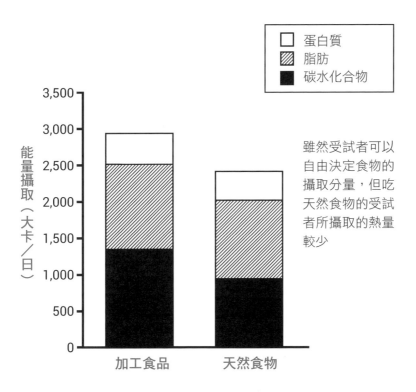

雖然受試者可以自由決定食物的攝取分量，但吃天然食物的受試者所攝取的熱量較少

⏻ 來自超級加工食品與天然食物的每日平均能量攝取[32]

及感受到飽足感的情況下，不知不覺吃下更多食物。

　　以上資訊還是相當不利於超級加工食品，但有一件值得注意的事，就是體脂率的變化與熱量攝取高度相關。雖然在讓人自由進食的情況下，超級加工食品比較容易導致飲食過量，但這也不代表這些食物會比其他食物更容易導致肥胖。也就是說，如果我們很嚴格從身體組成的觀點來看，如果要減脂，真的必須完全避免超級加工食品嗎？其實不一定。沒錯，超級加工食品的營養密度確實普遍較低，帶來的飽足感較低、更容易成癮，甚至在分量沒有控制的情況下更容易攝取過量，但不代表你必須完全避免。

　　沒有任何證據支持我們必須完全避免超級加工食品，而且這麼做甚至可能對心理造成很大的負擔。從長期的飲食依從角度來看，刻意避免某些食物可能會帶來反效果，這點我們將在後續章節進一步討論。另外值得注意的是，食品加工也會有許多好處，包括讓食物的取得更加便利、保存時間變長等等，這些對於低收入或時間有限的人來說，都相當有幫助。所以，「我們應該完全避免加工食品」這句話聽起來很簡單，但對很多人來說其實很難做到，而且也並非減脂的必要條件。

重點整理

◆ 如果想減重，就得遵循能量平衡的原則。就算你的飲食內容完全是超級加工食品，只要攝取的能量少於燃燒的熱量，體重還是會下降。從這個角度來看，食物分量比食物品質更為重要。

◆ 超級加工食品的營養價值較低、較不利於食慾控制，而且通常更容易導致飲食過量。任何人都可以理解，吃很多蔬果，一定比吃很多甜甜圈和冰淇淋健康。一般來說，還是建議以營養密度較高的食物為主。

◆ 如果你的飲食內容主要都是加工程度較低的食物，例如肉類、魚類、全穀物、豆類、蔬果等等，你所攝取的熱量大概也會比較少，因為這些食物較有利於食慾控制。因此，食物品質和食物分量之間的關係其實密不可分。許多飲食計畫都宣稱可以讓你在不計算熱量的情況下減重，但其實只是因為它們選擇的食物會讓你自然少攝取一些熱量。

◆ 理想上，我們都應該攝取很多營養度較高的天然食物。但是，加工食品也不代表營養價值較低。食品加工其實可以提升某些人的飲食品質，因為價格會比較低、便利性提升、保存期限也會比較長。不是所有人都有足夠的金錢、時間、知識或意願來為自己準備每一餐。

◆ 我們知道攝取大量的超級加工食品並不健康，但也不代表所有人都必須完全避免超級加工食品。難不成你每次吃飯都不吃甜點嗎？如果你的朋友想吃披薩，你能每次都拒絕他嗎？

◆ 攝取高營養密度的食物、避免所有好吃的點心雖然聽起來很健康，卻有些不切實際，而且對某人來說甚至有害。如果你能一輩子都只吃最營養的天然食物，並感到甘之如飴，那當然很好。但如果做不到也沒關係，畢竟你不需要完全避免超級加工食品，還是可以透過飲食來達到自己的目標。我們的重點是找到一個可以長久遵循且適合自己的飲食計畫，而非強迫自己遵循一個完美卻難以持續的計畫。

第5章
減重的速度
會有多快？

⋮

　　身為一名健身教練，新客戶最常問我：「教練，你覺得我的減重速度會有多快？」畢竟減重目標不過就是達到某個數字而已，對吧？如果有人想要讓體重數字下降，想知道多快能達到目標其實是人之常情，只是他們可能不會考慮到其他因素。如果有人決定要減去 10 磅的體重，他很可能會想要盡快達到目標。而如果他真的不知道減重過程中有許多需要考量的因素，因而選擇了最極端的減重方法，還真不能怪他，畢竟如果可以快，大概沒人會想要慢。正如同電子郵件比傳統寫信快得多、電商平台的送貨速度也一間比一間快，減重速度當然也是越快越好。

　　如果我在搜尋引擎中輸入：「減重」，最常見的搜尋建議包括：

「如何快速減重」
「如何在一日內快速減重」
「如何在一週內快速減重」

「如何在一個月內快速減重」

「如何不運動還能減重」

看到這些搜尋建議，我們不難想像一般大眾對於飲食與減重的看法。我並沒有要批判的意思，其實我非常可以理解，因為有這些期待相當正常，畢竟飲食與健身產業最擅於為消費者營造出各種希望與夢想，就像許多雜誌都會下聳動的標題，例如「如何在一個月內瘦 5 公斤」；許多線上健身課程也會標榜能讓消費者「一個月內練成完美體態」。這些廣告強調的都是時間，一般人自然而然就會接受這一套。就好像賺錢一樣，如果有人決定要讓收入變成兩倍，第一個會想的問題大概就是「我什麼時候可以賺到這個數字？」畢竟你已經有了數字當作目標，接下來只要知道多快能達到目標就好。

一些其實該問卻很少人問的問題，包括「如何在減重後維持體重？」以及「如何以健康的方法減重？」

對很多人來說，長期維持減重效果似乎是很遙遠的事情。在我跟那麼多客戶諮詢的過程中，你知道有多少人跟我提過：「我想要減重，並永遠維持這個效果」嗎？一個都沒有。我擁有超過 10 年的教學經驗，還從來沒遇過有人想要維持自己的目標體重。但是，我早就不記得有多少人跟我說過：「我想要盡快減重，因為接下來有很重要的事情。」

我用以上這些敘述來當作本章的開頭，是因為我認為多數人對減重的概念都需要大幅修正。不切實際的目標，會使人用無法持久甚至不健康的行為來達到目標。

讓我們回到想減重 10 磅的目標。如果某人只在乎用最快速度達到目標，他們會選擇怎樣的行為？盡可能挨餓顯然是最佳的選擇，吃瀉藥或利尿劑也有用，雖然這兩種方法都不會真正讓體脂下降。當然，正常

人都不會建議使用這兩種辦法，因為真的都爛到不行。

除了在乎減重速度以外，或許也得將其他重要因素納入考量，例如計畫能否持久、飲食會對訓練表現造成什麼影響，以及身心健康等等。每個人的情況都不一樣，所以必須根據自身狀況調整計畫。如果你真的認為減重能夠提升生活品質，其實只在乎減重速度根本就是本末倒置，畢竟長期減重的成功率都非常低（我們會在第七章進一步探討），而我們又何必過分在乎初期的效果呢？只要熱量攝取降低，體重就會下降，但這並不代表所有低熱量的飲食計畫都很健康，而且許多計畫都不太在乎是否能讓你達到長期的減重效果。短視近利的飲食計畫確實能讓你在初期走得更快，就像突然獲得一大筆錢一樣。但很多人中了樂透以後很快就把獎金花完，最後還是回到一開始的狀態。也就是說，我們不應為了短期成果犧牲長期效益。

如果你計畫開車長途旅行，自然會選擇最短路徑；但減重和長途旅行不一樣，因為：

- 你不一定會達到最終的目標。許多人會立下不切實際的減重計畫，而且執行計畫時會斷斷續續，導致從來沒有真正達到目標。
- 就算真的達到目標，守成也相當困難，因為很多人減重後都會復胖。
- 快速的減重方法通常伴隨著風險，例如犧牲肌肉量、健康或生活品質。

很多人只在乎減重速度會有多快，部分原因是他們天真以為過程不需要付出太多努力。這種偏差的認知，讓他們產生莫名的自信，為自己設下不切實際的減重目標。一份研究詳細說明這個議題，並認為需要推

動「全面典範轉移」，讓人們對體重變化的期望更加實際[1]。該研究指出，傳統的「肥胖處理方式」都相當單純，就是請人減重，讓 BMI 來到理想的數值。為了達到這個目標，他們通常會選擇較為激進的手段，初期通常都會見效，但長期下來的結果往往令人失望。

讓我們舉例來說明：某甲看醫生的時候，醫生給他看一張圖表，告訴他要減去多少比例的體重，然後叫他回去好好執行。在這種情況下，無論醫師是否給他明確指示，都表示他必須讓體重盡快回到「正常」的區間。這種建議誰都會給，但要做到相當不容易。如果你要 1000 個人執行飲食計畫，他們分別會採取怎樣的方法呢？有些人可能會開始運動，有些人則可能嘗試較不健康的作法。而本來就距離「理想體重」比較遠的人，如果剛好也採取不健康的作法，身心健康就會越來越不理想。不過，在我們探討快速與漸進的飲食計畫前，必須先確定目標，因為目標會影響人們希望的減重速度。

在上述提到的研究中，研究員要求 60 名體重較重的女性定義自己的減重目標[1]：

1. 夢想體重（可以自由選擇的體重）
2. 快樂體重（不如夢想體重理想，但如果達到還是很開心）
3. 可接受體重（達到後不會特別開心，但還是可以接受，因為至少比現在還低）
4. 失望體重（比現在低，但無法視為成功減重的體重。如果你最後真的達到這個體重，你會感到相當失望）

確立這些目標以後，受試者將執行一個相當激進的飲食計畫，每日只能攝取 925 大卡。前 16 週的飲食分量將有嚴格控制，並以液體取代

部分食物；之後每日熱量會提升到 1500 大卡，接著再根據每個人的進度調整飲食分量。大家都知道遵循這個飲食計畫一定會減重，但大概不會有太多人願意這麼做。這個計畫相當激進，但你知道有多少人達到他們的「目標體重」，也就是平均減去 32% 的體重嗎？只有 4 位。沒有人達到所謂的「夢想體重」，而且甚至有一半的受試者連「失望體重」都沒達到，也就是減去的體重連 17% 都不到。具體來說，如果一位體重 100 公斤的人認為 48 週後減去 17 公斤令人失望，他原本到底希望減去多少體重呢？

平均來說，受試者認為減去四分之一的體重叫做「可接受」。

減去三分之一的體重是「目標」。

減去將近 40% 的體重，才能達到「夢想體重」。

以上研究是相當寶貴的教訓，因為非常能夠反映現實。很多人想減重時，都會只根據表面數字選擇一個激進的目標，並遵循極端的計畫，最後失敗完全不令人意外。因為當他們發現計畫行不通、無法維持較低的體重時，後續的反應大概就是回到原本的飲食型態，難怪溜溜球效應如此常見。簡單來說，人們對減重的預期與實際情況之間有很大的鴻溝，因此我們需要推動「全面典範轉移」。

與其為了一個難以達到的目標所苦，何不設定更實際的目標呢？畢竟只要減去 5% ～ 10% 的體重，健康就會有相當顯著的改善[2,3]。所以，我們不要再認為必須讓 BMI 來到正常值，而是要追求較緩和的體重改變，這樣才能長久維持效果，畢竟透過激進方法帶來的結果往往難以維持[4]。

如果能夠達成目標的人很少、能守住成果的人更少，而且根本不需

要如此極端的手段就能改善健康,我們真的還需要這些「遠大」的目標嗎?因此現在越來越少人建議要讓 BMI 回到正常範圍,而是會鼓勵人們微調自己的飲食計畫,讓成果維持變得更容易。如此一來,陷入溜溜球效應的人就會越來越少。

追求快速達到效果並沒有錯,錯就錯在很多人對飲食與減重有許多迷思。一份研究找了一群醫師當受試者,在實驗中給他們一位病患,並問他們會給病患怎樣的減重建議。結果和我們之前看到的一樣,他們幫病患設下的目標都高得離譜[5]。該研究中受試者所謂的「可接受」體重是要減去原本體重的 21%,而減去 10% 體重只能歸類為「失望」。如果連醫生都會設下如此不切實際的目標,我們又怎麼能苛責一般大眾呢?

龜兔賽跑

在討論比較快速與慢速減重差異的研究前,要先瞭解幾件事。首先,快速減重與大幅減重不一樣。減重速度指的是從體重 A 到體重 B 所花的速度,不一定會持續很久。只不過很多時候快速減重的過程都會使用極端的飲食方法,讓體重在短時間之內大幅下降。速度是一回事,能走多遠是另一回事。

再來,除了身體組成以外,我們還要考量其他因素。如果你想盡快減脂,而且只在乎體重計或體脂率上的數字,其實相當容易成功。但我們不鼓勵只追求任何單一指標。很多較難測量的指標,其實也不容忽視。舉例來說,如果快速減重讓你更容易感到飢餓,並常常想吃東西怎麼辦?如果你的飲食限制太多,常常會想暴飲暴食、開始避免與朋友聚

餐怎麼辦？如果你的訓練表現開始下降，並常常在健身房感到虛弱甚至頭暈怎麼辦？如果你遵循的計畫過於極端，卻又很害怕「跟不上」，讓自己陷入溜溜球飲食習慣的惡性循環怎麼辦？

我們希望你知道的是，如果想讓效果持久，無論是從健康或從身體組成的角度出發，就要避免完美主義，並只需要經常做到「夠好」就可以了。太多人一開始都直接使用最完美、最極端的方法，最後發現弊大於利。單純、健康且可以一輩子持續的生活習慣，才是我們應該追求的方法。雖然聽起來不如市面上許多聳動方法來得吸引人，但能夠持久才是重點。舉例來說，如果你能持續多吃蔬果、少吃超級加工食品、少喝酒、規律運動，就算你沒有設定任何遠大的減重目標，其實你也已經在一步一步改善健康。

上述研究僅探討大眾對減重過程的預期，並沒有真正比較各種飲食計畫所能達成目標的速度。這些研究告訴我們，減重者和醫師都會設下不切實際的目標，而如果達不到目標就會感到失望。不過，其實不應該這樣，畢竟如果只想用最快、最有效的方法達成目標，反而會更容易失敗。利用激進的方法快速減重、並長期維持目標體重的機率，可說是微乎其微。但是，減重產業還是充斥各種話術，使很多人看不到潛在的風險，一味追求最快的結果。

一般人會想要以更快的速度減重，這點完全可以理解，畢竟這樣才讓人有成功的感覺。不過，快速減重是有缺點的。

快速減重的效果比較難維持？

執行激進方法快速減重的人，最後可能會比較難維持效果，這點應

該不令人意外。這些極端的減重計畫與流行一時的飲食方法，通常不會教你如何長久維持好習慣。也就是說，你既有的習慣無助於減重，這就是減重效果難以維持的原因之一[6]。不過，快速的減重計畫不一定會讓體重反彈得更快。

　　一份回顧型研究蒐集了 29 份探討減重效果維持率的研究，指出一開始熱量赤字較為極端的受試者（初期減重的幅度較大），其實效果較能長期維持[7]。換句話說，如果一開始減去的重量較多，會比使用溫和方法還更容易維持效果。這個研究結果似乎與「一步一腳印」這種建議

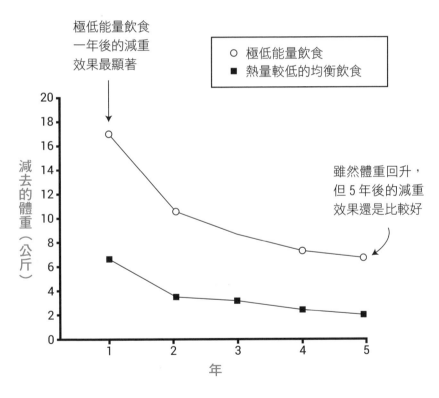

⚫ 長時間減重效果的平均維持情況[7]

完全衝突。這份回顧型研究比較了許多研究的長期成功率，卻沒有告訴我們怎樣才是最適當的辦法，而是只證實了快速、非常低熱量的飲食，並不如有些人想像的有害。當然我們也必須承認，有些人無論使用怎樣的方法，最後的體重都會反彈，而這也再次證實我們應將重點擺在效果是否能持久，而非計畫的初始階段。

有些研究使用非常低熱量的飲食，有些研究則沒那麼激進，而我們真正需要的是直接比較這兩種方法的研究。雖然人們通常都想用最快的速度減重，一般還是建議不要這麼極端。如果我們提倡緩慢且穩定的改變，或許人們會有機會專注養成好習慣，而非一味快速減重，這樣反而更容易讓效果持久。為了證明是否真是如此，一份研究將減重 15% 設為標準，並讓受試者用漸進（36 週）或快速（12 週）兩種方式的其中一種來達到目標[8]。之後，兩組受試者都會進入 144 週的體重維持階段。

有趣的是，兩組受試者在體重維持階段時，體重回升速度都一樣快，顯示以快速的方法減重不一定會讓體重回升更快。更重要的是，在第一階段中，漸進減重組受試者的退出比例更高，顯示漸進式計畫反而更難堅持。研究員認為，快速減重可能會讓有些人更有動力，因為該組受試者身體活動的程度提高，但漸進組則沒有這個現象。換句話說，人們似乎更喜歡追求立即效果，而只要看到體重計上的數字下降，就是最好的回饋，讓他們更願意堅持下去。研究員也指出，快速減重計畫的飲食內容有時反而更單純，例如在該研究中，受試者吃的都是現成的食品。該研究結果告訴我們，有時候直接提供單純的建議讓人們遵守，就算方法較為極端，效果常常會更好。

這也是很多人選擇攝取液體食物的主因之一。對多數人來說，早餐只喝奶昔並不怎麼吸引人，卻是一個非常單純的做法，比起「計算每日攝取熱量，並根據希望的減重速度，來降低某些營養素攝取，使自己進

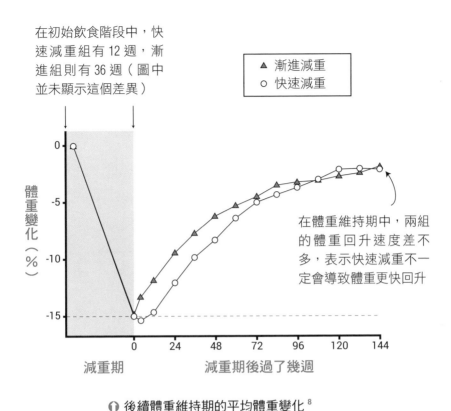

在初始飲食階段中，快速減重組有 12 週，漸進組則有 36 週（圖中並未顯示這個差異）

▲ 漸進減重
○ 快速減重

體重變化（％）

在體重維持期中，兩組的體重回升速度差不多，表示快速減重不一定會導致體重更快回升

減重期　　　減重期後過了幾週

🎧 後續體重維持期的平均體重變化[8]

入熱量赤字，並想辦法達到特定的巨量營養素需求」這種營養建議單純得多。很多人甚至連引號裡的那句話都看不懂，遑論執行。

　　發現漸進飲食減重的維持效果不如快速飲食的研究不只這一份。另一份研究花了 6 個月的時間，比較慢速、中等、快速減重方法的效果，並持續觀察 12 個月，再次發現三種速度的體重回升速度類似[9]。與前一份研究不同的是，這份研究的三種飲食方法持續時間一樣，表示在這段時間中，「快速」減重組受試者減去的體重最多。

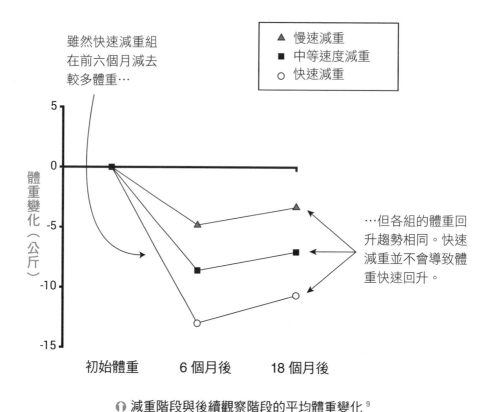

雖然快速減重組
在前六個月減去
較多體重…

慢速減重 ▲
中等速度減重 ■
快速減重 ○

5

體
重
變
化
（
公
斤
）

0

-5

-10

-15

…但各組的體重回
升趨勢相同。快速
減重並不會導致體
重快速回升。

初始體重　　　6 個月後　　　18 個月後

🎧 減重階段與後續觀察階段的平均體重變化 9

　　這兩份研究都指出，就算執行較為激進的飲食計畫，後續體重回升
速度也不一定比較快，這點可能讓很多人相當意外。換句話說，快速減
重可能會帶來更好的效果，因為會讓人更有動力，提升堅持計畫的機
率。這兩份研究也都強調體重維持的重要，因為無論初始飲食階段發生
什麼事，之後體重幾乎都一定會回升。

慢速飲食計畫有助於維持淨體重嗎？

　　漸進式飲食計畫較為常見的另一原因，是可能較有助於維持寶貴的肌肉量。很多減重研究只測量體重，而非實際的身體組成，例如脂肪與淨體重的數值。更重要的是，多數研究都未將任何形式的阻力訓練納入考量，所以如果目標是盡可能維持肌肉量，上述研究其實都沒有告訴我們怎麼做。另外，訓練表現也是重要的考量因素。舉例來說，有些運動員必須執行階段性的飲食計畫來控制體重以維持量級，而他們當然希望過程中能盡量維持力量水準。有些人確實會追求最快的減重速度，但如果過程中發現訓練表現持續退步，也許就會考慮延長飲食計畫的時間，來盡量避免表現下降。

　　一份研究招募一群菁英運動員受試者，試圖探討每週減去 0.5 公斤的體重，是否比每週減去 1.0 公斤的體重更容易維持肌肉量與訓練表現[10]。受試者包含各領域的男性與女性運動員，但因為研究時間是休賽期，所有運動員都遵循相同的阻力訓練計畫，為期四週。更重要的是，每人每日的蛋白質攝取都在每公斤體重 1.2 ～ 1.8 公克，這個分量算是不錯，因為攝取足夠蛋白質有助身體維持肌肉量，這點我們將會詳細探討。結合標準化的阻力訓練計畫與蛋白質攝取，研究員就更能將飲食速度對於身體組成與訓練表現的效果獨立出來分析。

　　結果發現，慢速減重組受試者的淨體重平均上升 2.1%，而快速減重組受試者的淨體重則沒有上升。此外，慢速減重組的運動表現進步也比較顯著。研究者指出，如果想盡可能提高肌肉量、肌力與整體運動表現的話，建議採取慢速的飲食策略。換句話說，如果想讓訓練表現變得更好，還是建議慢慢降低熱量攝取，雖然這樣會花較久的時間才能達成目標。不過，有些人可能還是會覺得長痛不如短痛，選擇較激進的飲食

策略，即使知道訓練表現會因此犧牲。

　　一些後來出版的研究也比較了快速與漸進減重的差異。舉例來說，一份研究招募幾位停經女性當受試者，並讓他們採取低熱量飲食，目標是至少減去 5% 的體重 [11]。該研究背後的理論基礎，是減重可以降低肥胖相關的疾病風險，但減重速度對此是否會有影響則鮮為人知，而該研究假設漸進減重會比快速減重還健康。比較了各種減重速度後，研究者發現漸進減重組的淨體重維持情況較為理想，而血壓、血脂等代謝相關指標也改善較多，顯示緩慢且漸進是較好的策略。

　　另一份類似研究的目標是讓受試者減去 5% 的體重，但針對熱量攝取有嚴格規定。漸進組每日攝取的熱量會少 500 ～ 750 大卡；而快速組則會少 1000 ～ 1500 大卡 [12]。最後兩組受試者減去的體重相同，但漸進組減去的體脂較多、保留的淨體重也較多。

　　以上各研究都指向類似的結論，但還是有研究得到不同的結論。

　　另一份同樣以停經女性為受試者的研究，利用了不同的方法比較兩組受試者 [13]。第一組受試者經歷 25% ～ 35% 的熱量赤字持續 12 個月，是所謂的「緩和」組；另一組受試者則透過攝取代餐達到 65% ～ 75% 的極端熱量赤字，時間持續 4 個月，而之後 8 個月的能量限制則和緩和組相同，這組是所謂的「激進」組。

　　和先前幾份研究不一樣的是，本研究的目的並非讓受試者減去相同的體重，而是讓他們以不同的熱量限制來持續同樣的時間。激進組顯然會減去較多體重，而且也確實減去較多淨體重，但他們減去的淨體重，其實和總體重的下降相當成比例。兩組最大的差別，是激進組的髖骨礦物質密度大幅下降。因此研究者建議，雖然純粹從減重的角度來看，激進的能量限制絕對可行，但還是必須小心，特別是骨質缺乏或骨質疏鬆的高風險族群。

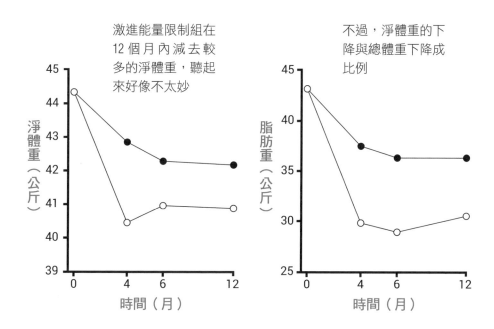

● 緩和能量限制
○ 激進能量限制

激進能量限制組在
12 個月內減去較
多的淨體重,聽起
來好像不太妙

不過,淨體重的下
降與總體重下降成
比例

淨體重（公斤）

脂肪重（公斤）

時間（月）

時間（月）

🔊BMI 介於 30 ～ 40 之間停經女性身體組成的改變 [13]

　　快速減重一直以來都比較不受歡迎,因為一般認為結果較難以維持,而且體重回升的速度會更快。不過,研究結果告訴我們不一定會這樣。至少從長期體重維持的角度來看,較激進的熱量限制有時候會帶來更好的結果。

　　你當然可以說上述研究的證據不足,因此有另一份研究試圖找出快速與慢速減重背後的機制,方法是將代謝率與調控食慾的賀爾蒙也納入考量 [14],並將受試者分成兩組。兩組的減重目標都一樣,但其中一組比

較快，只會花 4 週的時間；而另一組則會花 8 週。在一開始的減重階段後，兩組都會經過額外的體重維持階段。與其他許多研究不同的是，該研究發現減重速度較快的受試者，淨體重並不會下降更多。令人意外的是，減重速度較慢的受試者，反而更容易感到飢餓。不過，慢速減重受試者的安靜代謝率維持較佳，所以兩種減重速度其實各有優缺點。不過，兩組受試者到了體重維持階段後，這些差異都不復存在。兩組的身體組成、飢餓感、食慾調控荷爾蒙、安靜代謝率都一樣。也就是說，快速與慢速減重的整體效果其實差不多，因此研究者認為只要選擇適合自己的減重速度就好。

　　總結以上所有資訊最好的辦法，是找到一份回顧型研究，統合所有的研究發現，告訴我們最適當的結論。一份回顧型研究分析了 7 份相關研究，指出雖然目前並沒有長期的高品質相關研究，但從減脂和維持代謝率的角度來看，慢速減重似乎比較好一些 [15]。

漸進式的飲食計畫，也許更有助於減脂與維持淨體重；而激進的飲食策略則更容易流失肌肉量與肌力。所以如果不想讓訓練表現退步，建議採取漸進式的飲食計畫。激進飲食計畫可能會有其他風險，例如營養不良、骨質密度流失等等。

重點整理

◆ 很多人展開減重旅途時，會遇到很多常見陷阱。他們一開始會設定不切實際的減重目標，接著用難以持久的習慣試著盡快達成目標，結果卻犧牲了身心健康。一段時間後，他們會發現很難持續下去，因而感到氣餒並故態復萌，這時候就會產生溜溜球效應。

◆ 知道自己的減重目標以後，就會開始糾結到底要用多快的速度達成目標。這時候請不要忘了其他重要考量，例如你的感受、食慾的調控、是否能維持訓練表現等等。請不要一味追求減重成果，卻發現自己的身心狀況越來越差，連原本喜歡做的事情都必須犧牲。

◆ 如果你不需要在特定時間內減去特定體重，建議將眼光放長遠一些，並養成可以持久的習慣。如果打算徹底改變健康或體重，請不要養成只能持續幾週的習慣。就算沒有遠大的減重目標，還是可以改善健康；而 5% ∼ 10% 的減重目標，通常會比較容易維持長久習慣。

◆ 專注在能夠長期維持的習慣，比短期的飲食策略更重要。建議提高身體活動，提升飲食品質、少吃加工食品、減少酒精攝取、改善睡眠品質，並適當控管壓力。無論體重高低，健康的生活習慣都非常重要。

◆ 快速減重最吸引人的地方就是動機會變得更強。看到體重計上的數字下降，很容易讓人對自己的努力感到滿意。我強烈建議不要以體重計上的數字當作成功的唯一指標，甚至根本不要太在乎體重數字，因為沒有人可以一輩子持續減重。任何人的減重速度都有變慢的一天，而如果只在乎體重，總會遇到動機受挫的時候。如果可以設立其他目標，例如提升訓練表現、增加跑步速度、或每週走的步數等等，將對整體健康更有幫助。

第 **6** 章
運動可以
幫助減重嗎？

　　純粹從健康的角度來看，不運動可能會增加心血管疾病與二型糖尿病的風險，也會提高全因死亡率[1,2]。運動的好處不容忽視，包括降低全因死亡率[3]、降低超過 25 種慢性疾病的風險，包括心血管疾病、二型糖尿病、冠狀動脈心臟病、高血壓等等[4]。此外，運動更有助於延緩老化所帶來的健康與身體功能退化[5]。總而言之，我們在很多人身上都看到運動確實會帶來非常多好處。

　　但是，我們身處的環境卻把我們一步步推向靜態生活，現在能達到運動標準的人越來越少。舉例來說，一份研究分析了 168 個國家將近兩百萬位受試者的資料，發現全世界超過四分之一的成人都有運動量不足的問題[6]。另一份研究指出，11 歲至 17 歲的青少年可能更嚴重，運動量不足的比例超過 80%[7]。這些研究都有特定的運動標準，例如每週至少執行 150 ～ 300 分鐘的中高強度運動，或 75 ～ 150 分鐘的高強度運動，與世界衛生組織的建議一致。

本章將各種主要的運動種類簡化為兩大類，而許多研究都曾分析這兩類運動對身體組成的影響。

有氧運動也稱為心肺運動，就是可以長時間提升心跳率的運動，而且可以自由調控強度。如果快走只能稍微提升心跳率，就可以嘗試慢跑或快跑。速度越快，可以持續的時間就會越短。所謂的強度就是最大努力的百分比，與感受上的困難程度不一定有關。全速衝刺的強度非常高，通常只能連續執行幾秒就會慢下來；而輕快走路或慢跑則可以維持幾分鐘甚至幾小時，強度較低。有氧運動的種類很多，包括自行車、游泳、划船，甚至包括足球、網球或籃球等運動項目。

阻力訓練也稱為肌力訓練或重量訓練，包括使用自由重量、器械、彈力帶等器材輔助，也可以是伏地挺身、引體向上和仰臥起坐等徒手動作。一般來說，阻力訓練的持續時間較短，而且會有組間休息。以伏地挺身為例，通常是做了幾下之後，休息一段時間後再繼續做。

這兩種運動有時候也會重疊。舉例來說，如果在做阻力訓練時執行許多動作，而且組間休息時間較短，感覺就會很像在做有氧運動；而如果把有氧運動的強度拉高，例如短時間內全速衝刺，所使用的能量系統就會更接近阻力訓練。

兩種運動對健康的益處並非完全相異，但有氧運動通常是提升心肺功能的最佳選擇，而阻力訓練則較適合提升肌肉量與肌力。很多人認為阻力訓練只不過是讓人滿足外表虛榮的工具，但對健康的益處確實不容忽視，例如提升骨質密度、預防肌少症，以及延緩許多與老化相關的症狀[8、9、10]。

更重要的是，雖然有運動量建議指標，例如每週至少執行 150 ～ 300 分鐘的中強度運動，或 75 ～ 150 分鐘的高強度運動，但就算達不到這個目標，還是可以改善健康。對很多人來說，只要運動量比現在更

多，就能帶來很好的效果。有時候這些指標反而會讓人們卻步，因為他們會以為要產生效果，就必須至少達到這些指標 [11]，畢竟不是每個人都有辦法每天都運動 30 分鐘。每天運動 10 分鐘總比不運動好，所以也不要太執著必須跨過特定門檻才能得到益處。另外，對於受傷或身體有特殊狀況的人來說，執行高強度運動也會比較困難。

比較安全的建議是：身體活動對健康有益，而且有做絕對比沒做好。我們必須為自己設下實際的目標，而非一夕之間就想做到完美。就算只有散步，也有助於降低死亡率，所以對許多人來說，散步就是一個很好的開始 [12、13、14]。

決定「最適合」運動的因素有很多，包括個人喜好。舉例來說，某人可能很喜歡重量訓練，但健身房要通勤很久才能抵達，不太方便；或是可能無法負擔家裡附近健身房的費用。我也遇過一些客戶，他們就是不喜歡上健身房，原因包括不會使用器材、害怕他人的目光與批評，或只是不喜歡特地跑到室內運動。同理，有些人可以輕易找到機會在戶外跑步，但有些人則只能在天黑下班後在又濕冷又不安全的地方跑步。畢竟在天氣宜人的日子於景色優美的鄉村慢跑，可比在寒冷冬夜於交通繁忙的市區慢跑理想得多。

因此在決定運動種類時，建議保留一些彈性。如果是你不喜歡的運動，或是執行起來不方便的運動，再怎麼有效都沒有用。我們要不斷強調一個概念：現代人普遍越來越不運動，所以對很多人來說，只要一點點運動就能達到很好的效果。所以如果你原本就是不運動的人，建議趕快先開始，不需要想太多。

運動在減脂扮演的角色

從身體組成的角度來看，運動確實有助於體重管理，因為動得越多代表燃燒的能量越多，讓我們更容易達到熱量赤字。不過，運動本身並非相當有效的減重工具。這點可能讓許多人意外，但明白原因以後應該就能夠理解。

還記得我們在第三章討論過運動性活動產熱（EAT）嗎？運動的時間其實都不長。就算每次跑步 30 分鐘，每週跑 3 次，這樣一週也才運動 90 分鐘而已，而每次跑步也只能燃燒幾百大卡的熱量。從控制熱量的角度來看，從飲食下手還比較容易，畢竟如果你在運動完回家路上吃巧克力棒、喝能量飲料或果昔，攝取的熱量都比運動消耗的更多。因此，就算是很多人減脂首選的有氧運動，也無法帶來顯著的減重效果，而是要配合飲食才會有效 [15、16]。

以上是比較單純的解釋。如果要更深入瞭解，就不得不提及一些額外的補償機制，讓運動的減重效果大打折扣。我們在第二章討論過，如果只給人們有氧運動建議，而不配合飲食計畫，他們不僅無法減去多少體重，甚至還可能會增重 [17、18]。對有些人來說，運動似乎會增加食慾，讓他們攝取的熱量比不運動時更多。此外，就算透過運動而消耗了更多熱量，生活中其他時候的活動量可能也變少 [19、20、21]。

例如某人想減脂，所以選擇每週慢跑三次。幾週過後，他發現體重並沒有太大的改變。他覺得很奇怪，因為運動量明明就比以前多很多，而且如果熱量赤字真的可以減重，為什麼增加運動量會無效呢？很多人不知道的是，開始運動後，食慾會悄悄增加，攝取的食物也會比之前多一些。更重要的是，每次跑步結束後都會很累，所以回家後很可能整天窩在沙發上看電視。沒錯，運動確實讓他們消耗更多熱量，但他們的非

運動熱效應（NEAT）下降。加上攝取的食物變多，導致最後根本就沒有熱量赤字。

因此如果只做有氧運動，對減重的幫助相當有限。雖然這些補償機制不一定會發生在所有人身上，畢竟有人會發現開始運動後，食慾完全不變甚至下降，但我們還是要瞭解這些機制，才能理解為何只靠有氧運動減重的效果有限。舉例來說，我手機上有一個計步器應用程式，每次都會在我早上瘋狂訓練以後，告訴我接下來整天都可以耍廢。從燃燒熱量的角度來看，這樣一來一往幾乎就抵銷了。另外，做完某些運動後可能會讓我們感到特別飢餓。如果跑完步後你會感到非常飢餓，一味提升跑量來減脂甚至可能會達到反效果。

此外，體重並不能反映身體組成，尤其是執行激進飲食計畫的時候，因為減去的體重會有一部分是水分、肝糖，甚至是淨體重。減脂的時候確實可能同時提升淨體重[22]，而最好的方法是阻力訓練，因為肌肉生長的效果比有氧運動更好[23]。很多人建議執行飲食計畫時要搭配阻力訓練，因為雖然阻力訓練本身的減重效果相當有限，卻能維持甚至提升淨體重[24]。另外，肌肉消耗的能量也比脂肪多一些[25]，所以在執行飲食計畫時盡量維持肌肉量，有助於維持代謝率。因此，雖然有氧運動是減重的最佳利器，如果主要想減去的是脂肪，建議還是要加上阻力訓練。

純粹從身體組成的角度來看，運動的減重效果永遠不如飲食，因為消耗能量所需的時間和精力，遠比攝取能量多。只做有氧運動確實能帶來些許減重效果，但運動量必須非常大，多數人根本做不到；就算做得到，如果不搭配飲食計畫，很多人根本不會減重，甚至還會增重[17、18]。從健康的角度來看，維持運動習慣非常有幫助，而且所有人都會認同，甚至也能在體重不變的情況下改變身體組成。

最理想的情況，是能夠同時養成有氧運動和阻力訓練的習慣，例如

每週至少執行 150 分鐘的中強度有氧運動，搭配數次阻力訓練 [26]。不過，我們也提過其實只需要些許運動量就能為健康帶來益處，所以我們要為自己設立實際的目標，不要好高騖遠，最後反而弄巧成拙。

現在我們已經瞭解不同運動種類的基本原則，接著來討論更多細節。

有氧運動的強度很重要嗎？

如果有氧運動的強度是一個光譜，其中一端就是低強度穩定狀態（LISS），另一端則是高強度間歇訓練（HIIT）。LISS 指的是用溫和的步調執行長時間的運動，而 HIIT 則是短時間內全速衝刺，然後放慢下來會完全休息。光譜的中間當然就是中等強度的有氧運動。舉例來說，全速衝刺十秒後休息兩分鐘屬於 HIIT，長時間散步屬於 LISS，而慢跑則屬於中等強度有氧運動。

哪種強度的運動最有助於減脂，一直是備受爭論的議題。支持低強度運動的人認為，長時間低強度的運動會使用更多的脂肪作為燃料。這個說法正確，因為運動強度逐漸提高時，身體會從燃燒脂肪逐漸變成燃燒碳水化合物，也就是所謂的交叉點（crossover point）[27]。

簡單來說，輕鬆走路時身體燃燒的能量來源主要是脂肪；如果開始跑起來，能量來源就會逐漸轉向碳水化合物；而如果來到接近衝刺的程度，就會純粹使用碳水化合物作為能量來源。因此，很多人會強調訓練時要達到特定的「心跳率」，才能達到最佳的減重效果。這個概念聽起來很棒，卻有一個很大的問題，因為雖然低強度訓練時確實會燃燒更多脂肪，整體燃燒的能量卻也較少，所以能燃燒的脂肪根本也沒多少。此

外，如果將時間拉長到數週或數月來看，運動時身體所需的能量來源，對體脂率也不一定會造成任何影響。具體來說，你確實可以選擇特定的訓練強度，例如「最大脂肪氧化」區間 [28] 來盡可能燃燒脂肪，但如果攝取的能量比燃燒的更多，長期下來根本就不會有減脂效果，所以到頭來強度的選擇就失去意義。

　　支持高強度間歇訓練的人認為，高強度訓練結束後身體還會繼續燃燒能量，也就是所謂的「運動後過攝氧量」（EPOC），比較非正式的說法就是「後燃效應」（afterburn effect）。研究指出，短時間高強度訓練比低強度訓練更能提升 EPOC[29]。如果每次訓練都燃燒較多能量，每週又能夠做很多次，長久下來就能累積消耗更多的能量，聽起來非常合理。

　　基本上，低強度與高強度訓練各有擁護者，兩者的理由聽起來也都很合理。如果真的要瞭解有氧訓練強度對減脂的影響，最好是透過實驗來實際測量能量的消耗，而非只探討運動時消耗的能量來源。一份統合分析將比較各種訓練強度的研究結合起來，發現從減脂的角度來看，訓練強度似乎根本不重要 [30]。

　　現實生活中，人們其實會有各自的喜好。舉例來說，如果你的時間不多，可能就會選擇高強度訓練，因為時間效益較高，或甚至你就是喜歡很累或節奏很快的感覺；而如果你剛開始接觸運動，可能會想先溫和一點，先讓身體適應以後再慢慢提高強度。從身體組成的角度來看，這兩種方法並不衝突，所以建議挑選適合且喜歡的方法，畢竟找到喜歡的運動並堅持下去，才是最重要的。

空腹訓練會比較有效嗎？

　　有一種說法是，如果早上在空腹的情況下訓練，會燃燒更多的體脂肪，理由是沒沒有攝取食物，代表身體沒有額外能量可以使用，只能使用體內既有的能量，就好像體脂肪鎖在身體裡的一道門內，而空腹運動就是打開這道門的鑰匙。這種說法聽起來很有道理，因為進食後運動確實會干擾脂肪酸的分解，不利於減脂。

　　有一份短期研究探討人們在空腹時運動的身體狀況，發現如果受試者攝取含糖飲料，胰島素濃度會上升，使得脂肪氧化的效率變差[31]。簡單來說，運動前吃東西可能不利於減脂，尤其是攝取含大量碳水化合物的食物。因此，很多人會提倡在空腹的情況下做有氧運動。

　　這種說法似乎沒什麼問題，但我們知道任何短期效果都不一定能預測長期的狀況。讓我們再想想：如果在運動前喝一小杯含糖飲料，但運動完後整天都不吃東西，這樣少量的碳水化合物真的會影響減脂的效果嗎？碳水化合物真的有那麼厲害的影響，讓我們整天都不會感到飢餓嗎？似乎還沒有證據支持這點。菁英耐力型選手在比賽和訓練前都會攝取大量碳水化合物，但他們還是很容易快速減重。因此，運動前簡單吃點東西就會干擾減脂的這個說法，聽起來其實有些愚蠢。

　　太過在意運動時是否使用脂肪作為能量來源，其實無異於以管窺天，永遠無法看見事情的全貌。我們知道不運動也能減脂，所以其實運動時使用的能量到底有多少比例來自脂肪，一點也不重要，畢竟減脂是一段時間後才能看到的效果，而非一兩次運動可以決定，更非運動時主要使用的能量來源。

　　就算沒有空腹運動，還是可以燃燒體脂肪。但空腹情況下做有氧，難道不會有額外的好處嗎？要瞭解空腹運動是否真的比較好，就必須實

際測量結束後的身體組成，而非只探討運動時使用的能量來源。舉例來說，一份研究讓兩組受試者遵循同一份減重計畫，他們必須減少熱量攝取，並每週執行三次有氧運動，為期四週；但其中一組會在空腹時運動，另一組則會先吃飯再運動[32]。結果發現，兩組之間的減脂效果並無顯著差異。另一份研究也有相同的發現：受試者在空腹或已進食的情況下執行高強度間歇訓練六週後，身體組成都產生類似的變化[33]。

簡單來說，目前並沒有強烈證據指出空腹訓練的減脂效果會比較好，所以還是建議依照個人喜好來執行就好[34]，包括生活作息、睡眠型態，甚至是健身房營業時間等因素。此外，是否空腹運動，也與執行的運動種類有關，例如有些人可能很喜歡早起散步的感覺，但如果一早起來馬上執行高強度的重量訓練，對不習慣的人來說，很可能就會非常痛苦[35]。

你是否習慣一早起來馬上運動呢？如果是，你也不一定要考量這麼做的益處，因為規律運動總是好事。如果早上起來會餓，先吃點東西會不會表現得更好？如果吃點東西會讓你心情變好、表現變好，就表示你應該這麼做。對多數人來說，只要能長時間維持運動習慣，就已經贏了一半，過度擔心細節反而是庸人自擾。因此，除非你已經是相當進階的訓練者，否則我建議不必想太多。

有哪些必須考量的重要因素？

你可能也發現了，有些乍看之下很令人嚮往的方法，在我看來根本就不是重點。並不是這些方法沒用，而是它們帶來的差異太小，根本不值得擔心。如果你是健身模特兒，必須盡快減脂來達到最佳拍攝效果，

你當然必須顧及一切可能的影響因素，哪怕是多減去一點點脂肪都好；但多數人的運動量根本就不大，所以給予太多複雜建議根本沒必要，甚至有時候弊大於利。

「漸進式超負荷」是一個非常基本卻又不得不提的概念。這個原則不一定適用於減脂（我們知道不一定要運動也能減脂），但對於維持淨體重卻非常重要。漸進式超負荷的意思是讓身體逐步適應額外刺激。舉例來說，如果你現在可以做十下伏地挺身，而你想要變得更強或提升肌肉量，就應該慢慢做到十一下或十二下以上的伏地挺身。如果有在做重量訓練，建議逐漸提升使用的重量，這樣才能有效提升肌力與淨體重。如果想提升有氧能力，永遠走路 30 分鐘大概不會太有效，而是要逐漸提升速度、時間或坡度。對我來說，漸進式超負荷才是最重要的概念。

如果要我給出一個最重要的健身建議，那就是找到一個你真正喜歡的運動，堅持下去，並嘗試持續進步。至於其他的細節，例如一天中什麼時候最適合訓練、是否該空腹運動、到底要先重訓還是先有氧等等，其實根本就不重要。擔心這些細節，就好像在房子還沒蓋好時，就開始煩惱室內要用什麼顏色的油漆。

重點整理

◆ 運動本身的減重效果其實沒有非常好，因為多數運動不會帶來太高的能量消耗，而身體也會透過提升食慾或降低活動量，來補償運動時消耗的能量。這樣一來，好不容易創造的熱量赤字常常就消失殆盡。因此如果想要減重，飲食改變往往更為重要。

◆ 如果不改變飲食，運動的減重效果確實不太好，但運動有助於減脂與提升淨體重。最重要的是，維持身體活動對健康的益處無庸置疑。

◆ 本書不會提供任何實際的運動計畫。每個人的生活型態、能力、喜好都不一樣，因此我根本不可能寫出適合所有人的運動計畫。

◆ 運動和飲食一樣，最重要的是堅持。再怎麼有效的辦法，如果你不喜歡或無法堅持，根本就沒有用。除非你已經是進階的訓練者，否則最重要的是找到你最喜歡的運動種類。可以先從較小、較容易達成的目標開始，再慢慢提升難度；切記不要一開始就為自己設立不切實際的目標。如果你可以找到一種喜歡的運動，並讓它成為生活的一部分，你就已經非常了不起了。

◆ 運動應採取漸進式的策略，身體會慢慢適應壓力。如果你想讓伏地挺身變強，就要慢慢提升次數或難度；如果想改善跑步的體力，就必須跑更快或更遠。運動的好處有時候不太容易感受，所以設立目標讓你知道自己在進步，會非常有幫助。如果你發現自己變強壯，或日常生活任務變得更輕鬆，就是鼓勵自己前進的最佳動力。

◆ 你也可以多跟自己對話來增添樂趣。你喜歡自己運動還是跟別人一起？如果把運動的進度記錄下來，會不會提升動機？你喜歡上班前運動，還是午餐時間擠出一點時間來運動？你喜歡在戶外還是室內運動？你喜歡做重量訓練還是徒手運動？你可以根據情況與喜好來做出很多不同的選擇。

第**7**章
維持長期減重
很困難嗎？

⋮

　　大部分的減重相關書籍都不願意討論一件事：短期減重相對簡單，但長期減重的成功率非常低。很多研究已經證實這點，但沒什麼人喜歡討論這件事，因為他們深怕別人認為自己提倡的飲食方法無效。如果某人宣稱自己的飲食方法「效果很棒，但只能維持幾週」，相信不會有太多人買單。減重產業相當善於利用人們的不安全感，通常越是想趕快減重的人，就越容易受到說服。

　　多數人想要的都不只是短期減重，除非他們有一次性的目標，例如參加健美比賽、配合比賽量級、為了婚禮等場合特意減重。本書讀者大概都曾經試過飲食控制，並至少獲得一點效果，哪怕只持續幾週。你大可以選擇遵循全世界最嚴格的飲食計畫，例如一整週都只喝果昔。你絕對會達到一些減重效果，但這大概不會是最適合你的方法。很多人不會考慮到的地方，是減重之後會發生什麼事。我們常常在媒體上看到「如何在一個月內瘦 10 公斤」這種狗屁標題，他們販賣的是夢想，卻不會

讓人知道長期維持效果才是重點，而且非常困難。

如果你調查 1000 位想要減重的人，請他們在以下兩種計劃之間選擇：計畫 A 會讓你一個月瘦 10 公斤；計畫 B 則會讓你一個月瘦 1 公斤，你覺得他們會選哪一個？當然是計畫 A。不過，有多少人會追問這一個月後會發生什麼事？大概不會太多，而這就是問題所在。如果人們不知道長期維持體重很困難，他們又怎麼會在乎開始減重時所採取的策略呢？

這種飲食計畫結束後，人們通常會回歸先前的飲食習慣，這時候他們的體重當然就會反彈。不過，長期減重很困難的原因可不只於此。

減重與體重維持的差異

一份一九五九年出版的研究公開批評肥胖的典型治療方式。我們都知道體重變化的關鍵是能量平衡，也就是如果攝取的熱量一直多於燃燒的熱量，體重就會增加；反之亦然。我們也知道事情沒有那麼簡單，畢竟不能一味叫人吃少一點，然後就期待他們能夠達到長期減重效果。但是，很多人就只會這麼做。醫師應該要「解釋半飢餓狀態會減少脂肪儲存，並開立飲食處方讓人們遵循。」[1]

假設你來找我上教練課，並請我幫你想辦法減重；而我給你一張飲食計畫表，跟你說幾個月後再來找我，你會怎麼想？我有教你任何新的東西嗎？你又有什麼理由相信我給你的這份計畫真的有效？這些問題的答案應該顯而易見，畢竟我們瞭解飲食與運動行為背後的機制相當複雜。

研究員回頭檢視各種珍貴的飲食計畫時，發現「成功」率的計算大

有問題。例如：

- 有些研究僅寫出受試者人數與整體受試者平均減去的體重，並未針對個別結果分析。
- 如果遇到受試者中途退出研究，最後的結論報告就會排除他們的數據。
- 有些研究持續的時間相當短，有的甚至連持續多久都沒有說明。

假設我提供 100 名讀者一個非常嚴格的飲食計畫，讓你在執行的過程中感受極差，甚至餓到連看到衣服都想吃，你大概會斷然拒絕，並直接回到先前的飲食習慣。但在我的研究中，我只會把你列為「不肯合作」的受試者，並直接把你的資料完全排除。對我來說，這是最方便的做法，因為我不需要承認自己給你的飲食計畫相當糟糕，又可以把沒有執行計畫的責任推到你身上。這時候，我就可以用那些少數因為我的計畫而「成功」的受試者，宣稱我的計畫多麼成功，即使減重效果只持續了一個月。

我們知道短期減重相對簡單，只需要稍微限制熱量就能達到；但這不代表任何飲食控制都有效，因為很多人的體重在一段時間後就會反彈。我們也知道不計一切代價減重，可能會對身心健康帶來負面影響。

我真正想讓你知道的是，很多減重研究都只持續數週至數月，幾乎沒有研究會追蹤受試者一年以上，因為這樣資料很難整理，也會花更多的錢。舉例來說，如果我們想知道低碳飲食是否優於低脂飲食，或是間歇性斷食是否優於傳統飲食，我們可能會將受試者分成兩組，並互相比較幾個月的時間。但是，我們不會知道研究過後還會發生什麼事。

一九五九年的這份劃時代研究不僅在一開始開立飲食處方，也在實

驗結束後持續追蹤減重的成功率[1]。研究者招募了 100 位受試者，他們都是紐約醫院的病患，因為體重過重而轉介至營養門診。受試者的飲食限制相當嚴格，每天只能攝取 800 ～ 1500 大卡的熱量，而研究者兩年後再回來追蹤他們的體重狀況。該研究發現：

- 在剛開始的 100 名病患中，39 位在第一次營養門診後就退出。
- 其中又有 28 位連一開始的營養門診都沒去。
- 持續參與研究的受試者中，12 位成功減去 20 磅的體重（減去 20 磅體重是該研究兩個成功指標的其中之一）。
- 只有 1 位受試者減去 40 磅以上的體重（40 磅則是另一個成功指標）。
- 第二年結束後，只有 2 位受試者「成功」減重，表示 100 人中只有 2 人成功減去 20 磅以上的體重。

　　研究者在設定成功指標時，參考了幾份先前的研究，發現成功指標設在減去 40 磅以上體重時，只有 5% 的受試者能夠成功減重，這就是「95% 的飲食計畫都會失敗」這句話的由來。這句話其實大有問題，因為我們不能因為 60 多年前的一些研究中，只有 5% 受試者成功減重 40 磅以上的體重，就直接得出這個結論。不過，這些研究的結果告訴我們，典型的肥胖治療方法有許多瑕疵，即使到了今天都沒有改善。

　　舉例來說，你會不會覺得用「成功」和「失敗」來分類，令人感到不太舒服呢？還記得嗎？「成功」的低標是減去 20 磅以上的體重。也就是說，只減去 19 磅的體重就代表「失敗」。如果你執行低熱量飲食，堅持了兩年時間，好不容易減去 19 磅的體重，最後還是被歸類為「失敗」，你會怎麼想？我肯定會很不開心。研究者武斷選擇 20 磅與

40 磅當作成功標準，並沒有考慮到其他因素。如果有人減去 10 磅的體重，健康狀況大幅改善、身心狀況也比以前好很多，在這些研究的標準中，還是歸類為「失敗」。我寧願以健康為優先，追求適度且效果持久的減重方法，也不要不顧一切讓體重快速下降。

至於長期減重的成功比例到底有多少，很大程度取決於受試者是誰，因為有些研究結果比這份一九五九年的研究結果樂觀得多。舉例來說，一份回顧型研究探討長期減重成功率不高的這個觀念，並引用國家體重控制表（National Weight Control Registry）的發現反駁，因為該研究發現成功率高達 20%[2]。在這份研究中，「成功」的定義是減去 10% 的體重，並維持至少一年的時間。點出這個定義很重要，因為不同研究對「成功」的定義不同，最後的成功率當然也不同。這份研究的發現，顯然比一九五九年研究發現的 5% 更為正向，而背後的原因也相當值得探討。這份研究的受試者是否要參加減重計畫完全出於自願，因此也許這 4000 名受試者都有相當高的動機。

不過無論如何，執行飲食計畫一陣子後確實會減重，但或多或少都會伴隨體重回升[3]。雖然如此，很多人還是能夠長期維持減重後的體重[4]。我個人不認為體重回升就是「失敗」，而許多人沒有考慮到的一點，是如果這些所謂減重「失敗」的人從未執行過減重計畫，他們後來會怎樣？如果某人成年後體重不斷上升，執行某種介入手段後體重維持穩定了五年之久，我們還會說他減重「失敗」嗎？我想應該不會吧。

為何長期減重如此困難

我們確實無法準確計算長期減重的成功率有多少，但至少可以確認

比很多人想像的更低。溜溜球效應相當常見，我們聽到很多人減重後體重回升，應該都不太會感到意外。

重點是，為什麼會這樣？原因很多，要全部說清楚不太容易。但一個基本而重要的原因，是有些人根本就不喜歡自己採取的減重計畫。舉例來說，如果你因為某種原因參加了低碳飲食的實驗，確實也在 12 週後減去一定的體重，但你其實很喜歡吃馬鈴薯和白飯，那你很可能早晚會受不了低碳飲食，進而回到先前的飲食習慣。

另一個影響減重維持成功率的因素，是後續是否有配套措施。一份系統性研究分析許多實驗，發現它們在執行飲食計畫後都沒有其他配套措施，因此得到「許多肥胖者都無法長期維持減重效果」的結論[5]。不過，有些研究在後續還有其他配套措施，其中大部分的受試者都能達到滿意的減重效果。

假設有人提供我們一份飲食計畫，並讓我們用自己的方式執行，你認為有哪些因素會影響我們堅持的能力或意願？可能是不喜歡；可能是有問題但沒人可問；可能有在堅持，但程度逐漸下降；可能是因為沒有戰友，因此不需要對任何人負責，就像如果星期一要交作業，你會知道自己必須在週末努力一些，但只有自己一個人在努力，很可能最後什麼都做不了。

這就是更全面減重方法發揮作用的時候。之前提到的回顧型研究中，體重回升率最高的那一份研究，在研究結束的五年後再次聯繫受試者。這五年來，研究者並未以任何形式聯絡或鼓勵受試者[6]。如果你執行一陣子的飲食計畫，五年後突然有人再來關心，你認為自己仍然堅持該計畫的機會有多少？這裡沒有所謂正確答案，只是提出讓你思考一下。

一份研究有對受試者提供持續的協助，因此未包含於上述的回顧型

研究中。該研究發現，在初始飲食計畫結束的五年後，20%的受試者成功維持體重，甚至有25.5%的受試者額外減去10%的體重[7]。該研究最大的不同，就是採用「多面向」的策略，不僅提供低熱量飲食計畫，也給予受試者運動、營養、認知行為技術的建議，讓受試者更有辦法自律，避免減重效果開倒車。除此之外，受試者每4個月會看一次醫生以確認是否維持動機，至少經過10次心理諮商，也有人定期檢視他們的飲食計畫。

接近半數受試者受益於這種做法。那其他受試者呢？計畫已經如此全面，為何有些受試者的體重還是回升？其中一個主因是暴飲暴食，但原因並非飢餓，而是寂寞、憂鬱、焦慮等負面情緒，這些負面情緒都可能改變飲食行為，我們之前已討論過。容易陷入情緒性飲食的人，或許更應關注學習情緒控管，而非一味嘗試低熱量飲食計畫[8]。

一份成功率更高的研究發現，執行飲食計畫長達8年後，50%的受試者達到「臨床上有意義」的減重效果，也就是減去5%的體重；而25%甚至減去超過10%的體重。為什麼這個研究的結果如此正向？因為和剛才提到的研究一樣[7]，這個研究也從許多日常生活的面向著手，不僅提供飲食建議，也讓營養師、心理師、運動專家提供建議給受試者。該研究提供的低熱量飲食計畫不僅有許多面向，也分為許多階段，熱量目標也會隨時間調整。如果受試者有意願，也可以用代餐來取代原本的飲食，且該飲食計畫也以低能量密度的食物為主。總的來看，受試者得到的支持相當全面，可能也因此表現較佳。

以下為該研究提供給受試者的內容：

- 研究者為受試者提供運動目標，一開始先從簡單的目標開始，以確認受試者能夠跟上，接著再持續提高目標難度。

- 研究者鼓勵受試者增加日常活動量（NEAT），例如可以走樓梯就不要搭電梯、可以走路就不要搭車等等。有時候也會幫受試者設定每日活動目標，例如日行萬步等等。
- 研究者也教導受試者改變行為的技巧，例如自我監控食物攝取與運動習慣、定時飲食、如何處理可能導致暴飲暴食的負面情緒等等。研究者認為自我監控的技巧最重要，我們也將在後續章節詳細討論。
- 研究員也提供一些解決問題的策略。舉例來說，如果受試者難以堅持運動計畫，就會建議他們和朋友一起運動、參加團體課程或安排私人教練。只要開始出現明顯的減重效果，就可以再回到初始的減重階段。

你應該也發現了，以上幾則研究的方法很不一樣，絕不只是給建議然後讓他們自生自滅而已。因此，隨意開立低熱量或任何流行飲食方法，並期待大家都能堅持下去的這種想法，已經不攻自破。我們要的是更同理、更全面且專注於長期結果的減重策略。

有哪些生理變化會讓維持體重更困難嗎？

如果你去訪問曾經大幅減重的人，可能很多人都會提到自己比以前更容易感到飢餓。食慾是一個相當複雜的主題，而只要想到飲食控制，就可能改變很多人對於飲食的觀點。舉例來說，如果你告訴某些人一段時間內都不能吃自己最愛的食物，他們可能反而會特別想吃那種食物。這個現象讓我們很難量化減重對食慾的影響，因為心理因素對食物攝取

的影響也相當明顯。

　　如果想要排除心理因素對減重的影響，就必須創造出讓人不知不覺就在減重的條件。怎麼做呢？一份研究讓受試者服用某種藥物，讓他們進入熱量赤字，同時並沒有執行任何「飲食計畫」。結果發現，受試者每減去 1 公斤的體重，每天的食慾就會上升 100 大卡左右[10]。

　　這樣算起來，如果減去 5 公斤的體重，每天就可能會想要多攝取500 大卡的熱量，這樣一來就會更難維持體重；而如果有人減去 10 公斤的體重，每天就會想要多攝取 1000 大卡，維持體重就更難了。以上只是粗估，每個人的情況都不盡相同；而且減去的體重和提升的食慾也

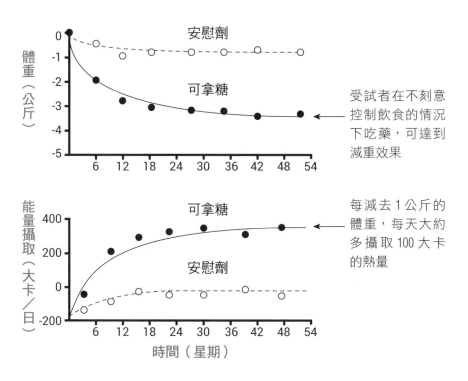

受試者在不刻意控制飲食的情況下吃藥，可達到減重效果

每減去 1 公斤的體重，每天大約多攝取 100 大卡的熱量

🎧 安慰劑組與服用藥物組的平均體重與能量攝取變化[10]

不一定呈現線性關係。不過，這個現象告訴我們，體重減輕時，身體會產生一個反抗機制，因此很多人的熱量攝取持續緩慢上升，就不令人意外。不過，這時候很可能也正在發生另一個現象，稱為「代謝適應」（metabolic adaptation）或「適應生熱作用」（adaptive thermogenesis）。

什麼是代謝適應？

我們曾經討論過，減重後你的每日總消耗熱量（TEDD）也會減少，因為此時體重較輕，維持身體機能所需要消耗的熱量也會比較少。

有些人會很害怕，認為減少熱量攝取會「破壞代謝功能」。很多人所謂的「飢餓反應」其實就是指這個現象，他們認為此時身體的代謝功能會下降，而且就算處在熱量赤字，體脂肪也會增加。這根本就是胡說八道，因為只要處在熱量赤字，體重就一定會下降；不過，體重減輕以後，每天燃燒的熱量確實會變少，所以就會感覺越來越難減重。

很多人控制飲食一陣子後體重會回升的原因，是他們不知道必須逐漸調整飲食習慣。如果稍微減少熱量攝取，並稍微提升活動量，體重確實會稍微下降，但身體每天所需的熱量會漸漸變少，這時候相同的食物攝取與運動量，很可能就不足以維持熱量赤字。減重遇到高原期不僅正常，甚至很可能難以避免，許多人也會因此感到受挫，進而回到原本的飲食習慣。

如果執行數週飲食計畫後，再回到以前的飲食習慣，減去的體重幾乎都會回來，因為減重後身體的每日能量需求也會下降。因此，建議不要執行一些只能短暫堅持的超嚴格飲食計畫，因為這種飲食計畫失效以後，你很可能會馬上回歸先前的飲食習慣。

所謂代謝適應或適應生熱作用，指的是身體所需的熱量變化與體重的變化不成比例。體重下降的時候，代謝率也會稍微下降，而且幅度可能比想像中還大。也就是說，如果你在進行減肥，你每天所需要的熱量可能比那些一直保持你目前體重的人還要少，這會使體重維持更加困難，因為你需要攝入的熱量，會比一直保持體重的人更少。

代謝適應會有多嚴重？

最極端的代謝適應似乎只會出現在最極端的減重方法。

明尼蘇達飢餓實驗

明尼蘇達飢餓實驗，也就是「人體飢餓生物學」（Biology of Human Starvation），在第二次世界大戰時招募一些沒有上戰場的男性受試者，讓他們進入半飢餓的狀態，來體會嚴重食物短缺與再餵食症候群的影響[11]。在這場史上最殘酷的減重實驗中，受試者每天攝取的熱量只剩下之前的一半，而且只能吃戰亂地區能獲得的食物，例如馬鈴薯、蕪菁、蕪菁甘藍、麵包及通心粉。此外，受試者的初始體重平均只有70公斤左右，所以其實也沒有太多體重可以減。更糟的是，實驗總共持續六個月。結果發現，多數受試者都減去超過 25% 的體重，但也產生嚴重的副作用，例如疲勞、貧血、易怒、虛弱、下肢水腫等等。這些受試者本來就比較瘦，就算在實驗開始前也不算過重。他們在結束後都出現典型的飢餓症狀，例如臉頰凹陷、肋骨突出、下肢水腫等等。

受試者的安靜代謝率下降 39% 左右，也就是每天消耗的熱量大約少了 600 大卡[12]。如果你每天必須少攝取 600 大卡才能維持體重，你大

概不會太高興吧？不過，這 600 大卡還有一部分是因為減去的體重太多。真正因為代謝適應而減少的能量消耗，大約是每天 200 大卡左右。也就是說，除了原本因為體重下降而減少的代謝率以外，還要額外加上 200 大卡，才能真正反映他們每天減少的能量消耗。

不過，這個實驗其實是半飢餓實驗，而非一般的飲食計畫。受試者一開始的體重都很健康，而且直接進行極端的熱量赤字，也沒有執行阻力訓練，並在短時間之內減去四分之一的體重。

超級減肥王

代謝適應的另一個極端範例，出自美國的一個實境節目，叫做超級減肥王（The Biggest Loser）。在最短時間內減去最多體重的參賽者，就可以獲得高額獎金。全世界的觀眾都能收看該節目，而且又提供獎金，所以很多參賽者都會不擇手段減重。30 週的時間下來，參賽者平均減去 40% 的體重，大約 58 公斤左右 [13]。根據估計，他們每天的安靜代謝率平均下降 664 大卡，而其中的 370 大卡都來自代謝適應 [14]。更糟的是，六年後的追蹤研究指出，參賽者的代謝率還是比預期更低，而且就算他們的體重平均回升了 41 公斤，代謝適應還是讓他們每天少燃燒 499 大卡的熱量 [15]。簡單來說，經過這一段時間以後，參賽者的平均體重比一開始少了 17 公斤，代謝率卻比一開始少了超過 700 大卡，比想像中少了大約 500 大卡。

這些實驗的發現都頗令人悲觀，也難怪許多人會認為飲食控制會造成「代謝傷害」或引發「飢餓模式」。但在你下定結論，認為減重終究會徒勞無功之前，先讓我跟你分享事實的另一個面向。

一份研究發現，超級減肥王參賽者的高度代謝適應其實不太正常。該研究指出：

「超級減肥王參賽者的代謝適應持續如此之久，著實有些令人不解。他們靜態能量消耗的大幅下降，可能的原因是極端的減重介入手段。」[16]

簡單來說，這些參賽者的代謝狀況會有如此大的改變，是因為減重手段太極端，畢竟在 30 週內減去將近 40% 的體重，實在不是一個很健康的目標。

減重不一定會伴隨顯著的代謝適應，但就算真的發生，也不一定代表無法長期維持減重成果。後續研究發現，超級減肥王參賽者中代謝適應程度最高的那群人，剛好也是最能維持減重成果的那群人；也就是說，他們體重回升的幅度並沒有想像中多。與一般想像不同的是，代謝適應不一定會造成體重回升。

減重會伴隨代謝率下降，聽起來有點可怕。但是，以上兩個實驗可說是史上最極端的減重實驗，一個要探討的是戰爭之下的飢餓狀態，另一個則是全世界都看得到的減重比賽。如果只因為這兩個例子，就認為控制飲食會「破壞代謝」，實在有些因噎廢食。就像喝咖啡一樣，確實有人會因為咖啡因過量而讓身心狀況受到影響，但不表示喝一杯咖啡會有什麼問題。

也有其他研究顯示，「沒有直接證據」指出減重會帶來代謝適應。有些人在飲食控制一段時間以後，代謝率確實會變低，但也有人代謝率變高，而從平均來看，飲食控制後的代謝率並沒有顯著變化[17]。為什麼不同研究之間的差異會那麼大？這就是事情複雜的地方，我會盡量長話短說。

要監控體重變化很簡單，你可以每週站上體重計一次，不用幾秒的時間就能獲得準確的體重數字；你甚至也可以每天量體重，甚至一天量

很多次。不過，監控代謝率就沒那麼簡單。一般的研究都只會測量兩次，一次在實驗前、一次在實驗後，因為測量代謝率既複雜又昂貴，而且在減重或增重階段測量時，準確率也可能受影響。舉例來說，如果在飲食控制的階段測量代謝率，可能會測到比實際更低的數字；而如果在增重階段測量，則可能會測到比實際更高的數字。這個狀況就很像醫生要幫你量安靜心跳率，但你因為遲到所以匆匆跑到診間測量，這樣的數字當然不準確。有些方法可以避免這個狀況，例如確保受試者在測量時的體重維持穩定。確實執行這個步驟的幾份研究發現，代謝適應的狀況大幅下降，甚至完全消失 [18、19]。

一份研究為了讓測量結果更為精準，要求受試者暫時住在實驗中心，並只讓他們攝取精準控制的液態食物，讓他們的體重盡可能維持穩定 [20]。此外，研究者也能同時測量能量消耗的不同面向，來找出代謝適應出現的真正原因。

結果發現，減重幅度較大的受試者代謝率較低，但主要的原因是非靜態能量消耗較低。換句話說，受試者在減重後，每天的活動量也會下降，因此燃燒的熱量變少。好消息是，只要我們維持運動量，就可以避免熱量消耗下降，而這可能也是很多人成功維持減重成果的關鍵，因為他們走的路比較多 [21]。維持較高的運動量，是長期體重維持的關鍵 [22]。

「結論是，在體重穩定控制的情況下，安靜代謝率的適應現象並不明顯，而且也與日後的體重回升沒有顯著關係。」[19]

如何克服減重過程中的心理障礙

這是多數人最容易忽略的面向。沒錯，減重效果的長期維持與短期

維持表面上沒什麼差別，畢竟只要攝取的熱量低於消耗的熱量，體重就永遠不會回升。但是，我們都知道低熱量飲食很難長時間堅持下去。那我們要怎麼改善呢？接下來讓我們討體重維持的心理面向。

　　如果某人決定開始減脂，可能會直接執行當下最流行的低熱量飲食。一開始進展都非常順利，但一段時間以後，減脂的速度越來越慢，這時候他可能會想：「媽的，我不要再控制飲食了。」接下來幾個月的時間，他的體重會開始緩慢上升，直到自己都看不下去以後，再執行下一次飲食計畫。

　　在這種情況下，他選擇的飲食計畫通常都跟自己的飲食習慣差異很大。也許是直接戒除所有碳水化合物、糖、或「垃圾」食物，也可能是在下午 6 點過後完全斷食。他可能從沒想過要讓結果維持很多年，因此就胡亂選擇只能堅持數週的飲食控制方法。想想看，你身邊是否也有朋友會執行這種非黑即白的飲食控制方法？最後的效果又如何？如果一開始的目標就不切實際，其實就只是在自討苦吃，因為沒有人可以永遠堅持這種飲食計畫。再怎樣嚴格自律的人，都難免會偶爾破例。如果「破壞」飲食計畫會讓你很難過，容我向你介紹一個概念，叫做「認知彈性」（cognitive flexibility）。

　　我從來沒有遇過能永遠維持「完美」飲食的人。人生很難預測，而我們都必須逆來順受，例如我們總會面對工作壓力，然後不得不用追劇和垃圾食物來排解壓力。執行飲食計畫時，垃圾食物大概都是禁忌；但除非你真的打算一輩子都不碰這些食物，否則還是建議偶爾保持彈性，並相信這麼做不代表自己的飲食計畫失敗。如果最近工作不太順利，你大概也不會因為覺得自己很失敗而立刻辭職，然後到明年一月再重新振作吧？風水輪流轉，只要有在持續努力工作，一切都會過去的。所謂的認知彈性，不過就是適應現狀的能力，為突發狀況保留一些空間，而不

要因為一點點偏離計畫就認為自己很失敗甚至完全放棄。

你知道為什麼很多人一開始都會執行極端的飲食計畫嗎？因為聽起來很酷。很多人只因為體重可以下降這個外部誘因，就一頭栽進超嚴格的飲食計畫，而初始階段的快速減重，就更讓他們以為自己是對的。但長期維持體重可沒那麼簡單。如果你只在乎體重計上的數字或褲子的鬆緊，進度停滯時你會怎麼想？這時候你會對成果感到滿意？還是會想追求更遠大的目標？以創業為例，一開始如果銷售狀況很好，收入也一直增加，你可能就會覺得自己的一切決策都沒問題，然後就繼續往前衝。但一段時間以後，如果你發現這種商業模式的獲利有上限，你還會投入一樣的心力嗎？還是會想放棄？我們不可能永遠都在減重，因為一直減下去會危及健康，這點顯而易見；但很多人都覺得體重停滯是一件壞事，好像自己沒有任何進步，進而萌生放棄的念頭。

要克服這個障礙，可以設定其他目標，或找到其他動力來源。舉例來說，如果你的體能或運動表現進步會讓你更有堅持下去的動力，此時你就找到另一個有助於控制體重的習慣。如果你的飲食計畫遇到停滯，但你發現自己的體態和力量都有進步，你應該會覺得現在所做的都是對的吧？反之，如果你對成功的唯一判斷就是體重是否下降，遇到停滯時可能就很難不感到挫折。

我強列建議你想想一開始讓你想減重的動力是什麼，重新思考你在第一章問自己的問題，再看看怎麼讓自己更有動力。也許你會發現自己對數字特別執著，想要量化一切，例如將自己的訓練成果記錄下來，期待自己一次比一次進步；也許你喜歡自己運動，也可能喜歡和親朋好友一起；也許一天之中會有特別適合你運動的時候，而即使這個時間不是「最理想」的運動時間，至少你會感到更舒服，因此會有更強的動力。

如果你心不甘情不願開始慢跑，只因為有人跟你說你該運動，你覺

得你能堅持多久？但如果你找到自己真心喜歡的運動，情況就會完全不同。有人喜歡走路，因為這是獨自一人好好欣賞音樂或聆聽有聲書的好機會；有人喜歡和朋友一起跑步，因為可以同時社交；有人喜歡做重量訓練，因為喜歡變強壯；有人喜歡打拳擊，因為可以發洩壓力。

你必須找到健康且平衡的飲食習慣，畢竟再怎樣完美的飲食計畫，如果剝奪了所有生活中的樂趣，你也無法長久維持。有些人之所以能維持嚴格的飲食習慣，是因為有相當強的動力，例如因為道德或宗教等因素選擇吃素；但有些人只因為想減去一些脂肪，就強迫自己執行過度嚴格的飲食計畫，最後的結果往往是失敗。

要長期維持成果，就必須想辦法解決可能出現的問題，並避免後續體重回升。舉例來說，如果你很難養成運動習慣，你能指出確切原因並找出解決辦法嗎？有些人其實並非討厭上健身房，只是覺得在健身房運動會很不自在。如果是這樣，也許可以選擇較安靜的健身房、在家訓練，或請求專業人士的協助等等。如果貿然執行一個很嚴格的運動計畫，常常讓你一整個禮拜都痠痛到難以走路，你大概很快就會放棄。所以，建議一開始選擇較容易上手的計畫，再循序漸進提升難度。有些人暴飲暴食的可能原因是情緒受到刺激，這時候就可以想想是否有解決方法，例如透過養成習慣或學習正念來分散注意力。如果還是不行，也許可以尋求專業人士的協助，來釐清問題的根源。

避免體重回升的一個有效方法，就是監控體重。舉例來說，有些研究會追蹤受試者的體重變化，而如果受試者的體重回升到某個程度，就可以再回去執行一開始的減重計畫。這就好像檢查銀行帳戶一樣，如果你慢慢發現自己入不敷出，就可以常常檢查自己的帳戶，來提醒自己必須調整花費習慣。關於這點，我們將在本書最後討論自我監控的部分詳細說明。

重點整理

◆ 許多嘗試透過飲食計畫減重的人都無法達到預期效果，我的任務是避免你重蹈覆轍。除非你有短暫且明確的減重目標，否則建議不要只看到接下來幾週會發生什麼事，而是將重點放在養成健康且持久的生活習慣。如果目標是身體狀況的長期變化，就不要採用只能短暫維持的習慣。

◆ 我們必須正視讓減重難度增加的生理補償機制，例如你會更容易感到飢餓，所以建議選擇能夠調控食慾的飲食策略（我們會在下一章討論各種飲食策略）。此外，身體需要的熱量也會變少，所以如果想要持續減重，就必須逐漸調整自己的飲食與運動習慣。

◆ 能夠維持減重成果的少數人，多半都有一些共同特色，我們可以加以學習來增加成功率。舉例來說，他們攝取的脂肪通常都比較少[2,22,23,24,25,26]，可能是因為脂肪的能量密度比較低；他們也會多吃蔬果[24]、多運動[2,22,23,25,26]、定期監控體重與進食分量[2,22,23,25,26]，這點我們將在第十三章詳細討論。

◆ 有些心理因素很難測量，卻不容忽視，例如動機[25,26,27]、目標設定[26]、享受程度等等[27]。有些研究也會探討避免體重回升的策略[26,27]，例如正視情緒性暴飲暴食，這點我們在第二章討論過。

◆ 你不需要完全改變自己的習慣，只為了執行一個可能無法長久維持的習慣，畢竟健康才是重點。如果飲食品質和運動量都有顯著提升，就算體重沒有下降，你也算成功了。

第8章
怎樣的飲食
適合我？

⋮

我們知道如果想要達到長期減重效果，就必須創造負向能量平衡，也就是熱量赤字。我要再次強調「長期」，因為如果要讓體重暫時下降，確實不一定要減少熱量攝取，例如流很多汗、上廁所等等。

如果目標是持續減重，就必須達到熱量赤字，這點沒得妥協。

我們也討論過，確實有辦法在體重完全不變的情況下，讓體脂下降，例如減去 1 磅的體脂肪，同時增加 1 磅的淨體重，此時身體組成已經改變，但總體重不變。換句話說，「減重」和「減脂」其實不一樣，雖然兩者常常同時發生。如果目標是增肌減脂，有時候也許不一定要熱量赤字，也能同時達到。有些人會比較容易同時增肌減脂，尤其是體脂較高、而且剛接觸阻力訓練的人，會比體脂較低、長期執行阻力訓練的人更容易[1]。

讓我們來看看一些熱量控制的常見迷思：

迷思 1：我曾經執行飲食控制，就算不計算熱量也能減重

確實有可能，但就算不計算熱量，不代表熱量不重要，就像我們不仔細算錢還是可以存錢，但當然不代表錢不重要。是否計算熱量，與熱量本身的重要性無關。打個比方：有人存錢的方法是嚴格記錄自己所賺與所花的每一分錢；有人的方法則是避免在某些情況下花錢。前者有計算錢，後者沒有，但他們一樣都有辦法存錢。

有些飲食控制方法標榜不需要計算熱量，但其實背後的機制不外乎以下兩種：這種方法讓消費者在不計算熱量的情況下，不知不覺減少熱量攝取；或者他們只是想讓自己的方法聽起來很厲害，似乎能夠打破能量平衡定律。但是我們都知道，所有飲食控制方法都必須符合能量平衡定律。

迷思 2：執行某種飲食控制方法後，我比以前吃得更多，也同時達到減重效果

這個狀況可能有很多原因。也許你確實吃了更大量的食物，但攝取的熱量沒有變多。舉例來說，如果某人習慣攝取很多高能量密度的超級加工食品，像是蛋糕、甜甜圈、冰淇淋，這時候突然改變習慣，開始攝取原型食物，確實有可能吃下更大量的食物，但攝取的總熱量變少。

另一種情況是，你攝取的熱量確實變高，但活動量也變多。如果每天多攝取 500 大卡的熱量，但運動量同時也大幅提升，每天多燃燒的熱量很可能超過 500 大卡。很多人開始新的運動計畫時，也會同時展開新的飲食計畫，這時候就很難分辨減重效果到底主要來自於何者。

另外，也有可能攝取的熱量變多，但飲食中蛋白質與纖維素的比例大幅提高。我們知道蛋白質的食物熱效應比碳水化合物和脂肪高，所以高蛋白飲食會讓我們燃燒更多熱量，更容易達到熱量赤字。我們也知

道，大量攝取纖維素可以透過排泄釋放出更多熱量，因此真正吸收的熱量就會變少。換句話說，熱量完全相同的兩種飲食計畫，可以為身體帶來完全不同的效果。當然，這不代表熱量不重要，只是不同的飲食內容會影響身體消耗的能量多寡。

迷思3：我朋友說他執行的飲食計畫允許他盡情吃喝，而且體重還不會增加

你的朋友不是搞錯了，就是發現一種能夠違反物理定律的超級飲食方法，值得為他豎立一座雕像。有些飲食計畫宣稱你可以盡情吃喝，但其實它還是會限制食物選擇。舉例來說，你可以讓別人「沙拉吃到飽」，而他們如果真的只吃綠色蔬菜，大概吃到吐都很難達到熱量盈餘。再次強調，這不代表熱量不重要，只是有些食物的熱量本來就比較低。

我們必須不斷強調所有飲食計畫其實都在操弄熱量限制，因為很多商人都會誇大其辭。如果你在書店看到兩本書，其中一本的標題是「要減重就必須少吃一點」，另一本則是「全新飲食法，讓你盡情吃喝還能減重」，你覺得哪一本會賣比較好？除非看出第二本書在騙人，否則沒有人會買第一本。現在的飲食產業充滿各種騙子，不斷宣稱自己的飲食計畫有多神奇，用話術來騙取你我的血汗錢。

本書沒有任何話術，因為我並沒有要你相信任何一種特定的飲食計畫，而是帶你看過各種常見的飲食方法與原則。本章我將簡單說明各種常見飲食方法的背後機制與優缺點，讓你自己選擇。

沒有一體適用的飲食計畫，這句話表面上不太中聽，但確實如此。我們都可以選擇最喜歡、最適合自己的飲食計畫，也能隨時調整。我對你的選擇沒有意見，只要你找到最適合自己的方法。

如果不喜歡，再「好」的飲食計畫都沒有用

一份回顧型研究分析了 48 份研究，探討其中 7286 名受試者認為哪種飲食計畫最好[2]，包括阿特金斯飲食法（Atkins）、南灘飲食法（South Beach）、區域飲食法（Zone）、珍妮克雷格飲食（Jenny Craig）、Nutrisystem 飲食、學習飲食法（LEARN）、體積測量飲食法（Volumetrics）、超級減肥王俱樂部（The Biggest Loser Club）、體重觀察者飲食法（Weight Watchers）、歐尼許飲食法（Ornish），以及羅斯馬莉康利飲食法（Rosemary Conley）。

結果發現，沒有任何一種飲食法明顯獲得受試者青睞。這些飲食法彼此之間的差異太小，所以沒有真正的贏家。

> 「各種飲食方法帶來的減重效果差異不大，因此只要能夠堅持下去的方法，就是好方法。」[2]

不好意思，這裡沒有什麼奇蹟飲食方法。有些人想從我口中聽到「這就是最好的飲食計畫，好好執行就對了」，但你不覺得能自己選擇是一件很棒的事嗎？你不需要強迫自己執行個人不喜歡的計畫，而是可以在充分瞭解後，選擇最適合自己的方法。

各種飲食方法之間有什麼差異？

各種限制熱量攝取的方法，可以大致分為以下三類：[3]

- 調控巨量營養素的飲食方法（低碳、低脂、高蛋白飲食等等）
- 調控飲食時機的飲食方法（間歇性斷食、限時進食法等等）
- 調控食物選項的飲食方法（素食、原始人飲食法、地中海飲食法等等）

　　這些分類可能有些模糊，例如不同人對於「低碳飲食」和「素食」會有不同的定義。另外，這些分類也可能相互重疊，例如有些人會同時進行間歇性斷食與低碳飲食，而各種飲食計畫也都各自有不同的變化。不過以上分類都相對常見，所以我們暫時先把它們當作討論基礎，再慢慢探究其中的變化。

調控巨量營養素的飲食方法

　　調控某一樣巨量營養素時，也會同時伴隨其他變化。舉例來說，如果減少脂肪的攝取，就表示攝取的熱量也會變少。如果目標是在熱量不變的情況下減少脂肪攝取，就必須增加其他種營養素的攝取。

蛋白質的重要性

　　蛋白質是淨體重增長與維持的關鍵，需要獨立出來討論。

　　我們知道蛋白質的食物熱效應最高，大約在 20% ～ 30% 之間[4]。也就是說，消化蛋白質所需的能量，比消化碳水化合物和脂肪更高，因此常常有人建議多攝取蛋白質，因為對減重較為有利。舉例來說，一份統合分析比較了各種蛋白質攝取量，發現在熱量攝取相同的情況下，高蛋白質飲食的減重效果較好[5]（詳見先前針對蛋白質食物熱效應的討

論）。

　　除此之外，高蛋白飲食也更能調控食慾。我們知道減重和減脂是兩回事，而蛋白質特別的地方，在於可以讓我們在控制飲食的同時維持淨體重。這點對於有在做重量訓練的人特別重要，因為有些飲食研究只考量到體重變化，並沒有評估脂肪與淨體重。此外，許多研究也未將運動納入考量，遑論阻力訓練[6]。不過這也不太令人意外，畢竟要所有受試者遵循特定的重量訓練計畫，比遵循飲食計畫困難得多。我們可以確定的是，如果你有在做重量訓練，並希望盡量提升淨體重，目前能準確反映真實情況的研究並不多。

　　執行飲食控制時，經常伴隨淨體重的流失[7]。有鑑於此，一份研究試圖釐清高蛋白飲食搭配阻力訓練，是否有助於避免這個狀況[8]。該研究將受試者分成兩組，第一組經歷 40% 的熱量赤字（如果維持體重的每日熱量所需是 2500 大卡，他們就只能攝取 1500 大卡）、每週執行六天的阻力訓練搭配間歇訓練、每天攝取每公斤體重 1.2 公克的蛋白質。這組的蛋白質攝取量較低，但攝取量還是比每日建議攝取量（RDA）的每日每公斤體重 0.8 公克還高了 50%。

　　第二組受試者一樣經歷 40% 的熱量赤字、遵循相同的訓練計畫，但蛋白質攝取量是第一組的兩倍，也就是每日每公斤攝取 2.4 公克的蛋白質（100 公斤的人每天攝取 240 公克的蛋白質）。

　　兩組減去的體重差不多，但第二組受試者的淨體重上升較多、體脂肪也下降較多，顯示如果目標是維持肌肉量，在有進行阻力訓練的情況下，每日每公斤體重攝取 1.2 公克的蛋白質已然足夠，而如果提高到 2.4 公克，更能同時達到增肌減脂，實在是好消息。

　　以上研究的受試者都是男性，但後來有一份類似研究則招募女性受試者[9]。該研究將受試者分為兩組，第一組的蛋白質攝取量是每日每公

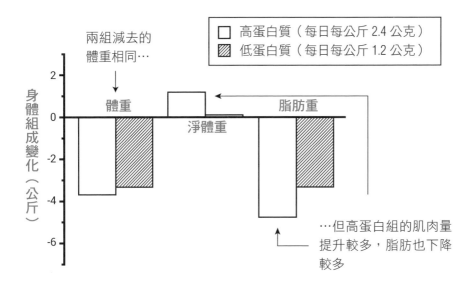

兩組減去的
體重相同…

☐ 高蛋白質（每日每公斤 2.4 公克）
▨ 低蛋白質（每日每公斤 1.2 公克）

身體組成變化（公斤）

體重

淨體重

脂肪重

…但高蛋白組的肌肉量
提升較多，脂肪也下降
較多

🎧 高蛋白質組與低蛋白質組的身體組成變化 [8]

斤體重 2.5 公克，並搭配阻力訓練；第二組則遵循相同的訓練計畫，但蛋白質攝取量則是每日每公斤體重 0.9 公克。

　　和之前的研究結果一樣，高蛋白質組的體脂肪下降較多、淨體重也上升較多，再次證明低蛋白質飲食固然有助於減重，但如果要達到最佳的增肌減脂效果，還是建議提高蛋白質的攝取量。簡單來說，從身體組成的角度來看，高蛋白質飲食的效果較佳。

　　值得注意的是，這兩份研究都只比較了兩種蛋白質攝取量。雖然高蛋白質攝取量看起來比較好，但或許介於高與低之間的攝取量也能達到相同效果，只是目前還沒有研究可以證實。打個比方，如果你想要練好伏地挺身，此時一份研究指出每天做 20 組伏地挺身的效果比每天做 1 組更好，這樣並不代表 20 組是最理想的組數。或許每天做 10 組的效果跟 20 組不會差太多，但只需花費一半的努力。我們只能確定 20 組比 1

第八章｜怎樣的飲食適合我？　　151

組有效，但不知道其他組數的效果如何。

現在的問題是，我們到要攝取多少蛋白質？其實答案因人而異。舉例來說，目前研究顯示高蛋白質攝取量比較理想，但對於較年長的人來說，是否也如此呢？我們在老化的過程中，會逐漸需要更高的蛋白質，才能促進肌肉生長 [10]。另外，如果處在不同程度的熱量赤字，蛋白質攝取量的目標會不同嗎？有研究指出，如果處在較極端的熱量赤字，可能會需要攝取更多蛋白質，才能維持淨體重 [11]。另外，運動的種類與劑量，也會決定你需要攝取多少的蛋白質。

我所能給出的最精準建議，就是如果有在做阻力訓練，但沒有特別控制飲食，每日每公斤體重 1.6 公克的蛋白質攝取量，似乎就足以達到肌肉生長的效果，而超過這個攝取量，似乎不會帶來額外的好處 [12]。幾份針對健美選手的研究發現，他們的蛋白質攝取量高達每日每公斤體重 2.2 公克 [13,14]，而這個數字基本上就是我們對蛋白質需求量的天花板。如果有在做重量訓練，並想盡可能提升淨體重，就要盡可能提高蛋白質攝取量。其他探討蛋白質攝取量與減重之間關係的研究特別指出，每日每公斤體重 1.2 ～ 1.6 公克的蛋白質攝取，對體重控制的效果最理想 [15]。

舉例來說，一位 100 公斤的人如果想要盡可能維持淨體重，每天攝取 160 公克蛋白質的效果會比攝取 90 公克好，但如果攝取量提高到 220 公克，可能會有更好的效果，雖然很可能只是錦上添花。

如果攝取的蛋白質太少，可能會出現飽足感不足的情況 [16]。而多數人執行飲食控制食最怕的就是感到飢餓，蛋白質攝取量不得不謹慎考慮。值得注意的是，蛋白質對於飽足感的影響也有上限。也就是說，蛋白質攝取不足固然會影響飽足感，但不代表蛋白質攝取量越高，控制食慾的效果就會越好 [17]。

低碳飲食與低脂飲食

蛋白質相當有助於淨體重的維持，因此從身體組成的角度來看，我們可以先將蛋白質的攝取量固定，再決定其他巨量營養素的攝取量。我們曾經討論過，改變某項營養素的攝取量時，其他營養素的攝取量也會改變。舉例來說，低碳飲食通常表示攝取的脂肪會變多，反之亦然，因此我認為這兩者必須同時討論。相關飲食方法包括超級低碳的生酮飲食、超級低脂飲食，以及介於兩者中間的混合巨量營養素飲食。

支持低脂飲食的其中一個理論認為，由於脂肪是熱量密度最高的熱量營養素，因此減少脂肪攝取量，是減少總熱量攝取的最好辦法。這個說法其來有自，因為有研究顯示如果明顯減少脂肪攝取，受試者攝取的熱量確實會變少。舉例來說，一份一九八七年的研究讓受試者攝取看起來很像但脂肪含量不同的食物，這些食物中的脂肪比例分別為 15% ～ 20%、30% ～ 35%、45% ～ 50%[18]。受試者可以自行決定要吃多少，並讓研究者知道。攝取低脂肪食物時，受試者攝取的熱量也同時下降，來到 11.3% 的能量赤字；而攝取高脂肪食物時，熱量盈餘則達到 15.4%。雖然研究只持續兩週，還是可以看到高脂肪飲食會讓體重增加、低脂肪飲食則會讓體重下降。

另一份設計類似的研究，比較低脂飲食（脂肪占總熱量攝取的 20% ～ 25%）與控制組（占總熱量攝取的 35% ～ 40%）持續十一週的時間，再次發現低脂飲食組減去的體重較多[19]。

以上研究結果與我們對食物能量密度的瞭解相符。如果比較 100 公克的純馬鈴薯和 100 公克的奶油馬鈴薯泥，顯然後者的熱量較高。此外，告訴人們要減少熱量攝取，也會影響他們的食物選擇。蛋糕、甜甜圈、冰淇淋、巧克力等非常美味的加工食品都含有相當高的脂肪，它們顯然就不會出現在低脂飲食的菜單上。

這些都是好消息，畢竟低脂飲食確實會讓我們減少熱量攝取，某種程度上表示我們可以輕鬆減重，聽起來很棒。不過在我們下定論以前，先來探討另一個極端的飲食型態。

低碳飲食

到底什麼是低碳飲食？真的要完全不吃碳水化合物嗎？所謂低碳飲食其實沒有明確的定義。有些研究會有特定的數字，例如每天的碳水化合物攝取量低於 70 公克；有些研究則有特定比例，例如碳水化合物占總熱量攝取的 20% 以內 [20]。實際的低碳門檻眾說紛紜，有人說是低於10%、有人說是生酮飲食，也有人說只要低於 45% 就算 [21、22]，這就讓低碳飲食的討論變得很複雜，因為只要有人沒有達到預期效果，就會有人說他的低碳飲食不夠低，搞得好像要真的完全不攝取碳水化合物一樣。

支持低碳飲食有助於減重的一個主要論點認為，碳水化合物會刺激胰島素分泌，而胰島素是一種合成型荷爾蒙，因此攝取碳水化合物會讓體重不斷增加 [23]。簡單來說，這種說法認為碳水化合物刺激胰島素分泌，而胰島素會促進脂肪堆積。

真的是這樣嗎？避免攝取碳水化合物，真的是避免脂肪累積的關鍵嗎？確實有很多研究顯示，低碳飲食的減重效果比低脂飲食更好；而相關研究確實不少，甚至有統合分析也得出同樣的結論。舉例來說，有一份統合分析探討了 11 份相關研究，發現在六個月的時間內，低碳飲食的減重效果比低脂飲食更好 [24]；另一份統合分析也發現，在十二個月的時間內，低碳飲食減重的效果更好 [25]。

聽起來好像沒有懸念了吧？但在我們決定拋棄所有麵包、米飯、義大利麵之前，先仔細看一下細節。第一份統合分析發現，在六個月的時間內，低碳飲食的減重效果比低脂飲食多了 2 公斤左右；而第二份為期

十二個月的研究則發現，低碳飲食的減重效果多了 0.91 公斤。這樣看來，差異其實相當有限。你真的願意只為了在十二個月以內多減 1 公斤，而放棄這些碳水化合物嗎？

低碳飲食有哪些優缺點？

我不會直接告訴你「最好的」飲食是哪一種，而是提供低碳飲食的優缺點，讓你自行判斷。我們先探討一個較為早期的研究，該研究顯示低碳飲食可以在前幾個月帶來較佳的減重效果，但到了一年左右的時候，效果則較不明顯。

該研究將受試者分為兩組：[26]

1. 生酮組受試者在剛開始的兩週內，攝取的碳水化合物低於 20 公克，接著再慢慢增加。
2. 一般組受試者接受一般的低熱量飲食（女性每日 1200 ～ 1500 大卡，男性每日 1500 ～ 1800 大卡），巨量營養素也採用一般分配，60% 的碳水化合物、25% 的脂肪、15% 的蛋白質。

生酮組則沒有熱量限制，因為低碳飲食的一大賣點，就是號稱不要計算食物分量或熱量，只需要好好限制碳水化合物，而蛋白質和脂肪則可以盡情享用。聽起來不錯吧？如果可以不用計算熱量，誰會想給自己那麼大的壓力呢？

不過，其實生酮飲食的限制相當嚴格。如果一天只能攝取 20 公克的蛋白質，就必須大幅改變飲食選擇。所有含糖垃圾食物顯然都不能享用，當然也包括各種義大利麵、麵包、米飯、麥片，甚至一些澱粉含量較高的蔬果。這樣還可以吃什麼呢？只剩下肉、魚和乳製品。因此，生

酮飲食自然就代表蛋白質攝取量較大,對身體組成就會造成影響。於是一個有趣的問題就浮現了:低碳飲食之所以如此威力無窮,到底是因為「碳水化合物會讓人變胖」?還是因為蛋白質攝取量變多?

為了回答這個問題,一份研究採用了四種飲食狀況[27],將受試者分為以下四類:

1. 正常蛋白質、正常碳水化合物
2. 正常蛋白質、低碳水化合物
3. 高蛋白質、正常碳水化合物
4. 高蛋白質、低碳水化合物

研究持續的 12 個月期間,四組受試者的熱量赤字都相同,讓我們得以觀察不同營養素對結果的影響。該研究發現,兩組高蛋白質受試者減去較多脂肪,而碳水化合物的多寡對減脂效果的影響不大。也就是說,低碳飲食之所以有那麼好的減脂效果,純粹是因為攝取的蛋白質變多。

另一個需要考量的因素是,許多減重研究只看體重變化,並不看體脂變化。我們之前討論過的兩份回顧型研究就是這樣[24、25]。我們知道體重與體脂的變化通常方向相同,但並非完全重疊,而這點在討論低碳飲食時特別值得注意,因為低碳飲食雖然可以讓人減去大量體重,體脂的變化卻相當有限。

其實很久以前就有人提出這點。一九七〇年代的一份研究讓受試者住在代謝病房 50 天,以精確控制他們的飲食,來看看三種飲食會帶來怎樣的效果[28]。經歷 800 大卡熱量赤字生酮飲食的受試者,體重下降的幅度非常大,比相同熱量赤字但巨量營養素正常分配的受試者更多。不

過，兩組受試者減去的體脂肪幾乎一樣。也就是說，只要限制碳水化合物攝取，就可以大幅降低體內保存的碳水化合物和水分，讓體重大幅下降，但體脂肪的改變並不會太大。

這個現象沒有所謂好或壞。也許有人想快速減重，例如不久後就要過磅的格鬥選手，他們知道只要過磅後再開始攝取碳水化合物，體重很可能就會快速回到之前的水準；也許體重快速改變正是許多人願意遵循低碳飲食的原因。不過，有人也會發現自己的訓練表現大幅下降。低碳飲食初期的減重效果確實令人振奮，但也容易讓人們搞不清楚自己實際攝取多少熱量。畢竟如果體重在前兩週下降很快，卻在第三週停滯的狀

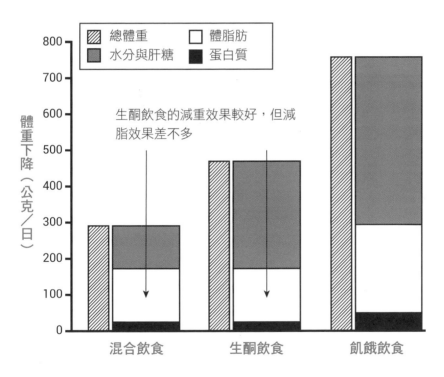

⬆ 不同飲食方法的每日體重平均變化與來源 [28]

況下，他們會知道自己減去的其實不是體脂嗎？他們會知道如何改變飲食策略才能繼續減重嗎？還是他們只會繼續採取低碳飲食，並期待不同的結果呢？

很多研究在比較低碳飲食與其他飲食方法時，使用的熱量都沒有控制、蛋白質攝取不一樣、或只測量體重變化而不顧體脂變化，得到的結果相對不那麼客觀，也難怪低碳飲食看起來會那麼吸引人。不過，如果目標是盡可能減脂，到底要不要減少碳水化合物攝取？要回答這個問題，就要看看熱量與蛋白質攝取都有控制、而且也將體脂變化納入考量的研究。

一份統合分析整理了 32 份飲食研究，這些研究的各種變因都有精準控制。結果發現，低碳飲食的減脂效果與低脂飲食幾乎一樣 [29]。

> 「在攝取熱量相同的情況下，無論碳水化合物和脂肪的攝取比例為何，體脂與能量消耗的變化都差不多，畢竟熱量就是熱量，不會因為來源不同而有任何差異。」

值得強調的是，如果熱量和蛋白質攝取量相同，不管碳水化合物和脂肪的攝取比例為何，差異其實不大。這其實是好消息，因為只要你減少熱量攝取，並攝取足夠的蛋白質，就可以自由調控碳水化合物與脂肪的攝取比例。

目前為止我們可以說，低碳飲食的減重效果較好，尤其是飲食控制的初始階段；但如果目的是減脂，低碳和低脂飲食就沒有太大差別。因此，建議選擇自己喜歡的飲食方式就好。如果你比較喜歡吃各種碳水化

合物，自然就沒有理由選擇低碳飲食，反之亦然。要執行飲食計畫前，應先釐清自己的飲食習慣與喜好。舉例來說，哪些食物會讓你的精力、運動表現和食慾控制達到最理想的狀態呢？有研究指出低碳飲食比較能夠調控飢餓感[30]，但並非所有研究都得到相同結論[31,32]。在沒有定論的情況下，建議根據個人喜好來選擇。

　　不管你採用怎樣的巨量營養素比例，都有一些可以遵循的建議。舉例來說，一份研究試圖探討「健康低脂」飲食與「健康低碳」飲食，分別讓受試者經歷極端的飲食控制，也就是脂肪與碳水化合物分別低於每日 20 公克。接著再慢慢增加，直到受試者認為可以永久持續的程度[33]。兩組受試者都沒有得到明確的熱量攝取指示，但都獲得以下建議：

1. 盡量多吃蔬菜
2. 盡量少吃糖、精緻澱粉、反式脂肪
3. 盡量吃加工程度較低的原型食物，並以高營養和自製食物為主

　　該研究沒有提供熱量指示，僅試圖探討這種飲食建議會如何影響受試者的飲食習慣。十二個月後，兩組受試者都達到類似的減重效果，代表健康飲食習慣相當有效，而巨量營養素的分配則沒那麼重要。

重點整理

◆ 如果想要盡可能減脂並維持淨體重,建議攝取足夠的蛋白質,再根據個人喜好來調控碳水化合物與脂肪的比例。如果你真的很喜歡吃義大利麵、米飯、麵包、馬鈴薯,就不建議採取低碳飲食。

◆ 除了食物選擇以外,個人喜好還包括食慾調控與主觀感受。有些人可能很喜歡低碳飲食,但後來發現如果碳水化合物攝取量過低,會影響訓練表現。建議不要一頭栽進特定的營養素比例,而是讓身體來告訴你該如何選擇。

◆ 低脂和低碳飲食都可以自然讓我們攝取更少的熱量,可能的原因是食物選擇變少。刻意遵循低脂或低碳飲食,會減少超級加工食品的攝取,例如蛋糕、巧克力、披薩等等。如果你不想追蹤自己攝取多少熱量,這兩種飲食方法都可能有效。

◆ 巨量營養素比例對健康的影響不大。依據選擇食物種類的不同,低碳或低脂飲食都可以很健康,也都可以不太健康。從健康、食慾調控、身體組成的角度來看,都建議以營養密度較高的原型食物為主。

◆ 建議根據喜好來分配巨量營養素比例。但無論如何,都建議攝取足夠的蔬果,並限制糖、精緻澱粉及額外脂肪的攝取,以降低飲食的能量密度,達到食慾調控的效果。

◆ 我們不一定要追求特定的巨量營養素比例,而是根據喜好來彈性調控。畢竟我們有時候會想多吃點碳水化合物,有時候會想多吃點脂肪,而每天都嚴格遵守相同的巨量營養素比例,對多數人來說實在過於嚴苛。

◆ 堅持是飲食計畫成功的關鍵,而任何無法堅持的計畫,都無法解決我們的問題,反而會製造更多問題。如果你真的不想執行低碳或低脂飲食,建議盡量養成健康的飲食習慣就好。

調控飲食時機的飲食方法

　　斷食（也稱為間歇性能量限制，IER）在最近相當流行。這種飲食方法改變的是吃東西的時機，與實際攝取的內容無關，當然兩者也能夠並行。IER 有各種形式，主要分為兩大類：間歇性斷食、限時進食法。各種方法的定義不同，以下讓我們簡單說明。

* 間歇性斷食（IF）：以週為單位的循環模式，包括「斷食」日與「進食」日。並沒有規定每週要斷食幾日，而雖然斷食聽起來很像是完全不吃東西，但其實還是可以攝取少量食物。
* 隔日斷食法（ADF）：以週為單位的循環模式，包括完全不攝取熱量的「斷食」日，以及可以吃東西的「進食」日，比例為 1 比 1。
* 改良版隔日斷食法：以週為單位的循環模式，由非常低熱量攝取的「斷食」日與正常飲食的「進食」日交替。
* 限時進食法（TRF）：以日為單位的斷食模式，嚴格限制可以吃東西的時間，例如 16 小時斷食，只在剩下的 8 小時進食。

　　以 ADF 為例的每週間歇性斷食法來說，會有斷食日和進食日；而改良版隔日斷食法中，斷食日可以是完全零熱量或極低熱量攝取，例如只攝取總熱量需求的 25%。多數情況下，所謂的進食日都是「隨意」（ad libitum）日，也就是可以自由飲食，完全沒有任何限制。由於傳統飲食方法的成功率很低，就有人提出斷食做為新的飲食控制法，因為可以有效降低攝取的熱量，又不需要計算熱量，也不用每天煩惱什麼能吃什麼不能吃。

間歇性斷食：隔日斷食法（ADF）

顧名思義，隔日斷食法就是一天斷食、一天進食，所以你會在週一、週三、週五與週日不太吃東西（改良版）或完全不吃東西；而在周二、週四與週六正常吃東西，並以這樣 1 比 1 的模式持續下去。

對許多人來說，這種方法聽起來很極端，畢竟每隔一天就要完全避免或大幅減少進食，聽起來實在不太吸引人。有些人喜歡隔日斷食法的原因，是不需要每天都處在熱量赤字，因此感覺上只需要執行一半的飲食控制。如果用花錢來比喻，就是不必每天記帳，而是某幾天不能花錢，但其他日子則可以盡情購物，希望不能花錢的那幾天真的能達到省錢的效果，就像能因為斷食而讓整週攝取的熱量變少。舉例來說，如果要你每天少攝取 500 大卡的熱量，你可能沒辦法太精確，也很難持續下去；但如果單純一點，要你某幾天盡量避免進食，也許整週下來攝取的熱量就會變少。

為了探討這種飲食方法的效果，早期一份研究用了很簡單的方法，來測試隔日斷食法的可行性。該研究的實驗持續 22 天，而受試者每隔一天就必須完全斷食一天[1]。如此單純的作法，真的能帶來減重效果嗎？結果還真的可以。經過這幾天的實驗，受試者平均減去 2.5% 的體重，顯示受試者「在可以進食的日子，也無法攝取足以維持體重的熱量」。

該研究的結果告訴我們，ADF 確實可以帶來減重效果。不過該研究並沒有控制組來對照，所以不知道 ADF 的效果是否優於每日限制熱量，只知道 ADF 有用而已。此外，研究者也提到，雖然 ADF 能帶來減重效果，卻也不是沒有代價。有些受試者出現了副作用，例如便祕、頭暈等等。更重要的是，研究者在監控受試者的飢餓程度後，認為這種計畫很難長期進行，讓 ADF 的可行性大幅下降。

該怎麼解決呢？也許可以允許在斷食日吃一點點東西，提升可行性。因此，許多後續研究都不會在斷食日嚴格執行零熱量攝取，而是在大幅熱量赤字的前提下，允許受試者吃一點東西。就算讓受試者在斷食日攝取平常熱量所需的 20%、25%，或甚至 30%，還是能夠達到減重效果[2.3.4]。這就是「改良版」斷食法的由來，能夠讓人們一整週攝取更少的熱量，而且也比完全斷食更容易執行。

我們知道 ADF 有效，但比起每天少吃一點的傳統飲食控制方法，也就是所謂的「持續能量限制」（CER），誰的效果比較好呢？以上研究都沒有比較 ADF 和其他方法的優劣，只單獨測試一組受試者。這樣就好像讓一組受試者完全避免攝取碳水化合物，然後發現他們成功減重。這樣當然會成功，但沒辦法告訴我們與其他方法之間的比較。為了探討哪種方法比較好，一份後續研究將受試者分成兩組，一組執行零熱量的 ADF 飲食方法，也就是斷食日完全不吃東西，但進食日則沒有任何限制；另一組受試者使用傳統飲食方法，每天攝取的熱量比維持體重所需低了 400 大卡[5]。

結果哪種方法比較有效呢？以每週平均來看，採用 ADF 的受試者每天攝取的熱量比傳統方法的受試者少了 376 大卡。

這是否代表 ADF 組的受試者減去更多體重呢？其實不然。

雖然 ADF 組受試者的熱量赤字較大，但兩組的身體組成變化並沒有顯著差異。乍看之下好像沒什麼道理，但還記得嗎？改變飲食內容時，人們的身體活動也可能因此改變。研究者指出，ADF 組受試者的活動量可能比平常更少，抵銷了額外熱量赤字的效果。如果其他條件都相同，較大的熱量赤字當然會帶來較好的減重效果；但如果這樣的熱量赤字讓你整天懶懶不想動，因此都躺在沙發上，熱量赤字也就失去意義。我並沒有說斷食會讓你非常疲勞，只是解釋可能發生的情況而已。

現在我們可以確定的是，隔日完全斷食，或許有助於減少整週下來所攝取的熱量。所以如果在進食日不能自由飲食，而是有特定熱量目標的話，又會發生什麼事呢？

一份研究比較了不同的熱量限制方法，其中一組受試者每天攝取熱量需求的 75%，另一組使用 ADF 飲食法，斷食日攝取熱量需求的 25%，進食日則攝取 125%[6]。這份研究的持續時間較長，包括了六個月的減重期、六個月的維持期，比先前討論過的研究持續更久。結果有什麼發現呢？

> 「隔日斷食法的依從性、減重效果、體重維持效果、以及心臟保護效果，都沒有比每日熱量限制法顯著。」[6]

越來越多研究顯示 ADF 有助於減重，而且可以促進健康；但這些研究多數並沒有跟每日熱量限制的方法比較[7]。這就好像用跑步來跟靜態生活比較一樣，跑步對健康當然比較有益，但不代表跑步優於騎車、划船或游泳。為了解決這個問題，一份更精準的研究比較了傳統熱量限制法與 ADF 之間的差異，但這次 ADF 的受試者有兩組，其中一組在進食日有限制熱量，而另一組則沒有[8]。這樣一來，研究者就可以看出結果到底是來自斷食法本身的效益，或純粹是因為熱量限制。除了體重以外，研究者也評估身體組成、能量平衡元素、心血管與代謝指標，以及荷爾蒙狀態。

研究結果可能讓斷食法的擁護者相當失望，因為沒有任何證據指出斷食會帶來任何獨特的健康益處，而且斷食反而不利於減脂與淨體重的

維持。當然並不是說斷食完全沒有優點，但我們需要更多研究，才能知道到底斷食法是否能帶來一般熱量限制所沒有的益處。

ADF 似乎確實能降低熱量攝取，但不確定改變身體組成的效果是否更好，只能說是減少食物攝取量的一種方法而已。

至於其他間歇性斷食法呢？

間接性斷食：5：2 飲食法

這也是一種常見的斷食法，部分原因是一本知名的飲食書大力推薦。和 ADF 很像，5：2 飲食法也會在兩天大幅限制熱量攝取，比每天都稍微限制熱量的方法更容易持久。這兩天可以連續，也可以分開。我自己不認為有人會願意在週末連續兩天限制熱量攝取，但你想要的話當然也可以。

其實，5：2 飲食法和 ADF 差距不大。執行 ADF 時每週會有三到四天的時間限制飲食，而 5：2 飲食法其實也差不多，一週內有兩天必須完全避免攝取熱量，或大幅減少熱量攝取。雖然兩者名字不同，但其實相當接近。5：2 飲食法的研究目的和其他飲食法的研究相同，就是想瞭解這種飲食法是否可作為傳統飲食控制法的替代方案。如果不想每天稍微限制熱量，也許乾脆找個幾天限制多一些，還比較能夠忍受。道理就好像把一整週的工作量塞進兩天，這兩天可能會過得很不快樂，但剩下五天都可以做自己想做的事。5：2 飲食法應該能帶來減重效果，但有什麼地方比傳統飲食控制法出色呢？讓我們來看看一個長期研究，探討多數人是否有辦法長期堅持 5：2 飲食法。

該研究將受試者分成兩組，每週的熱量限制相同。其中一組每天減少 25% 的熱量攝取，另一組則在兩天減少 75%，其他五天則攝取維持體重所需的熱量[9]。這是當時持續時間最久的相關研究，因為其他研究

大概都只持續十二週[10、11]。六個月以後，兩組受試者的減重結果差不多，但執行 5：2 飲食法的受試者中，只有 58% 說會繼續執行；但傳統熱量限制組則有 85% 會繼續。5：2 飲食法的受試者中，感到飢餓的比例比較高。所以這種飲食法雖然可行，卻沒有比較容易執行。某些人可能覺得很棒，但對其他人來說可能是惡夢。

為了盡可能維持中立，我們還是要平衡報導。該研究有幾位研究員持續追蹤，發現 5：2 飲食法的減脂效果明顯較好，但受試者同時也執行其他飲食建議，例如調整碳水化合物的攝取量或限制攝取的食物種類，讓我們很難分辨結果是否出自斷食法[12]。對斷食陣營較為不利的是，許多其他研究的結果發現，斷食法對身體組成改變的益處，並未優於傳統熱量限制飲食法[13、14、15、16]。

總結間歇性斷食

如果我們總結各種相關研究，可以發現它們得出相似的結論：間歇性斷食確實有助於減重，但效果沒有比每日限制熱量的飲食方法更好[17、18、19]。

另一項統合分析的結果發現，從短期來看，間歇性斷食的減重效果較好，但也會流失的淨體重也稍微多一些[20]。而從長期來看，該分析的結果也和先前幾份相關研究一樣，指出間歇性斷食的效果並沒有比傳統飲食方法好。此外，該分析指出，間歇性斷食可能會提升某些副作用的風險，例如噁心、暈眩、畏寒、情緒起伏、精力下降等等。

結束相關討論之前，我想再討論一個與飲食行為相關的風險。有些研究指出 ADF 等斷食法不會造成飲食失調[21]，但也有研究指出對於飲食失調高風險族群而言，不建議執行間歇性斷食[22]。雖然我無意在本書提供任何與飲食失調相關的建議，但我還是在這邊稍作提醒。在執行任

何飲食方法時都必須小心謹慎，尤其如果有相關醫療史或個人因素的情況下，長時間斷食可能會造成額外的問題。

限時進食法（TRF）

限時進食法和間歇性斷食一樣，沒有特定的規則，而其中最受矚目的是 168 斷食法，也就是每天只有 8 小時可以進食，其他 16 小時都必須斷食。不過嚴格來說，最多人執行的限時進食法應該是穆斯林的齋月（Ramadan），全世界超過十億人都在執行。雖然齋月的目的不是減重，我們還是先從它開始討論，因為其中有些值得我們注意的地方。

齋月指的是在一個月內的日出到日落這段時間不進食，而取決於不同的地區，這段時間平均大約 12 小時，最長可達 22 小時 [23]。雖然這種斷食法是出自宗教因素，還是可以告訴我們在每天限制飲食時間的情況下，身體組成會有什麼改變。

一份回顧型研究蒐集了 70 份不同的刊物，發現人們在執行齋月後，體重都會下降，尤其是體重較重的人；而「體重正常」者的體重則沒有顯著下降 [24]。雖然他們減去的體脂很少，這個發現還是很珍貴，因為他們遵循的並非以熱量為基礎的飲食建議，而且也沒有刻意要減重。他們只是剛好限制了一天可以進食的時間，就可以達到減重效果。和間歇性斷食法一樣，限制人們進食的時間，就可以減少他們的熱量攝取。就算不搭配其他飲食策略，這樣就足以達到減重效果。

不過，和其他斷食方法一樣的是，就算使用限時進食法，還是可能在可以進食的時候吃進太多食物，反而造成體重增加。我們現在就提出這點，因為很多人都會把限時進食法的威力想得太強。我覺得最應該譴責的，是那些一味跟風的意見領袖或書籍作者，他們把此方法吹捧得太誇張，讓消費者誤以為可以不費吹灰之力減去很多體重，但其實根本不

是這樣。

限時進食法受到學術界注意時，剛好當時最流行「早餐是最重要的一餐」的概念，人們也推崇一天三餐、定時定量，並不流行降低飲食頻率。在一份二〇〇七年的前導研究中，研究者指出降低飲食頻率可以改善動物的健康，但當時還沒有人類的實驗資料來佐證 [25]。

這份二〇〇七年的研究很簡單，受試者在一段時間內每天吃三餐，另一段時間則只在晚上吃一餐，看看這樣的飲食安排會產生什麼變化。這個研究其實不是減重研究，而是提供適當的熱量，以維持受試者的體重。這甚至也不屬於限時進食法的相關研究，當時人們稱之為「隔餐」（meal skipping）研究而已。研究者在最後注意到有趣的現象：雖然兩種飲食方法的目的都是維持體重，但一天只吃一餐的時候，受試者在八週的時間內，還是平均減去了 2.1 公斤的體脂。如果把進食時間縮短，就算攝取相同的熱量，真的還會有減脂效果嗎？

研究者也不清楚為什麼會這樣。會不會是受試者在後面那八週吃得比較少呢？會不會是因為在一天中不同的時間測量身體組成呢？會不會是因為使用生物電阻分析測量身體組成，而這本來就不是很精準的方法呢？會不會是隔餐本來就會有些提升代謝的效果呢？研究者毫無頭緒，但覺得相當有趣。研究者也發現，一天吃一餐的時候，受試者在一天之中感受的飢餓感更高，雖然對很多人來說這聽起來根本就是廢話，畢竟長時間不吃東西本來就容易讓人感到飢餓。

類似研究的限制之一，就是很難精準測量身體活動扮演的角色。就算讓一對同卵雙胞胎吃一模一樣的東西，但如果其中一人的活動量比較大，最後還是會有完全不同的結果。有些研究嘗試測量身體活動的程度，但要做到精準實在很難，所以結果也會受到影響。

為了避免這個狀況，一份研究決定用更昂貴的身體活動分析方式，來測量不吃早餐的飲食效果 [26]。該研究將受試者分成兩組：

- 早餐組受試者必須在上午 11 點以前攝取至少 700 大卡的熱量

- 斷食組受試者在下午以前都不能吃東西

　　研究者以更精準的方式測量受試者的活動量，在實驗的最後，也用更精密的儀器測量他們的身體組成。和之前研究不一樣的是，兩組受試者攝取的熱量不一樣。研究者想看的，是斷食組的飲食情況會如何發展。結果發現，他們每天攝取的熱量比早餐組平均少了 539 大卡。和先前的研究結果相同，減少可以吃飯的時間後，人們自然會吃得更少。這樣看來會帶來減重效果，但其實不然。斷食組攝取的熱量確實比較少，但身體活動量也比較少，幾乎抵銷因為不吃早餐所帶來的熱量赤字。

　　這個研究結果提醒我們，如果太過專注飲食，可能忽略其他可能影響減重的因素。跳過早餐確實會創造熱量赤字，但其他因素也必須維持一樣才行。如果因為不吃早餐而讓活動量大幅下降，無異於原地踏步。

淨體重會受到什麼影響呢？

　　很多飲食研究都不會加入運動的成分，因為會讓研究變得更複雜且昂貴，尤其是重量訓練。請受試者每週跑步幾分鐘相對簡單，但要他們遵循完全相同的重量訓練計畫就非常困難。因此，絕大多數的減重研究都不包含阻力訓練的成分，應該就不令人意外。我相信本書多數讀者都有在做阻力訓練，而就算某種飲食方法可以帶來很好的減重效果，卻會導致訓練表現大幅下降，你還會想持續進行嗎？

　　另外我們也提過，許多研究只監控體重的變化，並不在乎淨體重的變化。當然也有一些人只在乎體重，但還是很多人完全不在乎體重計上的數字，因為他們知道減脂和減重有時候是兩回事。他們想要讓體脂降

低，同時維持甚至增加淨體重。對他們來說，體重計上數字的變化幅度就沒那麼重要。

幸運的是，有些後續的限時進食法相關研究有納入阻力訓練，讓我們更清楚淨體重會有怎樣的變化。一份研究將受試者分成兩組，兩組都遵循相同的阻力訓練計畫，而只有其中一組執行限時進食[27]。

1. 限時進食組：每週訓練三天，這三天可以隨意飲食。至於沒有訓練的日子，就只能在傍晚四小時的時間內吃東西。這段時間的食物攝取沒有限制，也沒有任何熱量或巨量營養素的目標。
2. 正常飲食：每週一樣訓練三天，訓練計畫也一樣，但遵循正常的飲食方式，也沒有任何熱量或巨量營養素的目標。

不告訴人們該攝取多少熱量或攝取那些巨量營養素，不見得是壞事，反而會讓我們從不同的面相來探討飲食狀況，例如遵循限時進食法的人會攝取多少食物。這種方法不能告訴我們的是，只能在有限時間內進食，是否能在攝取相同食物的情況下，對減脂肌肉維持有更好的效果。該研究發現，限時進食組在斷食日攝取的熱量比非斷食日少大約650 大卡，這點應該不令人意外，畢竟只有短短的四小時可以進食。而正常飲食組的身體組成雖然也沒有顯著變化，但淨體重增加的幅度比限時進食組多，讓某些人認為「斷食不利於肌肉生長」。我不認為這是一個嚴謹的結論，因為限時進食組攝取的熱量和蛋白質都比較少。該研究並沒有證明「限時進食不利於肌肉生長」，只能告訴我們如果限制進食的時間，熱量和蛋白質的攝取都會下降，自然而然對肌肉生長不那麼有利。不過，雖然進食時間受限，受試者也沒有因此減去更多體脂，可能就和先前說的一樣，因為活動量也變少了。

這份研究無法告訴我們的是，限制進食時間到底對身體組成變化是好是壞，也無法告訴我們如果沒有進一步指示，人們會如何調整自己的飲食習慣。如果這份研究中的兩組受試者都攝取相同的熱量與蛋白質，最後的結果又會如何呢？

一份後續研究讓所有受試者攝取完全一樣的熱量與巨量營養素，但「正常飲食」組分別在早上 8 點、下午 1 點、下午 8 點吃飯；限時進食組則在八小時內吃完三餐 [28]。兩組攝取的熱量剛好都和維持體重所需的熱量相同，所以本研究不屬於減重實驗；而他們也都遵循相同的訓練計劃。基本上，兩組受試者的差別只在進食時間而已。你認為八週後會產生什麼結果呢？

兩組的淨體重變化並無顯著差異。不顧令人意外的是，限時進食組的體脂平均下降 1.6 公斤，而正常飲食組的體脂則平均下降 0.3 公斤。就像我們討論過的那份二〇〇七年的研究一樣 [25]，受試者的熱量攝取就算滿足維持體重所需，透過斷食還是可以達到減脂效果。這對斷食的擁護者可是好消息：因為就算攝取相同的熱量與巨量營養素，只要限制進時時間，就可以不必額外犧牲淨體重減去更多脂肪。

我們無法完全確定背後的機制。或許將飲食壓縮在較短的一段時間內，真的會帶來某種代謝上的益處；也或許受試者的訓練時間都在下午 4 點到 6 點之間，對限時進食組比較有利，因為他們也都在這段時間吃東西；也或許他們的飲食記錄並非百分百準確，這點實在是多數相關實驗的一大困難。兩組受試者所吃的食物與回報的結果都一樣，但或許還是有落差，畢竟如果隨機訪問人們上週的飲食內容，大概也很難做到百分百準確。無論如何，該研究的結果確實支持斷食比較有利於減脂。

上述研究的受試者全都是男性，而另一份研究則招募女性受試者，也發現將進食時間限制到八小時，並不會影響淨體重的維持 [29]。除此之

外，限時進食組減去的脂肪也比較多。背後的機制當然還是難以完全確定，但研究者提到受試者得到的飲食指示很少。他們只用不到十分鐘的時間，告訴受試者要攝取多少蛋白質（最少每日每公斤體重 1.4 公克）、以及什麼時候可以進食。

以上研究都指出限時進食法有利於減脂，而且不會影響淨體重的生長，但還是沒有說明背後的機制為何。我們知道受試者的飲食記錄準確與否會是一個問題，而要準確監控受試者的飲食內容，時間也很難拉得太長。一份研究讓受試者經歷非常短時間的飲食實驗，在食物分量相同的情況下，前四天的進食時間是早上 8 點到晚上 8 點，後四天則是早上 8 點到下午 2 點[30]，目的是探討傳統的 12 小時進食時間與有限制的 6 小時進食時間是否會有差別。結果發現，在執行限時進食的情況下，受試者的代謝率並沒有上升，反而出現食慾下降的狀況。

限時進食法確實有助於調控食慾，而如果我們真的能從這個特性，找到一個能有效控制熱量攝取的飲食方法，就太完美了。畢竟我們都知道飲食計畫的一大關鍵是能否堅持下去，而飢餓感常常是最大的阻力。有些斷食飲食法的信徒宣稱限時進食法可以在完全不考慮熱量平衡的情況下促進減重效果，但這種說法其實毫無根據。有些研究確實顯示限時進食較短的進食時間會帶來較多的減重或減脂效果，但背後的機制還是熱力學。舉例來說，一份研究嘗試探討限時進食是否會帶來減重以外的健康益處。受試者的食物都由研究者提供，以確保食物攝取的準確性，而整個實驗過程中，受試者的體重也確實都維持不變[31]。

聽起來有點令人困惑，有些研究指出斷食對減脂有益，有的研究則沒有得出這個結論。後續一份研究試圖進一步探討這個議題[32]，並將受試者分成兩組：

1. 限時進食組：每天只有 8 小時的進食時間、必須達到 25% 的熱量赤字、蛋白質攝取目標為每日每公斤體重 1.8 公克。
2. 正常飲食組：達到 25% 的熱量赤字、蛋白質攝取目標為每日每公斤體重 1.8 公克。

　　和先前多數研究不同的是，兩組受試者都遵循相同的阻力訓練計畫，熱量和蛋白質攝取目標也都相同。經過四週的實驗以後，也以更全面的方式測量受試者的身體組成。兩組受試者之間的差異僅有進食時間時，會對最後的結果有什麼影響呢？兩組的體重、體脂、淨體重的變化類似。對於身體組成、代謝率、食慾、飢餓感、精力及訓練後的恢復而言，限時進食組似乎沒有額外的益處。兩組受試者的結果幾乎一樣。

　　現在應該不難想像為什麼斷食的效果如此眾說紛紜了吧？不同研究對於斷食的效果有著截然不同的結果，而重點不同的研究，很可能帶來完全不同的結論。很多研究都指出，進食時間受到限制時，人們攝取的食物會減少，但也不代表就一定能夠達到減重的目標，畢竟有人減少熱量攝取後確實會減重，有的人則不會 [33]。

　　現在我們已經討論過相關領域中各種新舊研究，讓我們再來看看一些回顧型研究，以得出最中立的結論。我們知道限時進食通常可以帶來減重和減脂效果，可能是因為攝取的食物會變少。減少進食時間的情況下，攝取的熱量自然會變少。可是問題是，限時進食法真的比傳統飲食控制方法更好嗎？

　　一份統合分析探討了 11 份研究，發現在齋月研究等觀察型研究中，限時進食能顯著降低受試者的能量攝取，每天大約在 200 ～ 350 大卡之間 [34]。這樣顯然會帶來減重效果，但減去的重量通常也包括脂肪以外的體重。不過，在比較限時進食與傳統飲食控制的實驗中，發現兩者造成

的身體組成變化相當接近。

　　最近有幾份回顧型研究同時探討所有種類的斷食法，發現斷食確實會帶來減重效果，但與傳統飲食控制方法之間的差異非常小，甚至極為不顯著 [35、36、37]。簡單來說，目前我們只能說斷食是眾多減脂方法的其中一種，到頭來還是透過熱量控制來達到效果。也許斷食還有其他益處，但目前還沒有研究能證實，因此建議選擇自己喜歡的飲食控制策略就好。

> 「…限時進食可以帶來短期的減重效果，可能的原因是整體熱量攝取變少。仍需要高品質的隨機抽驗控制實驗，並追蹤更長的時間，才能確定限制進食時間對於身體組成、代謝型態及心血管健康的影響。」[34]

重點整理

- 斷食是一個讓你減少熱量攝取的簡單方法，因為長時間不能吃東西，顯然就很可能吃得更少。如果你覺得計算熱量和努力達到熱量赤字等步驟很麻煩，斷食可能就值得一試。

- 不過，有些人可能不適合斷食。如果斷食會讓你覺得很餓，讓你一能吃東西就忍不住狼吞虎嚥，你還是可能在短時間內攝取過多的熱量，這樣就無法達到減脂的效果。斷食也有可能導致暴飲暴食等飲食失調狀況，因此還是建議根據個人狀況來選擇飲食策略。

- 研究顯示，只要攝取相同的熱量，斷食對於身體組成的改變和一般飲食方法類似。因此其實可以根據自己的喜好，選擇最適合自己的飲食策略。

- 舉例來說，如果你早上不會感到飢餓，就不一定要強迫自己吃早餐來「開啟身體代謝」。放心，晚一點吃早餐絕對沒有問題。如果你喜歡不吃早餐，而午餐和晚餐多吃一點，當然也可以。

- 每週的飲食策略也可以彈性安排，因為隔日斷食聽起來好像很嚴格，但這表示在熱量限制相同的情況下，你某幾天多吃一點，其他幾天少吃一點，還是可以達到類似的效果。

- 從許多面向來看，每天限制熱量攝取的傳統飲食控制方法有點不實際。也許你偶爾會想吃更多的食物，可能是因為去外面吃飯、與朋友聚會、或只是因為食慾特別好。這時候斷食就派上用場了，因為你可以自由決定要吃多少，同時也不會打破自己的飲食原則。

- 要記得的是，任何飲食策略都可以視情況調整，不必從一而終。從體重控管的角度來看，間歇性斷食不過是眾多工具的一種。如果遵循限時進食法，也不必永遠不吃早餐；如果遵循隔日斷食法，也不必連續幾個月每週都執行。你絕對可以根據自己的喜好來微調或改變。

調控食物選項的飲食方法

有些飲食方法不在乎巨量營養素目標、也不在乎飲食時機,而是注重特定食物的建議,例如該吃哪些食物、或是該避免哪些食物。這些建議通常都與體重控制無關,而是和健康或道德因素有關。不過,基於以下幾個理由,我認為還是值得在這本書裡討論。

首先,有些人還是會透過調控食物選項來控制體重。

再來,相關研究確實會從探討某種飲食方法的健康效益出發,但不免還是會包括體重或其他身體指標。舉例來說,討論各國之間的飲食健康程度時,體重很可能還是會受到討論。因此,我們還是可以探討這種飲食模式所扮演的角色,即使很多相關研究都不是從刻意控制飲食來出發。

我要再次強調,健康與體重的關係並非絕對線性。許多影響身體組成的飲食策略,重點都不一定是體重。舉例來說,多攝取蔬菜等營養密度豐富的未加工食品,可能會讓你無意間減少熱量攝取,因此體重會下降。此時減重不一定是一開始設定的目標,但終究還是發生了。

決定開始執行飲食計畫的人,可能會選擇小心追蹤熱量攝取、或設定巨量營養素攝取目標;可能也會為了健康而單純選擇改善飲食的內容,並接受最後的身體組成改變。調控巨量營養素比例或飲食時機,其實與飲食品質的關係不大。現在讓我們開始探討關於食物選擇的飲食策略。

原始人飲食法(the paleo diet)

原始人飲食法的意思,是模仿農業出現前採集狩獵時代的飲食內容,因此得名。這種飲食法的主要理由,是如果某些疾病的盛行率往上

攀升，很可能就是現代飲食改變所造成的。原始人飲食法的理念，可以由以下研究內容來解釋：

「在美國與多數西方國家，飲食相關的慢性疾病是生病與死亡的最主要原因。這些疾病盛行於現代西方國家，大約 50% ～ 65% 的成年人都身受其害。不過在採集狩獵部落或現代化程度較低的國家，這些疾病較為少見，甚至根本不存在。」[1]

簡單來說，如果飲食快速改變，伴隨而來的是肥胖率提高、許多疾病更加盛行，那麼我們是否該開始效仿原始人的飲食，只吃採集狩獵時代老祖宗所吃的食物呢？關於原始人飲食的內容，現在還有些許爭議，但還是有一些共識。首先，我們都知道原始人大部分時間都住在洞穴裡，那個時代根本沒有食物製造廠，也沒有電力，所以他們絕對不可能邊看電視邊吃甜甜圈。換句話說，原始人飲食的菜單中，絕對不會有超級加工食品，也就是那些熱量極高、非常美味、難以戒除的食物（我們之前在超級加工食品的章節曾經討論過）。

雖然只有一個理由，但原始人飲食確實對減重相當有益，因為攝取原型食物相當有利於調控食慾。如果面前有兩張餐桌，一張餐桌上都是肉、魚、全穀物、蔬果；另一張桌上都是披薩、餅乾、冰淇淋、巧克力，那麼第二張餐桌上食物的總熱量應該高出不少。除此之外，有些食物一開始吃可能就很難停下來。如果你能自由選擇其中一張餐桌的食物吃到飽，那麼選擇第二張餐桌的人所攝取的熱量，很可能比選第一張餐桌的人高出許多。

單純從提倡營養豐富的原型食物這點來看，原始人飲食聽起來無懈可擊。可是，原始人飲食法其實更為極端，因為很多食物也不屬於原始人飲食的內容，例如麥片、乳製品、酒精、特定肥肉、精製糖、精緻油、甚至鹽巴[1]；有些原始人飲食法的提倡者甚至連馬鈴薯都不吃。我

認為我們不能忽略這種極端飲食可能帶來的風險，因為如果告訴一萬個人要避免上述食物，很多人可能會營養不良，甚至會對食物產生各種恐懼與困惑。很多食物如果攝取過量確實可能影響健康，但也不一定需要完全避免；我們也知道，避免太多種食物的飲食計畫，既難以持續遵守，也不一定比較健康。

舉例來說，一份為期四週的研究指出，原始人飲食也許不切實際，因為可能帶來頭痛、暈眩、飢餓等副作用，而且遵循原始人飲食肯定會花不少錢[2]。在實驗進行的短短一個月內，受試者也越來越常吃預設菜單裡面的食物。所以，人們真的有辦法長時間輕鬆執行原始人飲食嗎？如果連四個月都有問題，根本不用期待這種飲食方法可以帶來什麼永久的改變。

不可否認的是，以原型食物為主的飲食，確實會帶來不少健康益處。一份研究[3]要求受試者遵循原始人飲食，結果他們每天攝取的熱量確實比之前少了很多，而體重、腰圍、體脂也都下降，甚至連糖耐量（身體處理糖的能力，可以當作二型糖尿病的指標之一）都進步。這個例子告訴我們，對健康有益的食物，常常也對身體組成有益。

也有其他研究指出相同結論：如果讓受試者吃到飽，選擇原始人飲食法的受試者所攝取的熱量較低[4]。從調控食慾的角度來看，多攝取蔬果、瘦肉、魚、蛋等原型食物都是很棒的飲食建議，無論是否標榜為「原始人飲食法」。

如果不讓受試者吃到飽，而是限制他們的熱量攝取，又會發生什麼事呢？一份研究透過這種方法，試圖比較原始人飲食法與一種「健康建議飲食法」[5]之間的差異。兩種飲食的出發點，都是讓受試者能夠維持體重。要做到這點，研究者就要確實追蹤受試者的飲食內容，並與受試者通電話討論進度與體重波動。結果受試者的體重竟然下降了。

你沒看錯，即使研究者想方設法要讓受試者維持體重，在短短的兩週內，他們的體重和腰圍都下降了。很明顯，要維持體重穩定是相當困難的一件事。

現在你知道為什麼很多人相當提倡原始人飲食法了嗎？許多研究的初衷並非讓受試者減重，但減重的結果常常出現，很多人就開始認為某些飲食法必然有神祕的減脂效果。但我們知道人們回報的飲食狀況很常不準。如果讓兩名受試者執行相同熱量的飲食計畫，他們實際攝取的食物很可能跟你安排的不一樣，這時候就很難比較兩者之間身體組成的變化。因此有些研究會更進一步，直接控制受試者所攝取的食物，讓實驗結果更為精確。

一份研究針對原始人飲食法與美國糖尿病協會（American Diabetes Association）所提供的一份飲食建議進行比較，該飲食建議包括攝取全穀物、豆類、低脂乳製品、適量的鹽巴，以及少量的飽和脂肪與膽固醇。結果發現，兩組受試者減去的體重差不多，再次證明從減重的角度來看，熱量攝取才是關鍵[6]。

再次強調，本領域相關研究的重點多半不是體重，而是探討各種飲食對健康的影響，體重不過是眾多指標的其中之一。因此有些研究會招募患有缺血性心臟病的患者[3,4]、代謝症候群的患者[5]、二型糖尿病的患者[6,7]、高膽固醇血症的患者[8]，而非只有想要減重的受試者。換句話說，和其他章節所提到的研究不同的是，這邊沒有嚴謹的控制實驗，告訴我們在熱量攝取相同的情況下，原始人飲食對身體組成的影響是否優於其他飲食方法。我們只知道在多數情況下，執行原始人飲食的人攝取的熱量較少。所以，很多回顧型研究都指出，遵循原始人飲食的受試者通常都能達到減重效果[9,10,11]，這點就不令人意外。

重點整理

◆ 飲食內容以低能量密度的原型食物為主，本來就是調控食慾的最佳策略。從這個角度來看，原始人飲食相當優良，而且常常能達到減重與改善健康的效果。

◆ 不過，這也告訴我們聽起來健康的飲食建議，也可能會走向極端。另外，原始人飲食可能相當昂貴，也有很多食物不能吃。也就是說，原始人飲食的限制相當多，也不容易長時間遵守，而這點對於長期健康與體重控管相當重要。

◆ 最重要的是，以瘦肉、魚、蔬果、堅果、蛋等原型食物為主的飲食，通常可以達到減重和改善健康的效果，就算人們攝取的分量很多也一樣。

◆ 我們必須嚴格避免不在建議清單上的食物嗎？當然不必。所有人都有辦法負擔原始人飲食法嗎？當然不是。不過從健康與身體組成的角度來看，我們還是可以將其中一些優點運用在我們的飲食策略上，而不一定真的要執行嚴格的原始人飲食法。

◆ 提倡高營養密度的原型食物當然很棒，但也不要加諸過多限制，否則就會很難遵循，也會剝奪許多人生樂趣。每個人的情況都不一樣，所以可以選擇最適合自己的方法來提升飲食品質，例如盡可能選擇自己喜歡吃而且又相對健康的食物。

地中海飲食

地中海飲食和原始人飲食一樣，一般認為能夠促進健康，而非只為了特定身體組成目標。一九八六年的一份研究調查 7 個國家中 15 個不同族群裡 15 歲少年的死亡率，試圖找出影響人們壽命的趨勢 [12]。結果發現，地中海周遭國家的飲食內容，與非地中海周遭國家的很不一樣。地中海周遭國家的飲食通常包括橄欖油、水果、新鮮蔬菜及紅白酒；而牛奶、動物性油脂、啤酒及蒸餾酒的比例較低。這種飲食習慣，是否是這些國家心臟病盛行率較低的原因呢？我們當然不可能完全確定，畢竟類似的研究可以指出相關性，卻無法指出明確的因果關係。

地中海飲食沒有非常嚴格的定義，但通常有以下特色 [13]：

* 大量攝取植物性食物，例如蔬果、豆類、堅果、種子，以及全穀物麥片等。
* 強調當季、新鮮、本地種植的食物。
* 橄欖油是主要的膳食脂肪來源。
* 經常適量攝取紅酒，通常會搭配食物。
* 攝取魚油與海鮮。
* 適量攝取乳製品、蛋及禽類。
* 少量攝取紅肉與加工肉品。

地中海飲食的重點是食物種類，而非食物分量，因此很難確定對體重會造成什麼影響 [13]。但有不少研究指出，地中海飲食似乎可以改善健康，包括降低全因死亡率、癌症、心血管疾病、冠狀動脈疾病、神經退化性疾病，以及糖尿病的機率 [14]。因此一般認為地中海飲食屬於促進健

康的飲食，而非特別有效的減重飲食。不過還是有些飲食有將身體組成納入考量，畢竟體重和體脂率都屬於健康指標，表示我們還是可以從身體組成的角度來探討地中海飲食。

　　一份較早期的相關研究認為，也許低脂飲食較難長久持續是因為很難吃又很無聊，所以也許地中海飲食會有效，是因為比較好吃[15]。當然，以上這段話有經過一些修飾。該研究屬於減重研究，女性受試者與男性受試者每天分別攝取 1200 與 1500 大卡的熱量，遵循的飲食計畫是地中海飲食，或一般的低脂飲食。兩種飲食的熱量攝取目標相同，但在

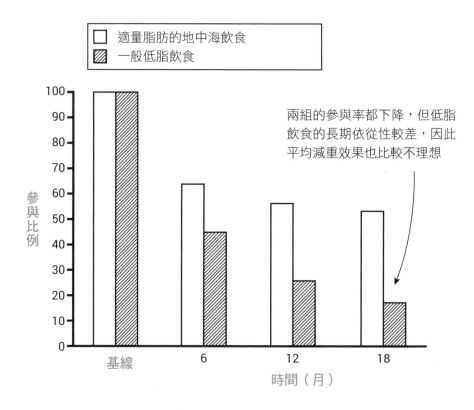

🎧 為期 18 個月的實驗中，地中海飲食與低脂飲食的參與率[15]

18 個月後，地中海飲食組的減重效果較佳，比一般低脂飲食多了平均 7 公斤左右。地中海飲食組的受試者平均減去 4.1 公斤，而一般低脂組則平均增加 2.9 公斤。為什麼會這樣？兩組受試者的熱量攝取相同，為什麼結果差那麼多？很簡單，因為低脂飲食組的參加率很低，而且許多受試者很快就退出。其實在實驗開始後的一年內，兩組的減重速度相當接近；但從此之後差距就開始越拉越大。這個結果告訴我們，依從性始終是飲食計畫要長期成功的關鍵，而過度在乎短期效果則常常帶來災難性的結果。

一份後續研究招募代謝症候群（心臟病與二型糖尿病的高風險因子，其中一項是腹部肥胖）的患者，並將他們分成兩組，一組執行地中海飲食，另一組則是控制組 [16]。地中海飲食組的巨量營養素分配相當典型，其中 50% ～ 60% 的熱量來自碳水化合物、15% ～ 20% 來自蛋白質、30% 以下來自脂肪；而研究者同時請他們盡量避免飽和脂肪，不能超過脂肪總攝取量的 10%，並請他們每天攝取 250 ～ 300 公克的水果、125 ～ 150 公克的蔬菜、25 ～ 50 公克的胡桃，以及 400 公克的全穀物，並提升橄欖油的攝取量。雖然這不是激進的減重研究，也沒有嚴格的熱量目標，但遵循地中海飲食的受試者在兩年的實驗後，體重和腰圍都成功下降。這個研究結果再次顯示，遵循健康飲食計畫可以帶來身體組成改變，即使身體組成並非原本的目標。

我們知道很多減重飲食法在短期內會帶來效果，但長期的依從性較低 [17]，甚至有些人在一段時間後體重會回升。因此有些研究會包含更全面的生活型態轉變，而非只針對熱量進行限制 [18]。地中海飲食的健康益處已經無庸置疑，因此一份研究決定探討它的減重效果，方法是將地中海飲食與行為治療結合 [19]。該研究受試者要遵循一定的熱量限制，並以地中海飲食為主，飲食內容包括蔬果與橄欖油。除此之外，他們每天也

要達到一定的身體活動目標，例如日行萬步，而且也要定期與研究者開會，以討論營養相關知識與行為技巧，包括改變環境（詳見第二章）以及自我監控技巧（我們會在第十三章討論）。在 34 週的實驗後，受試者平均減去 7.7 公斤的體重。有趣的是，受試者也必須完成一個「減重障礙」的清單，其中三個最常見的障礙包括壓力下的暴飲暴食、無聊時的暴飲暴食，以及認為飲食控制非黑即白。以上研究的結果，呼應我們在第七章提過的心理與認知彈性的重要性。

討論其他飲食方法時，大家的重點都放在低碳和低脂飲食哪一個好，或間歇性斷時和持續能量限制哪一個好；而並沒有任何研究試圖探討地中海飲食是否比其他飲食「更好」。目前普遍認為地中海飲食對健康有益，而探討地中海飲食對身體組成影響的研究，不一定是為了證明它「最好」，而是探討它是否有用、以及為什麼有用。有些相關研究有控制受試者的熱量攝取，有些則沒有；有些會單獨測試，有些則與其它飲食方法比較；有些會結合飲食和運動，有些則不會。各種研究方法都有，所以得不到一致且清楚的結論，也不太令人意外。

一份系統性的回顧型研究試圖探討地中海飲食與中央型肥胖（central obesity）的關係（中央型肥胖是以腰圍身高比與腰臀比來判斷）。該研究整理了 18 份研究的結果，並強調以下幾項研究設計的差異 [20]：

- 所有研究都提倡多攝取蔬果、多數研究提倡多攝取橄欖油，而有些研究提倡攝取全穀物、堅果，以及適量的紅酒。
- 不同研究主張的巨量營養素比例不同，比起典型的地中海飲食，有些研究建議攝取更多的蛋白質，有些建議攝取更少的脂肪。
- 13 份研究中至少包含一個控制組，其他研究則沒有。

- 8 份研究會控制飲食的熱量，其他研究則沒有。
- 8 份研究的受試者會與營養師或相關領域專家諮詢。

　　這個回顧型研究再次告訴我們，地中海飲食的執行方法有很多種，所以很難有完全一致的結論。這份研究的重點在於，地中海飲食可能有助於減少中央型肥胖，但不知道是否比其他飲食方法更有效。既然「執行這種健康的飲食型態，幾乎不會帶來任何風險」[20]，地中海飲食確實是一個值得考慮的飲食策略。畢竟我們都知道只要控制熱量，任何飲食都能達到短期減重效果，所以在各種方法裡選擇一個比較健康的，應該相當合理吧？

　　另一份系統性回顧型研究只探討持續超過 12 個月的研究。而在這僅有的 5 份研究中，發現雖然各研究之間的設計差異很大，但可以確定的是地中海飲食帶來的減重效果，與他們比較的其他飲食類似[21]。

「該系統性回顧型研究的發現呼應現有文獻，指出對於過重或肥胖的人來說，沒有哪一種飲食方法是最好的。」[21]

重點整理

◆ 一般認為地中海飲食可以促進健康，也能達到不錯的體重控制效果，因為在強調食物品質的情況下，就算不特別控制熱量，我們攝取的熱量也會不知不覺減少。

◆ 和原始人飲食法一樣，地中海飲食並不包含熱量密度高的超級加工食品。而強調食物種類與食物品質的飲食都有這個特點。

◆ 我們不一定要遵循最嚴格的地中海飲食，只要以該飲食方法提倡的食物為主，例如蔬果、全穀物、魚、海鮮、禽類、豆類、堅果、橄欖油等等，就可能達到許多益處。以這些食物取代營養密度較低的食物，絕對是值得推薦的作法。

◆ 地中海飲食的食物內容也可以結合其他飲食方法，舉例來說，如果你喜歡低碳飲食，可以多吃魚、禽類、橄欖油、堅果及蔬菜；如果喜歡低脂飲食，可以多吃禽類、全穀物、豆類及蔬果。現在大家似乎只重視熱量多寡、巨量營養素比例，以及飲食時機，但別忘了食物品質也是不可忽略的飲食要素。

植物性飲食（Plant-based diets）

攝取植物性飲食有很多原因，包括道德、宗教、健康、減重等等。植物性飲食看似簡單，但其實有很多種，若混為一談很容易造成混淆甚至誤解。舉例來說，不吃肉和生機飲食之間就有很大的差異。素食主義（vegetarianism）看似非黑即白，畢竟要嘛吃素或不吃素。但從健康的角度來看，我們有必要將它分為幾類。並非所有吃肉的人都一樣，畢竟有人可能只攝取少量的肉，而且主要是禽類；有人則可能吃很多紅肉與加工肉品。同理，並非所有執行植物性飲食的人都一樣。以下整理一些最常見的植物性飲食種類：

- 全素：完全不吃動物性食品
- 生機飲食：完全不吃動物性食品與熟食
- 奶素：不吃肉類、魚、蛋，但可以接受乳製品
- 蛋素：不吃肉類、魚、乳製品，但可以接受蛋製品
- 蛋奶素：不吃肉類、魚，但可以接受蛋和乳製品
- 魚素：不吃肉，蛋可以接受魚、乳製品、蛋
- 半素食／彈性素：在素食與葷食之間擺盪。主要以素食為主，但偶爾會吃一點肉
- 雜食：不排除任何動物性食品

植物性飲食的種類繁多，各種研究更不在話下，因此我明白光是想到植物性飲食，很多人腦中的畫面都不一樣。和多數飲食一樣，我不認為這個名稱本身就能代表效果，畢竟有太多種分類。舉例來說，一份研究為了探討吃肉與不吃肉對於健康的影響，招募了 30239 位受試者，並將他們分為六組 [22]：

1. 一般肉食者：每天攝取超過 50 公克的肉

2. 少量肉食者：每天攝取不到 50 公克的肉

3. 禽類飲食者：攝取禽類但不攝取紅肉

4. 魚類飲食者：攝取魚類但不攝取其他的肉

5. 素食者：不攝取肉或魚，但會攝取乳製品和蛋

6. 全素者：不攝取肉、魚、乳製品或蛋

相信各位讀者也看出來了，事情並沒有「嘿，讓我們來探討植物性飲食對身體組成的影響吧」這麼簡單。舉例來說，一份研究比較素食者與非素食者的 BMI 數據，發現 13.1% 的素食者還是會吃魚[23]。在受試者不符合所謂「素食者」的定義下，我們要如何繼續討論研究的發現呢？在我們繼續討論前，要先知道事情可能比想像中複雜。

剛才提到的研究調查了非常多人，試圖找出各種飲食方法對健康影響的差異[22]。舉例來說，各組之間的差異並非只有是否吃肉而已，也會有比例上的差別。

該研究發現，素食者與全素者攝取的肉、魚、禽類比肉食者少，這點顯而易見；而他們攝取的豆類、堅果、全穀物、蔬果更多。除此之外，非肉食者通常也會攝取較少的精緻穀物、炸物、酒精、含糖飲料。整體來說，研究結果指出非肉食者的生活型態一般比肉食者健康。其他研究也有類似發現，指出素食者吸菸、飲酒，以及處方藥物的使用都低於肉食者，而運動強度也更高[23]。因此一般認為素食者的平均 BMI 比肉食者低。他們的整體生活型態不同，而非單純吃肉與否的差別而已。

一份受試者將近 38,000 人的研究發現，魚素者、素食者、全素者的 BMI 通常比肉食者更低[24]。當然，這不代表不吃肉一定比較健康。很多高熱量、營養密度低的加工食品也不是動物性製品，因此還是可能

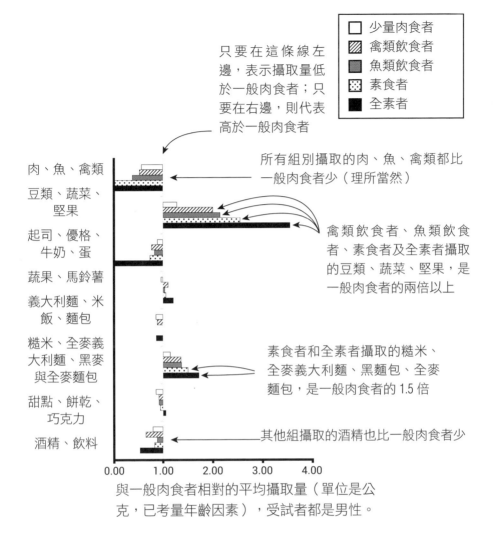

只要在這條線左邊,表示攝取量低於一般肉食者;只要在右邊,則代表高於一般肉食者

	少量肉食者
	禽類飲食者
	魚類飲食者
	素食者
	全素者

所有組別攝取的肉、魚、禽類都比一般肉食者少(理所當然)

禽類飲食者、魚類飲食者、素食者及全素者攝取的豆類、蔬菜、堅果,是一般肉食者的兩倍以上

素食者和全素者攝取的糙米、全麥義大利麵、黑麵包、全麥麵包,是一般肉食者的 1.5 倍

其他組攝取的酒精也比一般肉食者少

肉、魚、禽類
豆類、蔬菜、堅果
起司、優格、牛奶、蛋
蔬果、馬鈴薯
義大利麵、米飯、麵包
糙米、全麥義大利麵、黑麥與全麥麵包
甜點、餅乾、巧克力
酒精、飲料

與一般肉食者相對的平均攝取量(單位是公克,已考量年齡因素),受試者都是男性。

🎧 少量肉食者、禽類飲食者、魚類飲食者、素食者、全素者的平均食物攝取,與一般肉食者的食物攝取比較。以上受試者都是男性[22]

有只吃這些垃圾食物的全素者。披薩、蛋糕、布朗尼都有全素的版本，但我不認為會有人認為他們是很健康的食物。同理，我們也不能認為只要有肉的飲食就一定不健康。該研究結果只能讓我們看出大略趨勢，也就是平均來說，不吃肉的人通常比吃肉的人更有健康意識。

我們知道相關性不等於因果關係，而我們目前所能下的結論相當有限。首先，如果受試者多到將近 38,000 人，就只能問他們身高、體重這些基本資料，不太可能取得所有人的體脂率。所以我們不會知道他們的身體組成會有什麼改變，只能看到體重變化。在四種受試者中，全素者的 BMI 最低，而他們攝取的蛋白質最少，因此他們的淨體重也有可能是最低的。吃肉的人纖維素攝取量最少、BMI 最高；全素者攝取的纖維素最高、BMI 最低，這點與其他研究發現相符，也就是多攝取纖維素可能有助於控制體重 [25、26]（先前討論過），不過也可能只是不同飲食的營養成分不同所致。肉食者攝取的熱量比魚素者、素食者、全素者更高，當然會對體重造成不一樣的影響。

這類研究很難帶給我們肯定的結論，所以必須看看其他控制實驗。一份研究招募患有二型糖尿病的受試者，並請他們遵循美國糖尿病協會提供的飲食原則，每天達到 500 ～ 1000 大卡的熱量赤字，或執行低脂全素飲食，為期 22 週 [27]。除了不能攝取動物性食品以外，全素組的受試者也不能攝取高油脂食物，並要多吃低升糖指數的食物，例如豆類與綠色蔬菜等（可以參閱先前對於低升糖指數的討論）。從食物選擇的角度來看，這個研究的飲食限制非常嚴格。對多數人來說，完全不吃動物性食品、高脂肪食品，而且只能吃低升糖指數的碳水化合物，大概都跟他們習慣的飲食差異很大。研究者也提供全素者維生素 B12 的補充品，以避免任何營養不良的風險。美國糖尿病協會組的熱量攝取有限制，全素組沒有，但在研究結束時，全素組受試者減去的體重是另一組的兩

倍。該研究有些研究者執行了後續研究，發現雖然全素飲食的限制相當嚴格，但受試者堅持該飲食計畫的程度並不低於糖尿病協會組的受試者[28]。

我們現在知道，如果遵循低脂全素飲食，攝取的熱量會降低。但為什麼會這樣？一份研究為了比較植物性低脂飲食與動物性生酮（低碳）飲食，讓受試者先後在遵循以下飲食原則下盡情吃喝[29]。

1. 植物性低脂飲食的巨量營養素比例為 10% 的脂肪、15% 的蛋白質、75% 的碳水化合物。
2. 動物性生酮飲食的巨量營養素比例為 10% 的碳水化合物、15% 的蛋白質、75% 的脂肪。

這個研究就讓兩種完全不同的假設同場較勁。生酮飲食的提倡者常常認為減少碳水化合物攝取會減少胰島素分泌，因而達到減脂效果；而低脂飲食的提倡者則認為因為脂肪的熱量較高，很容易造成熱量過高，因此更容易導致肥胖。該研究中受試者所有的食物都由研究者提供，因此在執行兩種飲食方法時，蛋白質攝取量維持相同。雖然我們知道在真實世界裡，低脂全素飲食的蛋白質攝取應該會比動物性生酮飲食更低。該研究只持續了兩週，但受試者在執行植物性飲食階段時每天所攝取的熱量，平均比生酮時期低了 689 大卡，因此減脂的效果更為明顯。

執行兩種飲食方法時，受試者回報的滿足程度差不多，所以植物性飲食會讓人攝取較少的熱量，並非因為比較不好吃，畢竟受試者精心設計食物選項，讓兩種飲食盡可能一樣好吃。植物性飲食會讓熱量攝取變少，可能是因為在熱量相同的情況下，食物的分量比動物性飲食更多。這也和能量密度理論相呼應：如果可以在熱量相同的情況下增加食物分

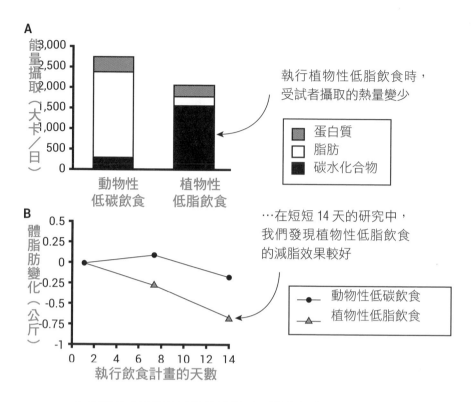

執行植物性低脂飲食時，
受試者攝取的熱量變少

…在短短 14 天的研究中，
我們發現植物性低脂飲食
的減脂效果較好

🎧 兩種飲食階段的平均熱量與巨量營養素攝取（圖 A）
與體脂肪變化（圖 B）[29]

量，人們通常就會吃得更少 [30]（詳見先前的討論）。舉例來說，在熱量相同的情況下，牛排和酪梨的體積，就會比全穀物和豆類小得多，因此前者比較容易攝取過量。

另一份研究提供五種不同飲食方法，其中四種屬於植物性飲食：[31]

• 雜食飲食（任何食物都不排除）

• 半素食飲食（限制肉類攝取）

• 魚素飲食（排除肉類，但可接受魚或海鮮）

- 素食（排除所有肉類、魚、海鮮）
- 全素（排除所有動物性食品）

　　除了限制動物性食品攝取以外，受試者也必須限制速食與加工食品的攝取，來達到低脂和低升糖指數飲食的目標。雖然熱量攝取沒有限制，但諸多食物限制還是會影響人們攝取的食物分量。六個月的實驗過後，全素飲食的受試者減去最多的體重，接著是素食的受試者，而另外三組的減重結果則差不多。

　　這些研究顯示，執行植物性飲食所攝取的熱量通常會比較低，但如果不只讓食物限制影響他們的飲食內容，進而加上熱量限制的話，效果又會如何呢？結果發現，在這樣的情況下，植物性飲食的優勢就稍微消失，例如將低熱量素食與低熱量地中海飲食比較[32]、將低熱量全素飲食與熱量控制的糖尿病飲食[33]，以及將低脂全素飲食與份量控制的飲食方法比較時[34]，都發現類似的結果。

　　從以上研究可以得知，遵循植物性飲食的人通常會吃進更少的脂肪、更多的纖維素，以及更低的熱量。可能也正因為如此，植物性飲食可以帶來更好的減重效果。更複雜的是，植物性飲食通常也會是低脂飲食，在食物選擇上的限制較多。在這種情況下，人們攝取的熱量降低，純粹是因為植物性飲食嗎？還是因為選擇較多低脂食物，因而降低熱量攝取呢？

植物性飲食對淨體重會有什麼影響呢？

　　植物性飲食有各種不同的方法，也各自有營養缺陷的問題，所以必須有更完備的計畫來克服這些風險，就像有的研究會提供受試者維生素B12的補充品[27,28,31,33,34]。另外，在熱量與巨量營養素比例相同的情況

下，植物性飲食會比雜食飲食更好嗎？所有相關領域研究都只探討體重，那實際的體脂與淨體重又如何呢？探討所有飲食方法時，體脂與淨體重都相當值得注意，而移除動物性食品的飲食方式更是如此，因為動物性產品通常都富含蛋白質。

一般認為植物性飲食可能對淨體重維持較為不利。首先，植物胺基酸對於肌肉恢復的效果，普遍不如動物胺基酸[35,36]（詳見先前針對蛋白質的討論）。許多研究曾經探討不同形式蛋白質對於肌肉生長的效果，發現乳製品蛋白質的效果優於豆漿蛋白質[37,38]或小麥蛋白質[39]。不過，這種研究只能看出蛋白質吸收後的短期效果，無法測量長期的身體組成變化，而這正是我們比較關心的議題。許多其他研究也在配合阻力訓練的情況下，比較各種蛋白質的優缺點，例如乳製品與豆漿的比較[40,41,42]、乳製品與米製品的比較[43]，或是乳製品與豌豆蛋白的比較[44]。

比較的結果各有高下，其中一個原因是這些蛋白質的還原都不一樣，畢竟我們不應預設動物性蛋白質就一定比植物性蛋白質好。但最重要的是，這些研究比較的其實是已經加入雜食飲食後的各種蛋白質。如果兩組受試者本來就已經在執行雜食飲食，這時候再加入乳製品或植物性蛋白質來比較，就很難真正將蛋白質獨立出來比較了，對吧？

我們應該看的是比較整體飲食的研究。一份研究在搭配阻力訓練的情況下，比較蛋奶素與雜食飲食，發現吃肉較有益於淨體重提升[45]。乍看之下似乎攝取肉和魚更有益於肌肉生長，但我們必須瞭解的是，上述研究中兩種飲食方法的熱量與蛋白質攝取都不一樣，所以在近一步微調之前，我們還是不知道植物性飲食的效果是否真的會更差。後續研究比較了以豆漿為主要蛋白質來源的蛋奶素飲食，以及以牛肉為主要蛋白質來源的雜食飲食，發現蛋白質攝取量差不多時，身體組成的改變也差不多[46]。

如果你一直對素食有些疑慮，你可能會說：「好吧，可是蛋奶素還是可以吃乳製品和蛋，都屬於高品質蛋白質，所以才會有這麼好的結果吧？」會有這個想法其實可以理解。我們討論過的研究中，都沒有在加入運動計畫的情況下，單獨比較植物性飲食與雜食飲食。雖然我們知道理論上動物性蛋白質對於肌肉生長的效果較好，但對身體組成的長期影響為何，是直到一份後續研究出現才逐漸明朗[47]。該研究招募一群雜食受試者與一群全素受試者，而全素受試者使用蛋白質補充品來達到每日每公斤體重 1.6 公克的蛋白質攝取，也讓兩組進行阻力訓練。在 12 週的實驗後，兩組身體組成產生類似的變化，表示只要計畫得當，全素飲食和雜食飲食可以達到相同的肌肉生長效果。這對於全素飲食者來說是個好消息，不過研究中的全素受試者需要攝取更多的蛋白質補充品，才能達到設定的蛋白質攝取量。這也呼應了先前研究的建議：執行全素飲食時必須謹慎規劃，因為一個不小心可能會造成蛋白質攝取量不足。

整體來說，關於淨體重的生長與維持，有些研究指出兩組之間的效果類似，也有些研究認為動物性蛋白質的效果就好。一則分析 16 份研究的統合分析指出，雖然兩者之間的差異不大，但動物性蛋白質可能還是稍微好一些[48]。目前並沒有研究在配合阻力訓練的情況下，單獨比較植物性飲食與雜食飲食；而根據我們現有的研究結果，只要執行植物性飲食時攝取足夠的蛋白質，最後的結果應該差不多。

「植物性飲食」是一個廣泛的概念，包含許多不同分類。但一般來說，遵循植物性飲食的人通常都能在沒有設定熱量目標的情況下，順利達成減重效果。許多回顧型研究都證實，許多種類的素食都有助於減重[49,50,51]。我們很難確定植物性飲食比較有助於減重的特定原因，但推測可能的原因包括避免高熱量的動物性食品與高脂肪食物、增加膳食纖維的攝取，以及攝取較多低脂與低能量密度的食物。

重點整理

（就算你不是素食者或全素者也可以參考）

◆ 執行植物性飲食時，很可能會攝取更多纖維、蔬果，也會以全穀物和
豆類等加工程度較低的食物為主。此外，超級加工食品與油炸食品的
攝取也會變少，同時讓脂肪與熱量的攝取都降低。以上現象自然會有
助於減重。就算你的飲食型態是雜食，還是可以根據情況應用以上原
則。

◆ 有些種類的植物性飲食包含較多限制，可能會有營養不足的風險。也
就是說，執行素食或全素飲食時，可能需要更嚴謹的規劃，以確保營
養充足。因此相關研究通常會提供維生素 B12 補給品與蛋白粉給受試
者。

◆ 如果你嚴格遵循植物性飲食，其實大可以不必擔心是否會比雜食更難
維持肌肉量。只要確保在蛋白質的攝取能夠和其他飲食方法一樣多，
就不會影響肌肉量的維持。

彈性飲食（IIFYM）

　　我剛開始接觸訓練的時候，曾經翻閱一些健身雜誌，裡面的模特兒會分享他們的飲食。基本上他們吃的都是一般認為很健康但是很難吃或無聊的食物，而且一天要吃好多次。如果你也知道健身產業有多麼「扭曲」，你一定明白我的意思。如果你不太清楚，讓我跟你分享一些例子來說明。

　　如果要你每天只能吃雞肉、米飯、花椰菜，不能加醬料，每餐分量都一樣，每天吃好幾餐，然後連續好幾個星期，你能接受嗎？對於致力減重以拍攝照片或參加比賽的模特兒或健美選手而言，這就是他們的日常。之所以一直吃相同的食物，可能是因為準備起來比較方便，或是怕吃其他食物會影響結果。在極度扭曲的健身界裡，這種情況並不罕見。

　　一份一九九一年的研究指出，健美選手的飲食「既重複又無趣」[1]。如果我講錯了請指正我，但我相信多數人不會想要自己的飲食「既重複又無趣」吧？同時也別忘了，連續 12 週遵循相同的無聊飲食，只為了上台顯露自己的身材，也許對很多人來說是件享受；但一般大眾真的能從這樣的飲食方法得到什麼特別的好處嗎？

　　我認識不少客戶和朋友，他們執行的飲食計畫嚴格到不行，能吃的食物種類用兩隻手指頭都數得出來。我有朋友只吃白魚和綠色蔬菜，而且長達三個月下來，每週六天執行這種枯燥的飲食。你喜歡吳郭魚和花椰菜嗎？你能想像要連續三個月、每週六天，每餐都只能吃這兩種食物嗎？你可能覺得這種飲食很可笑，但健身圈流行的飲食文化就是那麼扭曲，導致這種情況並不少見。很多人的飲食計畫都非常嚴格，能吃的食物種類很少。如果你曾經看過飲食建議要你嚴格避免麵包、糖、乳製品、麩質、水果、飽和脂肪、碳水化合物，或任何你愛吃的食物，你就

會明白我的意思。這種建議表面上看起來無害，卻可能默默導致飲食偏執或飲食失調。

後來出現了一種飲食方法，相當有助於打破這種變態的飲食文化，稱為「彈性飲食」（IIFYM）。這種飲食方法首見於健美論壇，作者分享了一個很難達到的精瘦身材，作為大家飲食控制的目標。當時很常看到幾個問題，例如：「我可以用馬鈴薯取代糙米嗎？」或「我可以用火雞肉取代雞肉嗎？」這些問題在在顯示，人們對於食物選擇有多麼焦慮。很多人會擔心替換掉一種食物，就會破壞自己的飲食計畫。後來針對這樣的問題，作者的回答都是：「當然可以，只要巨量營養素符合就好。」簡單來說，只要符合熱量與巨量營養素目標，你就不必擔心飲食計畫失敗。

舉例來說，如果你的目標是每天攝取 2000 大卡，其中 40% 來自碳水化合物、30% 來自蛋白質、30% 來自脂肪，你當然可以自由選擇這些巨量營養素的來源，不需要感到焦慮或罪惡。如果你想要用土雞肉取代雞肉、用柳丁取代香蕉、用馬鈴薯取代糙米，就只管去做吧，沒有必要為了如此相似的食物感到糾結。但是，在扭曲飲食文化的薰陶下，很多人都深為這種飲食偏執所苦。

我們還可以讓這種彈性飲食法繼續延伸。我們知道影響體重與體脂的關鍵是熱量。也就是說，飲食中碳水化合物與脂肪的比例，對體脂的影響不大。所以其實你只要設定好蛋白質與熱量攝取目標，然後根據個人喜好自由選擇碳水化合物或脂肪就好。

整體而言，我認為彈性飲食是很棒的概念，因為就連最嚴格控制飲食的人，都可以避免健身界與健美界常見的極端飲食偏執。此外，遵循彈性飲食也可以讓吃飯變得更有樂趣，大大提升長久依從的機率。畢竟如果你可以在飲食控制的過程中吃自己喜歡的食物，至少會比遵循一個

限制嚴格且讓你瘋狂的飲食計畫更好吧？

不過，和許多其他飲食方法一樣的是，總會有人把這種方法過度上綱，使得彈性飲食招致不少批評。其中有些相當有道理，有些則顯然來自搞不清楚狀況的人。以下分享幾個例子：

批評者：「所謂彈性飲食，就是盡量在飲食中塞進各種垃圾食物。」

其實不是。可能有人真的會這樣，但彈性飲食一開始的目的並非如此。

批評者：「彈性飲食忽略了食物品質。」

其實也不是這樣。我還沒見過任何一位彈性飲食者，會認為飲食應該要以垃圾食物為主。一般來說，大家都會盡量攝取低度加工且營養價值高的食物。我認為之所以會有這種批評，是因為有些彈性飲食者認為，只要能維持熱量赤字，食物品質根本不會影響減重的效果。雖然這種說法沒有錯，但值不值得鼓勵又是另一回事。就算只吃巧克力，還是可以帶來減重效果，但我相信不會有人鼓勵這種作法。

彈性飲食法蔚為風潮後，就開始有人大肆渲染，試圖讓社會大眾相信只吃披薩和冰淇淋也能夠減重。很多私人教練會放上超多食物的照片，然後跟客戶說：「如果你想吃這些食物，同時達到減重效果，就來買我的課程。」我認為這種說法很誤導人，因為食物分量還是相當重要。只吃披薩確實還是可以減重，但披薩吃到飽就不可能減重。飲食的熱量相當重要，所以那些大肆渲染吃到飽都可以減重，只為了推銷自己課程的教練，實在是很不可取、很不老實。在這種情況下，原本允許我們可以自由選擇食物的彈性飲食，就被這些只為了業績的人給扭曲了。

彈性飲食的核心概念是在維持巨量營養素與熱量目標的情況下，透過替換食物來達到飲食多樣性並促進依從。在本段剛開始提及的研究中，健美選手會列出一個交換系統來選擇食物，也就是他們會把食物分類，包括蛋白質類、澱粉類、脂肪類[1]。其實在彈性飲食這個概念出現以前，很多人早就開始執行這種方法，只是還沒有人發明這個詞而已。

　　如果偶爾吃點垃圾食物，能讓你更容易堅持飲食計畫，那麼長久下來你還是會成功，只要懂得如何協調就好。如果你的健康飲食計畫太過嚴格，讓你無法堅持下去，最後直接擺爛回到原本的飲食型態，那才真的是得不償失。

　　有趣的是，一份研究探討兩組健美選手的飲食，其中一組遵循「嚴格」飲食控制，另一組則執行較彈性的「巨量營養素基礎」方法。結果發現，飲食彈性較高的女性受試者，攝取的營養素較為充足，包括維生素 C、E、K 等等[2]。這個研究結果再次呼應，限制食物選擇可能會減少飲食中的微量營養素多樣性。這點應該不令人意外，畢竟如果只吃雞肉、花椰菜、糙米，想必會有很多微量營養素攝取不到吧？該研究也發現，兩組受試者的營養不良風險都偏高，顯示我們應該更注意食物品質，尤其是在熱量攝取下降的時候。

　　一份研究發現，彈性飲食可能有助於降低暴飲暴食、憂鬱及焦慮，也有助於減重[3]。另一份研究進一步指出，執行嚴格飲食控制（例如強制規定必須避免某些食物）的受試者，比較容易出現飲食失調和情緒混亂的症狀；而彈性飲食的受試者則比較不會出現這些症狀[4]。還有一份研究招募參加電視減重節目的女性受試者，發現彈性飲食更有助於長期減重[5]。

　　這就呼應了我們在減重維持那一章所討論的心理因素：過於嚴格的飲食限制，可能會造成反效果。如果你要一群披薩愛好者永遠不能再吃

披薩，你覺得他們能撐多久？一般人都會認為避免「不好」的食物可以改善健康，但如果刻意避免反而會造成偶爾暴飲暴食，或因為覺得受限而感到委屈，這樣真的值得鼓勵嗎？或許這正是溜溜球飲食如此盛行的原因。很多人的心態過於非黑即白，完全不知變通。有充足證據顯示，對食物過於堅持，反而更難維持健康的體重[6]。

達到最佳的風險回報比

無論如何，如果有人想要減脂，就一定會有某種程度的限制。他們可以用不同的方法，例如限制食物選擇、調整食物分量或進食時機，或任何我們曾經提過的飲食方法，但總會有某些規則。這些規則都會有風險，如果太過極端，就可能會有營養不良或心理健康受影響等風險。因此，越來越多人開始完全不限制飲食，執行所謂的直覺性飲食。移除為了減重目標所設立的飲食限制，並只專注於自己的飢餓、食慾及飽足感，可以改善我們與食物之間的關係[7,8,9]。越來越多研究指出，這種做法可以帶來更正向的心理狀況，包括身體形象、心理健康、自尊心[10]。不過，這種方法與典型的飲食控制互相排斥。我們必須在這兩種極端之間取得平衡，讓想減脂的你用最安全的方法達成目標。

整體來說，如果目標是減脂，多數研究都認為採取彈性飲食策略，不要限制特定食物，可能更容易達到長期成功[11]。一份回顧型研究指出，健美等運動都必須經過減脂期，而在這個階段採取彈性飲食，可能會帶來不錯的結果；但在非賽季的時候，就可以轉向直覺性飲食。這種「修正版的直覺性飲食」可能可以在必要時達到減脂效果，並讓你根據身體飢餓和飽足的主觀感受來決定飲食行為[12]。舉例來說，你可以設法每天攝取很多蛋白質，我們知道這樣有助於維持淨體重，同時也能達到減脂效果。同時你也可以攝取很多富含微量營養素的食物，

但最終還是要讓主觀的飢餓感受來決定飲食的分量，而非用熱量目標等預先決定的外在因素。多數人的目標不過就是在感覺健康與調控體重之間取得平衡，因此不必用太嚴格的原則來限制飲食。如果設定過於激進且非黑即白的目標，然後只要無法遵循就感到很懊惱，大概就很難穩定持續下去。

重點整理

◆ 世界上最簡單的飲食建議，莫過於「只吃高營養密度的原型食物，並嚴格避免超級加工食品」。我們從研究裡不斷看到，盡量避免加工食品有助於體重管理。不過現在超級加工食品的取得越來越容易，我們必須明白如果強迫自己完全不能吃，反而可能帶來反效果。

◆ 舉例來說，如果你最喜歡的食物是披薩和巧克力，而我告訴你以後不能再吃，因為會危害你的健康且讓你變胖，你覺得如果執行我的建議，你可以堅持多久？你真的有辦法永遠不吃？還是只能堅持一下下，然後忍不住又開始吃，並感覺自己已經破壞飲食控制原則，陷入溜溜球飲食呢？很多人會一直採用非常嚴格的飲食計畫，然後做不到的時候又會很有罪惡感。他們不懂的是，採用寬鬆一點的規則，並一直做到「不錯」，比偶爾嘗試「完美」卻不能持久要強得多。

◆ 你不必列出必須攝取的「好」食物與必須避免的「壞」食物，而是可以將各種食物放在光譜上檢視，並試著不要加入太多道德價值。有些食物的營養密度較高、有些熱量較高、有些比較適合大量攝取。重點是，只要你想吃，其實都可以吃。畢竟只吃一次沙拉，也絕對不會突然讓你長出六塊肌，更不會立刻改善健康，所以我們也不必認為只吃一片蛋糕，就會毀掉健康或堆積很多體脂肪。比起食物種類，更重要的是總熱量攝取與食物品質。

◆ 一般人的飲食內容中，超級加工食品越來越多、原型食物越來越少，所以如果要人們即刻放棄超級加工的「垃圾」食物，實在過於非黑即白，就像一下強迫他們要從 0 分進步到 100 分。要知道，0 分進步到 10 分也是進步，而真的進步到 10 分時，可以再嘗試進步到 20 分。

◆ 如果想要長期成功減脂並改善健康，要試著在健康行為與身心健康之間取得平衡。如果適當享受美食是你快樂的泉源，就不要強迫自己執行太嚴格的飲食計畫。

第 9 章

多久吃一餐
最好？

你很可能聽過別人討論減脂的「最佳」飲食頻率。這類的討論相當兩極，有人說如果想要盡快減脂，就必須執行斷食計畫；也有人說必須少量多餐才可以。

我剛開始接觸健身產業的時候，就認識有人會每幾個小時就設定鬧鐘，只為了提醒自己要吃東西。健身界中很多人對自己非常嚴格，有人甚至會每天一起床就馬上吃東西，然後到睡前都維持固定的飲食頻率。有些人甚至一天不只吃六餐，還會吃到七八餐以上。

如果你有幸沒聽過這種趨勢，我即將用一個虛構人物來說明一個真實案例，讓你知道事情的概況。

麥迪森每天早上八點起床，並趕著在五分鐘內準備早餐，目的是「開啟一天的代謝開關」。他必須趕在八點十五分之前吃完，接著每兩個小時都要吃一餐。一整天下來，他必須在早上八點、十點、中午、下午兩點、四點、六點、八點、十點吃飯，然後就直接睡覺。顯然在提升

飲食頻率的情況下，他必須減少每餐食物的分量。如果你現在每天吃三餐，就想像把相同分量的食物拆成八「餐」。我之所以在這邊使用引號，就是因為有時候食物分量太小，小到我不知道能不能算一餐。

少量多餐對於減脂其實也不是沒有好處。一份研究指出：「專家一致同意，只要我們攝取的熱量低於消耗的熱量，而且只在飢餓時吃東西，把能量攝取分成很多次可能是有益的，只要生活型態允許。」[1] 這種作法背後的機制是少量多餐會降低身體分泌的胰島素（我們曾經在低碳飲食的部分討論過），因此有助於血糖的控制。分量較大的一餐會讓血糖上升較快，而少量多餐則有助於穩定血糖，帶來更好的減脂效果。

一份很多受試者參與的觀察型研究發現，一天中的飲食頻率較高，有助於降低肥胖的風險[2,3]。當然我們現在知道，這類研究能讓我們看出相關性，也就是一天吃較多餐的人通常體重較輕。舉例來說，每天吃三餐以下的男性，肥胖的風險比每天吃超過三餐的男性更高[3]。當然我們也知道，相關性和因果關係不一樣。如果你調查曬傷的受試者，可能會發現其中很多人都有戴太陽眼鏡，但這不代表戴太陽眼鏡會導致曬傷。兩件事同時發生在一個人身上，不一定代表這兩件事會互為因果。

不幸的是，這種只能顯示相關性的觀察型研究，常常會被主流媒體渲染扭曲。如果有研究顯示提高飲食頻率和降低肥胖率之間有相關性，總有一天我們會看到主流媒體大肆報導：「減重的關鍵是每天吃六餐。」但是，這種說法大有問題。

如果你向一千人詢問他們的生活型態，並發現每天吃四餐以上的人BMI較低，你覺得你得到了什麼資訊？或許我們更該問的是，你沒有得到什麼資訊？首先，評估別人的飲食習慣時，他們告訴你的不一定是一輩子的習慣。如果你這輩子多數時間都一天三餐，但最近突然開始吃五餐，這時候如果遇到做研究的人，你很可能就會直接在問卷上寫你一

天都吃五餐，即使你吃五餐的時間非常短暫。上述提到的某一份研究指出：「雖然我們發現飲食習慣與肥胖有關，但無法確認因果關係。舉例來說，目前的飲食型態，不一定能反映前幾年的飲食型態。換句話說，可能是先前的飲食習慣導致現在的肥胖，與現在的飲食無關。」[2]

　　而在有其他因素介入的情況下，就更難斷定到底誰是因誰是果。舉例來說，上述某一份發現較高的飲食頻率與較低的肥胖率有關，並指出飲食頻率較高的受試者，通常也有較高的飲食品質[3]。如果飲食頻率較高的人也有較健康的生活型態，我們就很難將飲食頻率獨立出來，判斷它是否會影響體重。研究者當然都會試圖控制變因，但真的沒那麼容易。

　　回到剛剛提到的太陽眼鏡與曬傷相關的例子，我們會發現其實還有其他變因。統計上來說，會曬傷的人通常也吃更多的冰淇淋、更常和朋友一起喝啤酒、當然也更常曬太陽。

　　觀察型研究有很多類似的限制，所以有些研究之間的發現會互相衝突，也就不令人意外。舉例來說，一份受試者超過兩萬名的研究發現，每天吃超過三餐，與體重上升有關[4]。對於搞不清楚的讀者來說，這個發現可能很令人困惑，畢竟大家的印象都是少量多餐有助於減脂才對。這個研究很輕易地讓我們知道，各種變因之間的交互影響很難排除，而這也是營養相關研究相當難做的原因之一。

　　如果一份研究指出，一天超過三餐與較低的肥胖率有關，就很可能會受到主流媒體的大肆渲染。經過一傳十、十傳百後，最後可能就變成「每天吃很多餐有助於減重」。同理，如果有研究指出較高的飲食頻率與較高的肥胖風險有關，最後人們得到的資訊可能就會變成「減少飲食頻率有助於減重」。在這兩個範例中，最後的訊息都和一開始研究的發現不一樣，所以社會大眾就會搞混，不知道該怎麼辦。

要釐清真相，就必須暫時脫離調查結果，直接測試飲食頻率本身是否會帶來任何影響。舉例來說，如果在控制體重這個變因的情況下，兩組受試者攝取相同的熱量與巨量營養素比例，但一組受試者一天吃三餐、另一組一天吃六餐，我們就可以更準確看出飲食頻率本身的影響。到底一天吃六餐會不會提升代謝率？攝取蛋白質的頻率較高，真的有助於維持肌肉量嗎？少量多餐會更有益於食慾調控嗎？接著讓我們看看一個試圖回答這些問題的控制實驗。

　　一九六三年有一份研究提出「治療肥胖的新觀念」，方法是一開始的 48 小時完全斷食，接著每天都吃六餐[5]。當時該研究對這個方法的解釋，是模仿老鼠等動物的「小口啃咬」行為，以盡可能降低脂肪累積。即使受試者正在接受較低熱量的飲食，還是覺得很難吃下「這麼多食物」。這個現象也就指出，少量多餐可能有助於調控食慾與飢餓感。研究者接著提出，也許進一步增加一天的飲食頻率，變成八餐或十餐，能帶來更好的效果。在該研究中，受試者攝取的熱量相當低，也減去不少體重，但這一點也不令人意外。雖然該研究沒有直接比較不同的飲食頻率，還是能讓我們知道少量多餐這個理論的來源。從動物實驗的結果推測，少量多餐可能對減重有益，但對於人類是否有效仍是未知之數。

　　為了測試這種「新觀念」是否優於傳統飲食方法，一份控制餵食實驗採用非常不同的實驗方法。該研究只找了六名女性受試者，他們的飲食包括分量經過精準測量的飲料，成分是奶粉、蛋、純化粉狀酪蛋白（一種從乳製品提煉的蛋白質）、蔗糖、玉米澱粉及水分[6]。這種飲料聽起來一點都不吸引人，而受試者在整個研究期間都被關在實驗室裡面，而且不能吃其他東西，真的非常辛苦。每位受試者都經過短暫的體重維持階段，接下來的三個月每天只能攝取可憐的 600 大卡，而每天的飲食頻率從一餐、到三餐、到最後的九餐。每位受試者都必須經過所有

階段，所以大家都經過一天吃一餐、三餐和九餐的階段。結果發現，無論飲食頻率為何，各階段的減重速度都差不多。

研究飲食規律性的另一種方法，就是讓不同組受試者遵循不同飲食策略，再比較最後的結果。一份一九七一年的研究採用這個方法，將 8 名女大學生分成兩組，一組每天吃三餐，另一組每天吃六餐[7]。他們的飲食由研究者提供，以確保每組攝取相同的熱量。結果發現，飲食頻率似乎不會對減重速度帶來顯著影響。

雖然這些早期研究都指出，一天吃幾餐對於減重效果幾乎都沒什麼

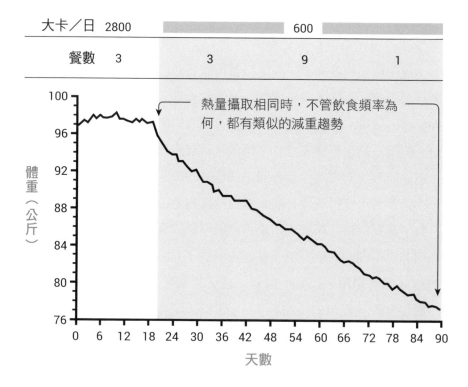

❶ 一名受試者在基線體重維持階段，與三個不同飲食頻率的低熱量飲食階段時，所經歷的體重變化[6]

影響，但還是提供了一些有用的資訊。舉例來說，上述的研究中，研究者都提供受試者熱量相同的飲食。但在真實世界中，沒有人會如此嚴格遵守特定的熱量規定。因此，食慾的角色就變得很重要。如果每天吃六餐可以降低飢餓感，就可能會是有用的策略。

一份為期六個月的研究，比較了一般人每天吃三餐、以及每兩到三小時攝取最少 100 大卡的少量多餐飲食習慣[8]。研究者並未規定少量多餐者的飲食頻率，食物也不是由研究者提供，因此不算一個嚴謹的控制實驗，但研究者至少有設定熱量與身體活動的目標。結果發現，少量多餐似乎更有益於調控食慾，卻不一定能讓熱量攝取顯著下降，也不一定能帶來減脂效果。

少量多餐無法促進減脂效果，但至少可以降低飢餓感吧？不幸的是，好像也不一定。一份研究試圖測試在高蛋白飲食的情況下，調整飲食頻率會有什麼效果，並把受試者分成三組[9]：

1. 高蛋白質攝取（占總熱量攝取的 35%），每天吃三餐
2. 高蛋白質攝取（占總熱量攝取的 35%），每天吃六餐
3. 傳統蛋白質攝取（占總熱量攝取的 15%），每天吃三餐

在短暫的初始階段後，所有受試者都經歷兩個不同階段。在第一階段時，他們會攝取足以維持體重的熱量，而在第二階段時，他們攝取的熱量會減少 25%，以達到減重效果。結果發現，高蛋白質飲食確實更有助於調控飢餓，顯示無論飲食頻率為何，高蛋白質攝取都很重要。從身體組成的角度來看，每天吃六餐高蛋白質飲食，較有助於提升淨體重與降低腹部脂肪。

如果吃飯以後身體會馬上使用能量（詳見先前食物熱效應的討

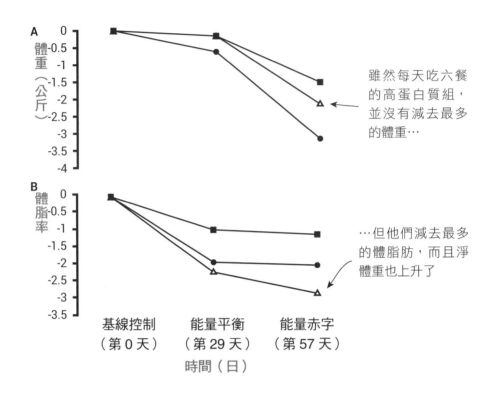

雖然每天吃六餐
的高蛋白質組，
並沒有減去最多
的體重⋯

⋯但他們減去最多
的體脂肪，而且淨
體重也上升了

基線控制　　　能量平衡　　　能量赤字
（第 0 天）　　（第 29 天）　（第 57 天）

時間（日）

🎧 在基線控制期、能量平衡期、以及能量赤字期的體重（A）
與體脂率（B）變化 [9]

論），那麼提升飲食頻率，就會讓每天燃燒的熱量更多，因此帶來更好
的減脂效果吧？無論背後機制為何，這個研究的結果支持少量多餐，也
再次證明高蛋白質攝取的益處。

　　你可能也發現了，各研究根本沒有一致的結果，因此很難得到肯定

的結論。要知道少量多餐是否有助於代謝的另一種方法，是創造一個非常嚴格控制的短期實驗。我們不用要求受試者持續幾週或幾個月都遵循特定飲食計畫，只要將他們集中在房間裡，準確測量他們每天燃燒的熱量，再搭配荷爾蒙相關數據與嚴謹的身體組成檢測即可。這種做法就像用顯微鏡仔細觀察，不一定可以看到事物的全貌，但可以看清楚特定一塊拼圖。

在一份實驗中，受試者花了 36 小時，在不同的房間裡攝取受到控制的飲食內容，每天攝取三餐或十四餐 [10]。兩種飲食頻率的總熱量攝取與巨量營養素都一樣，唯一的差別就是飲食頻率。一天吃十四餐顯然非常極端，不太容易在日常生活中看到，但這就是類似研究的好處，可以施加超級嚴格的條件，來看看會有什麼結果。將飲食頻率提升到極端的程度，更能讓我們看出飲食頻率可能帶來的差異。如果高頻率飲食真的能促進代謝與減脂效果，相信我們就能透過這個研究來找出原因。

結果發現，在兩種飲食頻率下，受試者的血糖與胰島素濃度有差異，但脂肪氧化的速度相同，代表少量多餐不會燃燒更多的脂肪。令人意外的是，該研究也顯示一天三餐更有助於調控食慾。就連這麼高的飲食頻率都沒有特別的效果，看來少量多餐更有助於減脂的這個說法不攻自破。換句話說，如果連一天十四餐都不會有明顯的減脂效果，只吃五餐或六餐的效果又會比三餐好多少呢？

另一份類似的後續研究利用相同的實驗設計，讓受試者一天吃三餐或六餐，並同樣讓他們待在房間裡，以便測量熱量消耗 [11]。結果發現，脂肪氧化的速度一樣沒有差別，表示在熱量攝取不變的情況下，調整飲食頻率不會對體脂肪造成顯著影響。有趣的是，該研究和前一份研究相同，都發現飲食頻率較低時，飢餓感也會下降。

我們可以針對飲食頻率下怎樣的結論呢？

飲食頻率的效果眾說紛紜，難怪大家都霧裡看花。某人看了一份研究後，可能會認為如果想要盡可能減脂，就要少量多餐；另一個人則可能會採用完全相反的辦法。

我們也看到，探討飲食頻率的研究，在實驗設計和持續時間上都有很大的差異。我故意選了一些差異較大的研究，讓你稍微瞭解情況有多麼複雜。當然，如果要得到結論，最好的辦法就是去看看一些回顧型研究，讓我們梳理一下事情的全貌。

一份統合分析集合了 15 份精準測量身體組成的研究 [12]，並剔除了先前討論過的一些超短期研究。結果發現，高飲食頻率與較好的減脂效果相關。不過，之所以會有這個結論，可能是因為某份研究的結果特別突出，也就讓結論更加撲朔迷離。

另一份回顧型研究集合了 22 份研究，但最後的發現完全相反：低飲食頻率似乎更有益於減重。舉例來說，每天兩餐對於腰圍變小的效果，比每天六餐更好 [13]。不過，該研究也指出這並非肯定的結論：「我們的研究結果發現，似乎沒有太確切的證據，指出降低飲食頻率會更有幫助。」

簡單來說，雖然飲食頻率可能會導致其他鮮為人知的生理變化 [14]，但從身體組成的角度來看，並沒有任何確切證據指出，我們應該特別選定怎樣的飲食頻率。

重點整理

◆ 在每天熱量與巨量營養素攝取相同的情況下，並沒有證據指出，飲食頻率會對減脂產生任何顯著的影響。因此，我們不必特別選定飲食頻率，只要按照自己的喜好選擇即可。

◆ 舉例來說，如果你就是喜歡一天三餐，照做就對了，不要有壓力。如果你想要少量多餐，也完全沒問題。數十年的研究指出：「我們也不知道怎樣的效果比較好。」因此，我們也許根本就不必擔心飲食頻率。

◆ 從減脂的角度來看，最重要的就是食慾調控。如果特定的飲食頻率能讓你在一天內攝取的熱量變少，就有可能會達到良好效果。少量多餐會讓某些人更容易感到飢餓，也會讓某些人更不容易感到飢餓。

◆ 除了減脂以外，還有其他因素可能影響個人喜好。舉例來說，少量多餐會讓你更有活力嗎？訓練前一小段時間吃東西，會讓你感覺更好嗎？或是你訓練前都不會吃東西呢？對你來說，一天三餐比較容易，還是你的工作使你必須少量多餐呢？建議先想想類似的問題，再依據最適合自己的情況來決定。

第 10 章
糖：
爭論背後的真相

⋮

　　此時此刻，糖大概是營養學界最爭議的話題之一。許多人認為糖是邪惡的存在，必須不計一切代價排除。如果你這陣子有在關注健康的議題，一定都看過很多完全排除糖的飲食計畫。從現在的主流風向看來，糖似乎是一級毒品。很多人都在嘗試「無糖挑戰」或「斷醣排毒」，表示減少糖分攝取沒有用，而是應該努力永遠不要攝取糖分。

　　糖到底是什麼？讓我們簡單討論一些基本概念。

　　糖本身並不是巨量營養素的一種，但確實是碳水化合物的一種。一般會將糖稱為「單一碳水化合物」（simple carbohydrates），而非「複合碳水化合物」（complex carbohydrates，也稱作澱粉）。單一碳水化合物的分子鏈比澱粉短，所以有人認為人體能以更快的速度分解。糖屬於單醣（單一分子）或雙糖（雙分子），而澱粉則屬於長鏈的寡糖或多糖。簡單來說，複合碳水化合物就像是一串鐵鍊，而其中任何一塊鐵就是單醣。

葡萄糖、果糖、半乳糖都屬於單醣，存在於天然食物。蔗糖、乳糖、麥芽糖和海藻糖都屬於雙醣，是由兩個單醣結合而成[1]。這些是平常飲食中最常見的糖，而其他種類的糖大致都由這些糖組成。舉例來說，蜂蜜、楓糖、龍舌蘭糖漿與高果糖糖漿都含有不同比例的單醣與雙醣。許多飲食建議不會告訴我們要避免所有的糖，而是要避免「添加糖」，是因為糖本來就出現在許多種食物中，例如富含纖維素與微量營養素的蔬果；但添加糖則通常大量出現於超級加工食品。如果要減少添加糖的攝取，就必須盡量避免冰淇淋、餅乾、蛋糕和巧克力等食物，但不需要避免香蕉或蘋果等天然食物。畢竟比起含有大量添加糖的超級加工食品而言，這些天然食物很難攝取過量。

糖為什麼有那麼多爭議？

糖一直以來都有很大爭議，許多人不斷批評糖對健康百害而無一利，認為糖可能造成各種疾病，例如高血壓、心血管疾病、糖尿病、某些癌症、牙齒問題、肥胖等等[2,3,4,5]。本書的重點之一是身體組成，而大量攝取糖的情況下，肥胖率常常也會上升。所以有人認為，糖是現在全世界肥胖率越來越高的主因。這種說法其來有自，但並未說明事情的全貌。畢竟我們都知道，現代人的生活和幾十年前不同的原因有很多，所以如果只將肥胖率的上升歸咎於糖，就像只將頭髮變白歸咎於老化一樣。變因很多，不能遽下結論。

我和許多人一樣，都曾多次減少糖的攝取。好啦其實不是只有減少攝取而已，我曾經幾乎完全斷醣，大概比一般的低碳飲食者對自己嚴格一百倍。當時我還只是青少年，不斷從某個我相信的資訊來源聽到糖、

醣有多麼不好，我們應該完全避免攝取。

　　和許多想避免攝取醣的低碳飲食者一樣，我直接捨棄所有甜點。一般的冰淇淋、甜甜圈、蛋糕等甜點就不用說了，我甚至連水果都不吃。除此之外，我連有些蔬菜都開始避免，只吃綠色的葉菜，而胡蘿蔔等含糖量較高的蔬菜也不吃了。

　　再次強調，當時我接受到的資訊不是「盡量避免」或「減少」攝取醣，而是「完全避免」。沒錯，就是如此非黑即白。只要任何食物含有任何一點糖，就絕對不能吃。我也希望我在開玩笑，因為把這些寫出來有點令人尷尬，但事情就是這樣。有一次我本來要買雞胸肉，但後來又把它放回架上，因為我在成分表看到「葡萄糖」。事後來看實在荒謬至極，因為附加的醬料裡含有葡萄糖，而且含量非常少。但我分享這個例子，是為了說明當時我的作法有多極端。我認為大家都必須瞭解對飲食的恐懼會有多麼極端，這樣才能明白為何營養成分標示必須精準，不能有任何誇大。許多人都叫人家「不要吃糖」，認為這是一個很健康的營養建議。但他們沒有想到的是，讓人們對食物產生恐懼，很可能會帶來更負面的影響。

　　堅持斷醣幾個月後，我注意到一些重大的改變。首先，我花更多錢在購買食物上，因為我要準備低醣的食物，需要花更多心思準備，但這些食物的熱量其實比原型食物更高，也更難吃。再來，我和食物的關係變得越來越緊張。如果把醣當成敵人，就會必須一直查看營養標示，但這樣非常浪費時間，也讓人備感壓力。第三，我本來最期待改變的健康與體態，最後一點變化都沒有。我的體脂沒有變低、我的體態沒有變好，但我已經產生嚴重的食物恐懼，大幅影響我的社交生活，因為我都盡量不跟朋友吃飯。

之所以分享我的故事，是因為很多人似乎都不知道該怎麼攝取糖、醣才對，而從我的經驗來看，我完全瞭解情況有多麼複雜。以下是很多客戶曾問過我的問題：

- 如果糖真的那麼不好，到底應該完全避免？還是只要減少攝取就好？
- 如果減少攝取就好，那要減到多少？茶或咖啡裡面加一茶匙可以嗎？那兩茶匙呢？
- 吃太多糖會怎樣？
- 如果糖對身體有害，那是不是也不要吃水果了呢？
- 蔬菜也不吃了嗎？蔬菜不是有益身體健康嗎？

後來我很快就發現，如果要減脂，不一定要完全避免醣。首先，飲食習慣不該如此非黑即白。很多人就算吃醣還是會減重，所以實在不需要完全避免。如果醣真的對減重效果有如此大的影響，那應該會帶來非常明顯的飽足感才對。如果每天只吃一茶匙的糖，體重應該也不會下降才對。

於是我開始從不同的角度切入。我不再試圖找到「理想」的分量，也不再建議要避免所有「不好」的食物；而是要找出最適合的作法。任何事物都有劑量反應關係，對健康有益的事物有一樣。運動太少不健康，但運動太多也不健康。水喝太少會死掉，但喝太多也會。很多食物都含有少量的重金屬汙染，但我們不會覺得吃這些食物會導致什麼健康問題，否則我們根本就不會吃。將糖貼上「有害健康」的標籤，實在過於簡化，如同我們之前討論飲食彈性前所分享過的概念。很多人想知道自己可以吃多少糖，這點很合理。多吃 5 公克會怎樣嗎？50 公克呢？

500 公克呢？應該會有更詳細的資訊才對，而不是好像吃了一點點糖就世界末日。

糖會讓人變胖嗎？

一直都有研究指出，較高的糖分攝取和較高的體重有關。資料顯示，攝取的糖來自食物或含糖飲料的受試者，平均體重較高。我們看過太多類似的研究結果，使得很多人認為糖與肥胖之間不只相關，而是將糖的攝取視為「體重的決定因素」[1]。

> 「集合幾份控制實驗的統合分析一致發現，成年人糖分攝取量上升或下降，會讓體重產生相應的變化。」[1]

如果提升糖分攝取確實會讓體重上升，降低糖分攝取確實會使體重下降，應該就沒什麼好討論了吧？如果想要減重，就不要攝取糖分就好了吧？其實並不是這樣。這種結論很容易產生誤解。

我們知道相關性和因果關係不同。糖分攝取確實可能與體重變化有關，但會不會有其他變因呢？首先，糖分較高的飲食，可能代表飲食品質較低。一份研究顯示，攝取較多含糖飲料的受試者，通常也較不常運動、較常吸菸、攝取更多熱量[6]。再來，改變糖分攝取的分量，也會直接改變攝取的總熱量。如果你在飲食中加入幾杯汽水，然後發現體重上升，你覺得造成體重上升的元凶是糖嗎？還是根本只是能量攝取變多而

已？如果要瞭解糖本身是否會讓人變胖，就必須探討幾份相關研究。

一份研究試圖探討糖對體重的影響，方法是比較添加蔗糖與添加人工甜味劑的食物和飲料[7]。研究者提供食物給受試者的食物，不是加入蔗糖就是加入人工甜味劑。蔗糖組受試者攝取的蔗糖是每日每公斤2公克，也就是100公斤的人每天攝取200公克的蔗糖，這是一個非常高的

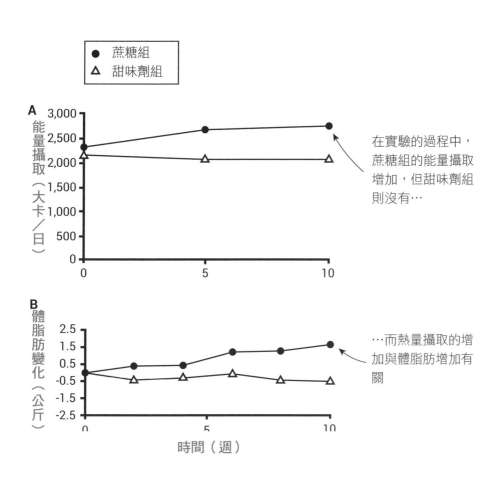

在實驗的過程中，蔗糖組的能量攝取增加，但甜味劑組則沒有⋯

⋯而熱量攝取的增加與體脂肪增加有關

攝取量。經過十週的實驗以後，蔗糖組受試者的體重普遍增加，而甜味劑組受試者的體重則稍微下降。既然高糖分攝取會造成體脂肪顯著增加，是否就要完全避免攝取糖呢？不一定。雖然蔗糖組的體脂變多，但他們每天平均攝取的熱量也比研究開始時多了超過 350 大卡，但甜味劑組的熱量攝取則沒有變多。

　　所以問題到底出在糖身上？還是純粹因為熱量攝取變多？這種研究的目的並非回答這個問題，因為受試者可以盡情飲食。我們只能知道，如果選擇含糖量較高的食物，攝取的熱量可能會高於選擇添加人工甜味劑、但熱量較低的食物。這點應該不令人意外，因為甜味劑的目的常常是降低食物的熱量。如果你平常喝咖啡都會加很多糖，這時候突然換成甜味劑，你攝取的熱量就會少很多。

　　我們真正需要知道的，不只是攝取更多的糖與熱量後會發生什麼事；而是從熱量的角度來看，糖是否比其他碳水化合物更容易讓人變胖。要回答這個問題，就必須在等熱量的情況下改變糖的種類。

　　一份研究利用等熱量飲食，來比較高糖分與低糖分攝取的效果。一組受試者的熱量攝取中有 25% 來自蔗糖，另一組則有 10% 來自蔗糖[8]。除了糖分攝取的比例之外，兩種飲食的內容一模一樣，無論是熱量、巨量營養素分配，以及纖維素都是。在這樣的情況下，我們就能單純探討糖到底會帶來什麼影響。為了盡量控制變因，受試者攝取的食物也經過精心準備。六週的實驗過後，兩組受試者的體重都沒有改變。為什麼呢？因為受試者攝取的熱量都是根據維持體重的需求來計算。這個研究告訴我們，總熱量攝取比糖分比例更加重要，至少在糖分占總熱量 25% 以內時是如此。

　　另一份研究也比較兩種等熱量飲食，但蔗糖攝取的差異更大。低蔗糖組攝取總熱量的 4% 來自蔗糖，而高熱量組則是 43% 來自蔗糖[9]。要

先說清楚的是，43% 的熱量來自蔗糖，是一個極高的比例，大部分的人應該都做不到。高蔗糖組的受試者的早餐都會配酷愛飲料（Kool-Aid）粉，午餐都會配棉花糖與添加甜味劑的冰茶粉，晚餐都會配馬林糖。這樣的糖分攝取已經很難超越，除非再移除其他食物，加入更多的糖分。和先前的實驗一樣，兩組的巨量營養素分配相同，但這次兩組都經歷熱量赤字。研究者一樣精心準備食物，來確保研究的準確。

你覺得在研究結束時，兩組的體重的變化會有什麼差別呢？

沒有。兩組減去的體重差不多。

這份研究有助於回答高糖分攝取是否會干擾減重，因為受試者執行的是低熱量飲食。也許有點令人意外，糖本身不會讓人變胖。另外也有

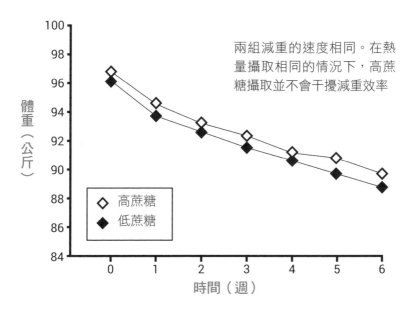

兩組減重的速度相同。在熱量攝取相同的情況下，高蔗糖攝取並不會干擾減重效率

🎧 蔗糖占總熱量攝取的 4% 與 43% 的體重變化 [9]

其他研究 [10] 甚至系統性的回顧型研究 [11] 證明，糖對身體組成的影響也不大。這當然不代表攝取很多糖分對健康有益，也沒有人會鼓勵這樣做；但研究指出，糖之所以看似會讓人變胖，純粹是因為含糖食物的熱量較高，而不是糖本身比其他碳水化合物更容易造成脂肪累積。

那麼果糖呢？

果糖通常與其他種糖分開討論，主要因為它會出現在高果糖糖漿中，這是一種常常添加於汽水和超級加工食品的糖。有人認為含有果糖的添加糖會對健康造成極大的危害，因此認為這些糖應該要和酒精一樣接受管制。有研究指出，攝取果糖可能造成的長期健康影響之一，就是肥胖 [12]。

一份回顧型研究試圖探討果糖對於肥胖率增加的影響，並發展出兩種研究方向，都指出果糖可能會對健康帶來負面影響 [13]。首先，從整體飲食趨勢來看，人們攝取越來越多含有果糖的添加糖，同時肥胖率也不斷提升。這是一個很有趣的相關性，但當然無法證實因果關係。再來，在控制的餵食實驗中，果糖確實會對動物與人類的體重、血糖調控、脂肪代謝產生不良影響。不過，只有在研究中大量攝取果糖的情況下，才會看到這個現象；一般人日常生活飲食則不一定會如此。攝取含有果糖、水分及纖維素的水果，顯然和純粹攝取純果糖粉有很大的差別。就連高果糖糖漿都不是純果糖，而是 42% 或 55% 的果糖再加上葡萄糖 [14]，和蜂蜜的比例很不一樣 [15]。

這份回顧型研究再次證實，果糖和體重之所以有關，主要還是因為它含有的熱量。研究者提到：「雖然目前有證據指出攝取含糖飲料與體

重增加有關，而且果糖常常是這類飲料的主要成分，但從肥胖的角度來看，**攝取過多能量才是真正的問題。**」

值得注意的是，就算兩種食物含有相同種類的糖，也不代表會對健康產生一樣的影響 [16]；就算喝很多含有大量高果糖糖漿的汽水會影響健康，也不代表我們應該完全避免攝取果糖。這兩句話聽起來相當合理，但很多人在討論飲食的時候還是很容易見樹不見林。

並非所有的含糖食品都一樣

絕對是有研究曾指出攝取糖和體重增加有關，畢竟糖也含有熱量，所以攝取量大當然很容易造成體重上升。但這代表吃水果、在咖啡裡面加一點糖，或偶爾吃甜點，就會完全破壞熱量控制的計畫嗎？應該不會。我之前曾經探討過這個主題，當時很多人認為我「支持吃糖」，我也只能笑笑。我從未鼓勵過人們在沒必要的情況下增加糖分攝取。相反的，我認為人們應該控制糖分攝取，以下分享幾個原因。

首先，如果你大量攝取含有添加糖的超級加工食品，你的整體飲食品質就可能很低。如果你的碳水化合物攝取都來自小熊軟糖和汽水，我認為絕對不會比攝取蔬果還要健康。舉例來說，要吃太多雷根糖可比吃太多蘋果容易得多，而蘋果的水分、纖維素與微量營養素都比雷根糖高很多，而能量密度卻低很多。要快速吃完一包含有幾百大卡的雷根糖很容易，但你要一次從蘋果攝取到那麼高的熱量，就困難得多。

將所有含糖食物都一視同仁，其實非常畫地自限。舉例來說，水果與體重增加的關係，就不如含糖飲料那麼明顯。一份系統性回顧型研究指出，攝取水果不太會造成能量過度攝取與體重增加，因為在長期實驗

中，攝取較多水果的受試者都出現體重維持甚至體重輕微下降的現象；而短期研究也顯示水果的飽足感比能量密度高的糖還要高得多 [17]。因此，我很不喜歡人們不分青紅皂白將糖妖魔化。我們在討論的是所有種類的糖嗎？水果和糖果一樣嗎？建議的攝取量是多少？還是要盡可能避免攝取糖？很多人以為宣稱「糖對身體有害」只會讓人不吃甜點不喝汽水。但他們不知道的是，很多人也會因為這樣的言論不敢吃水果，即使從健康和身體組成的角度來看，水果和一般糖分的效果完全不一樣。

> 「目前的證據顯示，只有在熱量超標的情況下，攝取糖分才會與肥胖率提升、以及飲食相關的疾病提升有關。」[18]

含糖食物比較容易過度攝取嗎？

糖本身其實沒那麼引人注意。雖然多數家庭的櫥櫃裡都有糖，可能裝在某個罐子裡面，偶爾加一兩匙在咖啡裡面，但你大概不常看到有人直接把那罐糖拿出來吃。絕對不是沒有，但一定不多。糖本身其實不特別好吃，但它可以讓食物變得很好吃，讓人很容易不小心吃太多。麵粉、奶油、蛋本身都不特別吸引人，但如果把它們都加起來，再加上一些糖分來做成蛋糕，就有很多人愛不釋手了。

在第四章「食物品質與食物分量」中，我們提過很多超級加工食品

都含有大量的糖，而且飽足感很低，容易過度攝取。一份關於「飽足感指數」的研究讓受試者攝取一份 240 大卡的食物，並在兩小時後看看他們會再吃什麼東西。結果發現，很多糖份較高的食物分數都很低，表示較不利於食慾調控 [19]。巧克力棒、蛋糕、可頌、甜甜圈及冰淇淋的分數都很低。所以我們可以說糖很容易過度攝取，對嗎？先讓我們看看該研究中的原型食物，包括香蕉、葡萄、蘋果、柳丁，這些食物都含糖，但分數都很高。所以到底是糖本身的飽足感很低？還是糖與脂肪一起加工製成好吃的點心後，造成飽足感很低呢？飽足感分數其實與食物好不好吃成反比：最好吃的食物通常都是超級加工食品，通常相當不利於食慾調控。

這就很像我們之前探討過的「成癮性食物」研究。很多分數較高的食物，同時含有很高的糖與脂肪 [20、21]，但高糖分零脂肪超級加工食品（例如無糖汽水和軟糖）的成癮性較低；高糖分低脂肪原型食物（例如水果）的成癮性則敬陪末座。我們也討論過，如果只討論原型食物（沒有添加精煉的碳水化合物或脂肪），含有較多脂肪與鹽，而且含醣量較低的食物（例如牛排、蛋、堅果、培根），比水果還要容易使人上癮。這就表示很多原因會導致食物成癮，而糖其實不是很重要的影響因素。所以「糖很容易過度攝取」這句話，其實並不精確。

含糖食品的另一端是含有大量添加糖（但沒有添加脂肪）的飲料，它們的「飲食補償」（dietary compensation）率非常低，意思是如果把這種食物加入飲食，你大概也不會減少其他食物的攝取。舉例來說，如果我要求你今天午餐要吃平常兩倍的量，到了晚餐時間你大概會因為沒有平常那麼餓，而選擇吃少一點對吧？這就是所謂的飲食補償。而液體熱量的飲食補償率通常都比較低。含糖飲料的飲食補償率通常比含糖固體食物更低。舉例來說，一份研究讓受試者每天都從糖攝取 450 大卡，

但前幾天先喝汽水，之後再吃雷根糖，來看看液體和固體的含糖食物會帶來什麼影響[22]。這份研究的其他面向並沒有控制，所以受試者可以自由決定每天要吃多少食物。前 28 天的汽水階段中，受試者的體重增加；但在接下來 28 天的雷根糖階段中，體重則沒有增加。吃雷根糖的時候，受試者的其他食物攝取明顯下降，但喝汽水的時候則沒有這個現象。這並不表示含糖飲料更容易讓人變胖，卻明顯指出很容易過量攝取。因此含糖飲料常常有獨立的研究，而政府政策也更可能建議減少含糖飲料的攝取[23,24]。政府很難告訴全國人民該吃什麼和不該吃什麼，但盡量避免含糖飲料，是一個很安全的建議。就好像面對活蹦亂跳又充滿好奇心的孩子，父母很難隨時保證他們的安全，但至少可以叫他們不要把金屬塞進插座裡。我們可以先從最簡單、最重要的建議開始，再慢慢努力。

「含糖食物和飲料可能會導致從糖分攝取過多的熱量，因此建議要多注意糖的攝取。不過，含糖多寡並非飲食健康與否的唯一指標，而是還有其他指標，有些會提供額外的熱量，有些則會提供額外的營養。在探討飲食對健康的影響時，我們不應只看一種能量來源，而是要看整體飲食。」[6]

重點整理

◆ 關於含糖食物本身是否有害，以及攝取多少分量才會有害，一直是爭論的焦點。我們現在能確定的是，有些含糖食物也含有較多的微量營養素，而且很難攝取過量，也能對健康產生更正面的影響。我們不能將所有含糖食物一視同仁，畢竟相同的巨量營養素也能組成非常不同的食物。

◆ 我們不應攝取過多糖分的原因，包括糖也是一種熱量來源，因此如果攝取過量，很容易造成體重增加或其他不利於健康的狀況。此外，如果飲食含有很多添加糖，就表示我們忽略了營養密度更高的食物。

◆ 控制糖分攝取最簡單的辦法，就是盡量少喝含糖飲料。液體熱量幾乎完全無助於調控食慾，因此如果想要減重，建議盡可能限制含糖飲料的攝取。

◆ 當然，我們也要小心添加很多糖分的超級加工食品。製作餅乾、蛋糕、甜甜圈、巧克力的人都會把他們弄得很好吃，而且熱量密度也高於本來就含有糖分的原型食物。飲食含有大量加工食品時，特別容易攝取過多的糖分。

◆ 從體重控制的角度來看，糖容易使人變胖的主因，是因為糖本身就有熱量，而且又會讓食物變得更好吃。不過，這不表示我們應該完全避免攝取糖分，畢竟我們還是有可能在攝取很多添加糖的情況下減脂，雖然我不建議這麼做。從健康和體重的角度來看，還是建議盡量攝取營養密度高的原型食物；但我們也不必擔心偶爾吃點心會破壞飲食計畫。多數人大概都希望能適度享受含糖食物，畢竟人生苦短，不吃蛋糕實在太殘酷。當然如果你真的不喜歡吃蛋糕，那也很棒。

第 11 章

酒：
效益成本比

⋮

　　一般來說，我不認為喝酒的人是為了健康或體態才喝。我在健身產業那麼多年，我聽到人們喝酒的原因，頂多是因為紅酒裡面有抗氧化劑，並認為這樣有助於減脂（當然還得先忽略紅酒的熱量，同時希望抗氧化劑真的那麼有效）。和其他食物不一樣的是，多數的建議都是節制飲酒，而要不要喝是個人自由；其他食物都會含有蛋白質、碳水化合物、脂肪，而要如何調控是個人自由。

　　雖然有在做重量訓練的人通常不太喝酒，但酒可以說是運動文化的一部分。如果你曾經參加團隊運動，可能會在比賽後和隊友出去喝酒。大家喝酒的原因都不是為了改善體態或健康，而是為了享受和建立團隊情感。這就是本章的基本論調，因為每次有人問我跟酒相關的問題時，他們都只想知道酒的負面影響。我認為可以從效益成本比的角度來看：如果一週只喝一次，是否會對健康或健身的目標產生毀滅性影響呢？從頂尖競技運動或自我要求非常嚴格的人來說，完全避免喝酒可能有其必

要；但多數人更想知道的是，是否可能在不破壞訓練表現的情況下適量飲酒。

　　進一步探討之前，我要先聲明的是，酒可能會帶來很大的風險。我們都知道酗酒很危險，甚至可能毀掉人的一生。我曾經目睹酗酒對別人造成的負面影響，而我認為這是很嚴肅的議題。接下來我會客觀討論酒與身體組成的相關研究，但我要說清楚的是，我絕對不鼓勵飲酒，而且我也不希望任何人在閱讀本章後，會小看酒對健康的影響。

乾杯：為什麼我們喜歡喝酒

　　大家都知道酒大概沒什麼好處，但問題是喝多少才會破壞進步呢？對有些人來說本章可能毫無意義，因為他們根本不喝酒。我尊重所有人的生活型態，但對很多人來說，這章的內容很重要，而也許我的故事能說明原因。

　　我二十出頭歲的時候滴酒不沾。當時的我會不顧一切避免對自己有害的事情，是一個非黑即白的心態。有些教練認為我是一個好榜樣，而我當初也這樣認為，但事情並非總是如此完美。我印象很深刻，有一個客戶曾經跟我說：「我覺得自己絕對不可能有太顯著的進步，因為你根本就過著和尚的生活，完全不適合我。」他們看到我對自己那麼嚴格，就覺得如果要減脂或促進健康就必須跟我一樣。但其實根本不是這樣。

　　我嚴格禁酒的時間很長，有一次有人邀請我參加派對，讓我相當焦慮，因為我很擔心必須喝酒，而且又不能上健身房，會對我帶來很大的影響。事後來看實在很羞於啟齒，但我當時確實是相當執著。我會不會浪費我的訓練成果？我會不會掉肌肉？我會變胖幾公斤？

結果在一整週派對的最後，你知道我發現了什麼嗎？我度過了人生中最快樂的一週，狠狠打臉了我的焦慮。如果我當時屈服於焦慮，就會錯失跟朋友們的美好回憶。當時喝的那些酒確實對健康不好，但如果我錯過了與朋友一起喝著小酒看夕陽的美好時光，我一定會非常後悔。

心理因素是我認為本章之所以重要的原因。有些客戶想在最短時間內達到最好的健身效果，但也有人想知道如何在健身與社交之間取得平衡，畢竟他們還想要偶爾上酒吧，或在約會時喝點小酒。對很多人來說，酒是生活與文化的一部分，更是社交時不可或缺的事物。

酒精簡介

每公克的酒精大約含有 7 大卡（1 毫升的酒大約是 0.79 公克，因為酒精的密度和水不同）[1]。我們有時候會看到每公克的酒精含有 7.1 大卡[2]，有時候也會看到 6.9 大卡[3]，但這麼小的差異就先別計較了。就算是純飲烈酒而不添加任何食材，熱量攝取也可能快速累積。一個全球知名品牌的啤酒含有 5% 的酒精，每 100 毫升就含有 42 大卡；而另一個全球知名品牌的白酒含有 11.5% 的酒精，每 100 毫升就有 72 大卡的熱量。如果用較大的杯子喝酒，累積熱量的速度很可能超出想像。

如果你和我一樣喜歡喝調酒，整個飲料的熱量可能又更高了。取決於添加食材的多寡，一杯鳳梨可樂達的熱量可能高達幾百大卡。所以如果你都喜歡喝這類高熱量的調酒，熱量就會快速累積。只需要喝幾杯的鳳梨可樂達，就可以達到一天的熱量所需。有趣的是，酒精的食物熱效應約為 10% ～ 30%，表示身體攝取酒精後所燃燒的能量，會比攝取碳水化合物和脂肪後更多[4,5]。

酒會影響食慾嗎？

除了熱量很高之外，酒調控食慾的功能也是有名的差。應該很多人都曾經在幾杯黃湯下肚之後，突然很想吃東西吧？我家附近小餐車的顧客，常常都是喝了幾杯之後才去消費。喝酒不會讓我們感到飽足，而是會越來越餓。我們之前提過「飲食補償」的概念，就是在現有的飲食內容中加上其他食物，我們當天自然就會少吃一點東西。如果午餐吃得比平常多，晚餐可能就會想少吃一點。但酒並沒有這種特性。多喝幾杯酒後，即使攝取的熱量變多，我們反而會感到更餓。

為了測試酒精對食慾的影響，一份研究讓受試者分別進入實驗室三次，一次提供無酒精的拉格啤酒、一次是含有 1 單位酒精的相同拉格啤酒、一次是含有 4 單位酒精的相同拉格啤酒[6]。受試者會在喝完這些啤酒後的 30 分鐘吃午餐，而研究者要看的就是他們攝取的食物分量會有什麼改變。喝完 1 單位酒精含量的拉格後，食慾並沒有增加；但喝完 4 單位酒精的拉格後，受試者整天下來的食慾都顯著提高，攝取的食物也變多。

如果喝下一樣含有 4 單位酒精的其他酒類，食慾也會明顯增加。所以如果你吃晚餐時配了一大杯紅酒（大約含有 2～3 單位的酒精），很可能不會注意到食物攝取量的變化；但如果喝了兩三杯，很可能會發現接下來的幾個小時中食慾顯著增加。我們不知道攝取超過 4 單位的酒精會怎麼樣，也許食慾會繼續上升，也或許會有天花板。

另一份研究想探討餐前喝酒與喝酒搭餐的差別[7]，研究設計的方法可能會讓很多人躍躍欲試，因為受試者必須在實驗室裡吃含有兩道菜的午餐，分別是大蒜麵包及披薩，並搭配紅酒。受試者被分成三組：

1. 在沒有喝酒的情況下吃到飽。

2. 吃飯前 20 分鐘喝 375 毫升的酒。

3. 開胃菜搭配 125 毫升的酒，主菜搭配 250 毫升的酒。

　　有喝酒的兩組受試者所攝取的食物，明顯高於沒喝酒的受試者。餐前喝酒的受試者多攝取了 25% 的熱量；而喝酒搭餐的受試者多攝取了 22% 的熱量。

　　「喝酒會增加食物攝取」這句話沒什麼問題，但實際情況稍微複雜一些。我們討論過劑量反應關係，也知道攝取少量酒精可能完全不會影響食物攝取，而酒的種類可能也會有影響。我們在第四章討論過，攝取

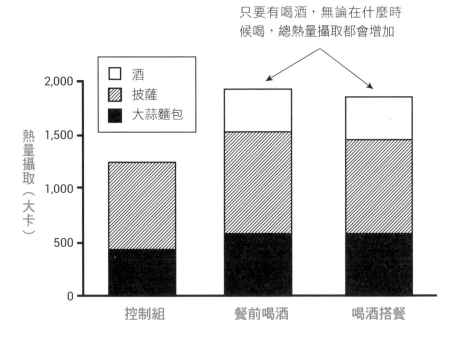

只要有喝酒，無論在什麼時候喝，總熱量攝取都會增加

⬤ 在有喝酒和沒喝酒的情況下，第一道與第二道菜的平均熱量攝取[7]

大量液體會減少後續的食物攝取，如同在一份研究中，受試者在主餐前先喝湯或奶昔[8]；而我們也會在第十四章討論喝水對食慾的影響。液體的分量不同，對食慾的影響也會不同。

要整理這些稍微混雜的資訊，最好的辦法就是看看專門探討酒精對食物攝取影響的統合分析。現有證據指出，喝酒並不會產生飲食補償。換句話說，如果在某人的飲食中加入酒，他接下來攝取的食物也不會變少[9]。當然飲食多寡的影響因素很多，也有很大的個體差異。所以也許你喝了幾杯後不會感到更餓，但你朋友喝了幾杯後卻食慾大增。

為什麼酒精相關的研究結果如此歧異？

有很多原因解釋了為什麼長期飲酒與體重之間沒有明確的關聯。不同人攝取的酒精量不同、不同性別的攝取量可能不同、攝取的酒精種類也可能不同[10]。舉例來說，喝紅白酒的人也許會有較為健康的整體飲食習慣。一份研究顯示，比起常喝啤酒的人來說，常喝紅白酒的人通常攝取更多的魚、蔬果及橄欖油[11]。因此我們很難相信任何研究型研究的結果，因為在數萬人的觀察結果中，我們很難將所有變因獨立出來。舉例來說，在一些地中海國家中，喝酒是生活的一部分，但他們對整體飲食的態度也會跟其他地區的人不同。喝幾杯酒搭餐，一餐吃好幾個小時，顯然就和一整個晚上在酒吧不斷乾杯很不一樣。同樣是喝酒，但如果只看酒精攝取，就會看不到其他相關的飲食面向。

喝酒會影響運動恢復嗎？

除了熱量、食慾和食物攝取以外，酒精還會以其他方式影響身體組成，因為可能對肌肉生長和運動表現產生負面影響。

很多團隊運動都有賽後喝酒的文化，所以一份研究想探討訓練後喝酒是否會干擾恢復。受試者分為三組，在訓練後分別攝取：

1. 蛋白質
2. 蛋白質與酒
3. 碳水化合物與酒 [12]

酒精含量是每公斤體重 1.5 公克，而平均體重在 80 公斤以下的受試者，大約攝取 12 單位的伏特加，而他們實際攝取的飲料是伏特加與柳橙的調酒。你沒看錯，一群人自願在訓練之後，以科學研究之名，快樂享用伏特加柳橙調酒，很棒吧！

攝取如此大量的酒精後，發現受試者體內的 mTOR 訊號與肌肉蛋白合成會受到抑制。詳細來說，蛋白質和酒一起攝取時，肌肉蛋白合成會比單純攝取蛋白質時低 24%；而碳水化合物和酒一起攝取時，更比單純攝取蛋白質低了 37%。也就是說，如果酒精會把肌肉蛋白合成按到地上磨擦，至少蛋白質還能稍微挽救頹勢。

值得注意的是，該研究只探討單次訓練後的肌肉生長指標。我們瞭解酒精干擾運動恢復的機制，但如果是長期喝酒的受試者，他們的肌肉生長又會如何受到影響呢？酒精是否會長期抑制肌肉生長？如果會，影響有多大？喝一杯會怎樣？喝十杯又會怎樣？

少量攝取酒精的影響似乎沒那麼大。在一位研究者執行的兩份相似

研究中，受試者在重量訓練結束後，攝取每公斤體重 1 公克或 0.5 公克的酒，一樣是伏特加柳橙調酒 [13、14]。結果發現，高劑量的酒精確實會影響恢復，但後續研究發現，低劑量酒精則不會。

另一份研究，讓男性橄欖球員在賽後攝取每公斤體重 1 公克的酒精。結果發現，運動員隔天早上的峰值爆發力受到影響 [15]。這份研究沒有測量肌肉組織的變化，但光是運動表現受影響這點，就很可能對長期肌肉生長產生影響。畢竟如果恢復受到干擾，肌肉生長也很可能受到干擾。而且任何人對於酒精會破壞隔天的訓練表現，應該都不會意外吧？應該不會有人在宿醉的情況下訓練，還期待自己能打破個人最佳紀錄吧？

所以我們不要再說「酒精會破壞肌肉生長」，而是要知道少量攝取並不會明顯壞事。週末喝個爛醉確實不利於隔天的訓練，肌肉恢復也會受到干擾，但偶爾喝一兩杯其實沒關係。

更複雜的是，酒精對肌肉生長的影響，似乎也有性別差異。一份研究讓男性與女性在訓練後攝取酒精（每公斤淨體重攝取 1.09 公克的酒精），發現男性體內的合成反應才會受到影響，也就是肌肉生長會受影響 [16]。另一份針對女性的研究發現，每公斤體重攝取 0.88 公克的酒精，不會顯著影響肌肉恢復 [17]，雖然這個攝取量已經很接近會干擾男性恢復的攝取量 [15]。如此看來，酒精大概沒什麼好處，但偶爾小酌並不會帶來太大的影響，對女性來說更是如此。不過要再次強調，這些都屬於短期研究。

酒精對於肌肉生長與減脂的長期影響，目前還沒有研究可以證實。酒精會影響單次訓練後的恢復，但不代表一個月喝一次會為一整年的訓練帶來什麼影響。馬路上的減速丘會讓你放慢速度，但開一整天的車只遇到一個減速丘，並不會讓你更慢抵達目的地。

酒精真的會影響睪固酮嗎？

另一個值得探討的議題，是酒精對睪固酮分泌可能造成的影響。酒精影響的荷爾蒙不只睪固酮，但它與肌肉生長和身體組成息息相關，所以我們在這邊重點討論。以下我們會將兩個性別分開討論。

以男性而言，如果每公斤體重攝取 1.5 公克的酒，在 10 ～ 16 小時候，血清睪固酮濃度會下降23%[18]。顯然從荷爾蒙的角度來看，只說酒精會降低睪固酮，聽起來一點也不精準，對吧？酒精對荷爾蒙的影響一樣有劑量反應關係。先前提到的橄欖球員實驗（每公斤體重攝取 1 公克的酒）也有檢測它們的睪固酮濃度，結果發現並無顯著變化[15]。甚至有研究顯示，低劑量（每公斤體重 0.5 公克）酒精攝取會短暫提高男性體內的睪固酮濃度[19]。以上都是非常短期的研究，而酒精對睪固酮分泌的長期影響仍然未知。偶爾小酌大概不會有什麼影響，而這些研究告訴我們，探討相關議題時，重點必須擺在劑量。

而女性似乎對酒精有不同的反應。一份研究以靜脈酒精注射來探討荷爾蒙反應，發現睪固酮抑制的效果主要出現在男性身上，女性則不會；而年齡似乎也是其中一個影響因素[20]。另一份研究測量因為酒醉進急診室的青少年，並將測得的數值與不喝酒的青少年比較[21]。喝醉的男性睪固酮濃度較低，但女性的情況卻剛好相反。

另一份研究顯示，更年期後女性攝取每公斤體重 0.5 公克的酒，睪固酮濃度反而會增加，而這個效果在服用口服避孕藥的女性身上特別明顯[22]。這份研究使用的是越橘之調酒，顯然科學家越來越有創意了。後續研究中，有在服用口服避孕藥的女性受試者，分別攝取不同劑量的酒精（每公斤體重 0.34 公克、0.68 公克、1.02 公克），結果發現各組受試者的睪固酮濃度都上升，和男性的狀況很不一樣。以上研究結果再次

顯示，酒精對荷爾蒙的影響因人而異，也會因劑量而異。

酒精會干擾長期的減脂效果嗎？

以上短期研究可以讓我們瞭解酒精帶來的影響，例如食慾增加、抑制肌肉生長及短期荷爾蒙狀況改變等等。不過，這些研究都沒有實際測量長時間的身體組成變化。規律飲酒是否會對身體組成帶來負面影響呢？

要回答這個問題，我們需要的是持續至少幾週以上的研究，受試者都必須遵循相同的訓練計畫，只是有的受試者喝酒、其他則不喝酒。研究的最後再實際測量身體組成變化。幸運的是，還真的有這樣的研究。該研究在十週的實驗後測量受試者的身體組成變化[23]。受試者被分成幾組，其中一組控制組完全沒有訓練，其他四組則遵循一週兩次的訓練計畫，並攝取不同的飲料：

1. 礦泉水
2. 無酒精啤酒
3. 含酒精啤酒（酒精濃度 5.4%）
4. 礦泉水加伏特加（酒精濃度與含酒精啤酒一樣）

研究中男性受試者從週一到週五的午餐和晚餐都搭配 330 毫升的酒；女性受試者則只在晚餐搭配 330 毫升的酒，一樣是週一到週五。結果發現，各組有訓練受試者的體脂肪和淨體重變化都差不多，無論是否攝取酒精。

一份實驗設計相同的後續研究也發現，適量攝取酒精不會對心肺功能造成顯著影響。也就是說，就算在有攝取酒精的情況下，還是能夠讓體能有一定程度的進步[24]。不過相關主題的長期研究還是相當缺乏。如果攝取更多酒精會造成什麼影響呢？我們不知道。如果喝酒的型態不同，而且不是每天喝一兩杯，而是週末狂飲的話呢？目前我們還是只能猜測而已。

在沒有長期研究的情況下，目前能得到的合理結論就是──酒精似乎不會對肌肉生長或減脂產生顯著影響，不過攝取高劑量可能就會有不同的結果。所以雖然我不鼓勵喝酒，也非常想強調喝酒會有風險，但至少可以確認少量飲酒不會干擾我們的身體組成目標。不過要強調的是，以上論述僅限於身體組成，而酒精對整體健康的影響又是另一回事。

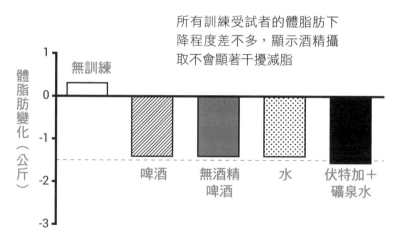

🎧 五組受試者在訓練介入後的體脂肪平均變化[23]

重點整理

◆ 大家都知道，過量攝取酒精會危害健康，因此我絕不會鼓勵飲酒。

◆ 對很多人來說，酒是生活的一部分，例如世界上許多國家的人都習慣喝酒搭餐。很多人都知道飲酒會對健康帶來風險，但還是很喜歡小酌。我的目的不是告訴你什麼可以做、什麼不能做，而是提供最客觀的資訊，讓你自行決定。

◆ 從身體組成的角度來看，攝取很多酒精會讓體脂上升，因為酒精飲料的熱量不低，而且也會增加食慾，因此會吃得更多。酒也會干擾肌肉恢復與荷爾蒙分泌（可能取決於性別和年齡），所以如果過量飲酒，運動表現可能會下降，而增加淨體重的目標也多少會受到影響。

◆ 不過，酒的許多壞處都只在大量攝取時才會出現，所以就算少量攝取，還是可以減低體脂肪、提升肌肉量，並促進體能。

◆ 強烈建議理性飲酒。我自己也喜歡偶爾小酌，但我知道酗酒的後果很嚴重，甚至可能毀掉人的一生。我關心你，也關心你的健康，所以仍要雞婆提醒一下。

第 **12** 章
作弊餐、補碳、
飲食休息

⋮

　　我第一次聽到「作弊餐」這個概念時，聽說可以促進新陳代謝，增加減脂速度。我記得當時讀過一些文章，說在減重的時候代謝率會下降，而達成大量的熱量盈餘有助於避免這種狀況。我認識的一些健身模特兒會執行幾天的飲食控制，然後執行一次想吃什麼就吃什麼的作弊餐，他們說這樣可以「讓新陳代謝混亂」之類的歪理。我不記得確切的理由是什麼，只記得一些模糊印象。

　　到了今天，作弊餐的概念還是很流行。如果你在網路搜尋作弊餐，可能會看到以下幾種說法：

「作弊餐有助於快速啟動新陳代謝。」
「補碳日可以啟動新陳代謝。」
「補碳有助於讓瘦素回到正常濃度，以促進新陳代謝。」

標題如此吸引人，加上可以想吃什麼就吃什麼，也難怪很多人會對作弊餐和補碳趨之若鶩。但是，很多人其實不知道作弊餐和補碳到底是什麼。有趣的是，兩者都沒有明確的定義，而不同人的執行方法也可能很不一樣。我在本章探討作弊餐、補碳及飲食休息的主因，就是要澄清彼此之間的差異，並解決讀者可能有的問題。

對某些人來說，「作弊餐」不過就是能夠隨心所欲飲食，偶爾擺脫無聊的飲食計畫。有些人認為作弊餐可以「重新啟動新陳代謝」，但也有人只是純粹喜歡隨便吃。要遵循任何一種飲食計畫都沒那麼容易，因此偶爾可以隨興飲食，就讓長期飲食計畫沒那麼可怕。

補碳則比較精確一些。多數宣稱自己在「補碳」的人主要會增加碳水化合物的攝取。他們通常會吃到足以維持體重的熱量，但有時候也會出現熱量盈餘。

其實我覺得，有人只是想要在飲食控制時讓心理休息一下（這也不是壞事），然後就用一些看起來很科學的模糊說法，來合理化自己的行為。聽起來很像是我在批評別人，而認識我的人就知道我不太會這樣，但這是出自我個人經驗的肺腑之言。我第一次聽說補碳可能會有神奇效果以後，就打算每週執行一次，相信攝取大量食物能提升代謝率，讓我以更快的速度減脂。又能吃又能減脂，聽起來不是很棒嗎？難怪很多人都希望這種作法有效。於是我每週的補碳計畫就開始了。

我身邊鼓吹補碳和作弊餐的人，主要都是健美運動員，而他們之所以會補碳或吃作弊餐，有些是因為既有的飲食計畫非常單調，偶爾想要吃吃平常不能吃的食物；有些人則是真心相信作弊餐能讓代謝率激增，讓後續的減脂變得更容易。除了減脂以外，有些人補碳的理由是在限制碳水化合物攝取一段時間後，突然攝取大量碳水化合物能讓肌肉看起來更飽滿，因為肝糖得到充分補給。

一開始的補碳很順利，但後來我補碳的量變得越來越多，常常是我覺得吃不下的時候才停下來，讓我有些擔心。有時候我甚至會吃到有點想吐，而這種行為絕對有問題。這就顯示在給予飲食建議時，精準的用字有多重要。「你可以盡情吃喝，但僅限這一餐」這句話看似簡單，卻對我產生災難性的影響，因為我在這些作弊餐時真的能吃多少就吃多少。事後想想，真的是一場災難。在人家飲食控制時跑去跟人家說可以盡情吃喝，但僅限這一餐，就好像走到自助餐廳時，看到「吃到飽」的標語時，心理想「我一定要吃夠本！」

什麼是作弊餐？

　　我現在不想演了，我很討厭「作弊餐」這個詞，應該禁用才對。有些會執行作弊餐的人可能會不諒解我，但我是有證據的。

　　一份研究分析了超過一百六十萬張含有「＃作弊餐」的 Instagram 照片，發現超過半數照片中的食物都「符合暴飲暴食的客觀標準」[1]。有些照片中的食物甚至可能超過 9000 大卡，說是暴飲暴食完全不過分。所謂的定期執行作弊餐，其實就是暴飲暴食，你能夠接受嗎？我實在不想鼓勵會帶來明顯負面效果的行為。

　　我和許多人擔心的是，作弊餐文化常常與暴飲暴食密不可分。許多人會刻意不吃某些食物，但之後有機會吃的時候往往會失控，攝取量比以前高出許多。一份研究也指出：「作弊餐所顯示的，是一種類似於暴飲暴食的精神病理學狀況。」，而這個狀況在男性身上特別常見。[2] 所謂「作弊餐」其實反映的是罪惡感，以及找藉口吃那些平常不能吃的食物。我害怕這只是嚴格飲食控制下的反彈，但其實這種反彈可以避免，

或至少控制。「作弊」是一個相當負面的詞，如果你想要每週都作弊，是否代表現在的行為有點問題？

讓我們做一個小小的思考實驗：選一個你最喜歡的高熱量食物，而且必須是一種一般認為大量攝取會有害健康的食物。現在請想像有人告訴你不准吃這種食物，連一口都不行。你覺得你能堅持多久？好，現在想像有人跟你說：「你在星期六晚上可以想吃多少就吃多少，但只有星期六晚上。」你覺得你到時候會吃多少？讓人隨心所欲吃那些平常不能吃的食物，感覺就是一個鼓勵暴飲暴食的好辦法。

我個人還是比較支持在不必暴飲暴食的情況下攝取喜歡的食物。如果不吃巧克力讓你必須每週以「作弊餐」的名義狂吃巧克力，那麼你為什麼還要不吃巧克力呢？也許允許偶爾吃一點，就可以不必「作弊」了吧？

有些人會將「作弊餐」與「補碳」這兩個詞交互使用。我並不是嚴格的術語警察，但我認為這兩個詞不能混為一談。對我來說，「作弊」一詞代表羞恥與罪惡，是相當負面的詞。「作弊餐」這個詞的基本概念，其實就是在某些日子提升熱量攝取，可以提高飲食依存的機會而已。

一份研究指出：「我們認為要長期堅持計畫，就必須有計畫性地偶爾偏離目前的計畫。例如如果要存錢，還是得偶爾花錢；要達到長期減重效果，還是得偶爾攝取高熱量食物。」[3] 該研究問受試者一個假設性問題：如果醫生說他們必須在短時間內減去大量體重，他們會想要每天只能攝取 1500 大卡，還是每六天攝取 1300 大卡，但在第七天可以攝取 2700 大卡？同樣是每週攝取 10500 大卡，但「計畫性偶爾享樂」聽起來還是比較吸引人。這種方法也曾在真實世界中檢驗，發現如果可以偶爾偏離計畫，受試者的動機會比執行傳統線性飲食控制更高。值得注意

的是，所謂計畫性偶爾享樂其實也有相當精準的熱量控制，而不是「吃到吐」的作弊餐。

很多人都沒考慮到用字不精準所帶來的後果，尤其是人們面對食物的心理狀況。很多人會將補碳與作弊餐兩個詞交替使用，我認為這樣不好，應該直接拋棄「作弊餐」這個詞。

什麼是補碳？為什麼要補碳？

補碳和作弊餐不一樣，通常指的是策略性提升碳水化合物攝取，可能會達到維持體重所需的熱量，甚至會達到熱量盈餘。減去一定程度的體重後，荷爾蒙狀態可能會改變。支持補碳的人最在乎的是瘦素。瘦素主要由脂肪分泌，可以帶來飽足感的信號、刺激能量消耗[4]，因此有人把瘦素視為一種「反肥胖信號」[5]。減重時，瘦素的分泌會下降，讓我們感到更飢餓。

一份研究招募男性奧運選手，並根據他們的運動項目是否強調精實身材來分組，例如拳擊、柔道、角力等等。研究者發現，身材較為精實的運動員體內平均瘦素濃度較低[6]。這類研究只能比較兩組受試者的差異，無法追蹤長時間的變化，但如果要瞭解飲食對瘦素的影響，就要知道趨勢，畢竟我們都知道相關性與因果關係是兩回事。

為了瞭解長時間的趨勢，另一份研究請受試者維持常態體重兩週，接下來八週每天讓他們比平常多攝取 1000 大卡的熱量[7]。這八週熱量盈餘的時間下來，受試者的體重平均增加 5 公斤，瘦素濃度也顯著上升。也就是說，體脂肪增加時，瘦素濃度也會升高。

另一份研究追蹤因為比賽執行飲食控制的健美選手，並在全國冠軍

賽的前 11 週、5 週與 3 週測量他們的身體組成，同時為他們抽血[8]。在賽前 11 週和 5 週之間，他們的瘦素減少 27.7%，並一直維持到最後一次檢測。另一份研究招募女性健美選手，研究她們賽前減重與賽後增重的生理變化[9]。為了比賽，這些受試平均減去 12% 的體重，同時體內瘦素濃度也顯著下降。有些選手的瘦素濃度很低，很可能產生許多生理變化，例如免疫系統功能下降等等。

值得注意的是，研究中的健美選手同時一定也將其他面向做得很好，例如攝取高蛋白質飲食、執行阻力訓練等等，而非用極端的飲食控制來摧毀淨體重。雖然他們一切都做得很好，但追求極致的精實體態還是可能對荷爾蒙造成暫時的負面影響。

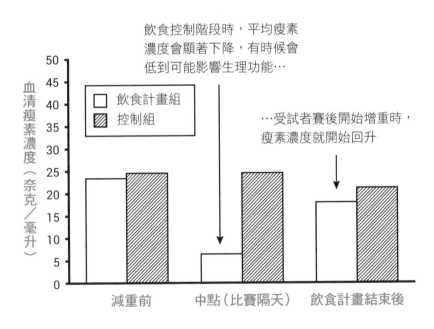

♬ 女性健美選手的血清瘦素濃度[9]

瘦素在食慾與能量消耗調控方面扮演重要角色，因此如果可以在減重階段維持高瘦素濃度，就可能克服飲食控制的一些副作用。許多人也從不同角度來檢驗這個理論。

　　首先，如果給予受試者額外的瘦素，會發生什麼事？在一份研究中，研究者會觀察受試者在以下三個階段時的狀態 [10]：

1. 常態體重
2. 執行低熱量飲食後
3. 實施皮下瘦素注射後

　　不意外的是，在減重階段時，受試者的瘦素下降。而到了第三階段瘦素開始回升後，受試者的甲狀腺素與能量消耗都產生變化，於是研究者做出以下結論：「利用類似研究中的方法來逆轉瘦素不足的狀況，就可能避免體重回升。」簡單來說，將瘦素維持在高濃度，可能有助於維持減重效果。顯然這是一個好消息。

　　現在你可能會想：「我不想注射瘦素，有沒有可能用自然的方式達到相同效果呢？」別擔心，我們很快就會討論到。

　　其實過量攝取食物也會造成瘦素濃度上升，因此才有補碳的這種做法。也許可以策略性攝取多一些食物，讓瘦素濃度回到正常，這樣就可以彌補飲食控制帶來的一些負面影響。為了探討食物攝取的改變會如何影響瘦素，一份研究讓受試者先後經歷短暫的熱量維持、熱量盈餘、熱量減少（隨機分配順序）[11]。結果發現，熱量盈餘 30% 會提高瘦素濃度，而熱量減少 30% 會減少瘦素濃度，跟想像中差不多。但該研究也發現，順序採用熱量盈餘、熱量維持、再到熱量減少的組別，在他們執行熱量維持飲食時，瘦素濃度還不會從高點降至基線。換句話說，如果

受試者連續三天達到熱量盈餘，造成瘦素濃度增加，當她們回到熱量維持時，瘦素還維持在相對高點。聽起來很不錯吧？也許這樣可以讓食慾和能量消耗都提升。不過實際的結果沒那麼美好，因為受試者來到熱量赤字階段時，瘦素濃度就會回到基線。

簡單來說，吃比較多的時候，瘦素濃度會增加，這是一件好事。從吃比較多的階段來到熱量維持階段時，瘦素濃度會維持在相對高點。而來到熱量赤字時，瘦素濃度就會回到基線。也就是說，瘦素提升的時間很短，讓很多人的幻想泡泡就此破滅，因為如果執行飲食控制的人突然用三天的時間補碳來提高瘦素濃度，只要再回到熱量赤字，瘦素就會回到之前的水準。這樣看來，用過量飲食來提升瘦素的這個做法，就顯得有些多餘。

荷爾蒙暫時改變，不久之後又回到原先的狀況，真的會為減重帶來什麼額外的效果嗎？而且還必須攝取很多額外熱量才能做到。如果瘦素濃度增加的持續時間很長也就罷了，但持續時間如此短暫，實在很難想像會對減重帶來多少貢獻。這就很像我們知道睪固酮濃度較高有助於肌肉生長，但如果我們只讓濃度提高一兩天，其實就沒什麼差別。短暫的濃度增加，和持續維持在高濃度完全是兩回事。

研究也指出，攝取食物的種類會影響瘦素濃度。一份研究讓受試者連續三天攝取超過熱量維持標準的 40%，而多攝取的熱量來自脂肪或碳水化合物 [12]。結果發現，如果多吃的食物來自脂肪，瘦素濃度不會提升；但如果來源是碳水化合物，瘦素濃度會提高 28%。本研究有一個重要的指標，就是研究者也測量受試者的能量消耗，也就是受試者燃燒的熱量。透過增加脂肪達到 40% 熱量盈餘的受試者，能量消耗的程度沒有改變；但如果是透過碳水化合物，能量消耗就會增加。

聽起來又是一個好消息，因為短短三天攝取較多的碳水化合物就能

提升瘦素濃度，也許就能抵銷飲食控制為荷爾蒙帶來的負面影響，而這大概也是很多人會透過補碳來達到減脂效果的原因。聽起來很不錯吧？其實沒那麼美好，因為這段時間的能量消耗指提升了 7%，也就是大概一天多了 139 大卡，而其中 36 大卡是來自攝取額外食物的能量消耗（食物熱效應），因此每天實際多出來的熱量消耗只有 100 大卡。別忘了，要讓能量消耗多這一點，可是需要每天多攝取 40% 的熱量！

也就是說，如果想要稍微提升代謝率，就必須額外攝取很多食物。這樣似乎有點捨本逐末吧？我真的認識有人會在補碳日攝取 5000 至 10000 大卡，只為了「促進新陳代謝」，但如此大量的食物只會稍微提升燃燒的熱量，讓他們當天進入更高的熱量盈餘，甚至整週的熱量盈餘都會變多。這就好像一個月用某張信用卡多消費幾次，只為了取得那一點點的額外回饋而已。

以上有趣的研究只能讓我們推測可能的狀況，而如果真的要知道補碳是否會對身體組成帶來長期的益處，就必須有長期實驗。

針對補碳的長期實驗

幸運的是，除了上述提及的研究以外，還有一份研究比較了在低熱量飲食的情況下，每週兩天補碳策略的效果 [13]。為了比較公平，必須讓各條件受試者的熱量攝取相同，所以其中一組受試者每天維持 25% 的熱量赤字，另一組則每週五天維持 35% 的熱量赤字，接下來兩天則來到熱量平衡。值得注意的是，這種準確計算熱量的方式，和允許隨興飲食的作弊餐很不一樣。

補碳策略也稱為「非線性飲食控制」（non-linear dieting），也就

是熱量攝取會上下波動，而不是整週維持相同。還記得之前提過一個研究，讓受試者在高熱量日選擇自己喜歡的食物，即使在該週接下來的時間，他們必須進一步減少食物攝取嗎[3]？我和一些客戶合作超過十年，很多人都會使用這種作法，他們稱之為「週末」。很多人會在週一到週五要上班的時候控制飲食，然後在週末多吃一些。該研究不同的地方，是熱量攝取有事先規劃，以確保整週下來攝取的熱量相同，而且補碳的主要來源都是碳水化合物。所以如果每天熱量維持所需的熱量是 3000 大卡，就會在一週的五天攝取 35%，也就是 1950 大卡的熱量；而在週末時可以多攝取 1050 大卡。如果是傳統線性飲食策略，每天都只能攝

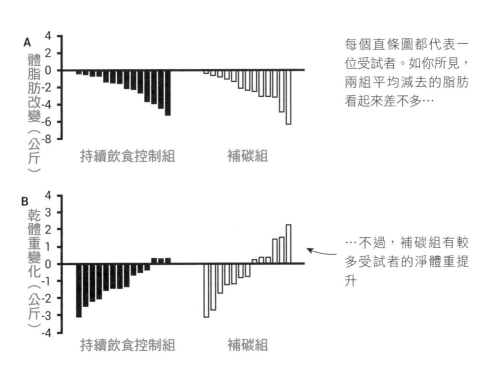

每個直條圖都代表一位受試者。如你所見，兩組平均減去的脂肪看起來差不多⋯

⋯不過，補碳組有較多受試者的淨體重提升

🎧 持續飲食控制與每週兩天補碳策略的個別身體組成改變[13]

取 2250 大卡。

結果發現，兩組之間的減脂效果類似，但執行補碳的受試者維持較多的淨體重，而且本應隨著體重下降而減少的安靜代謝率也維持較高。就算兩天的補碳策略不會讓減去的脂肪顯著增加，但有助於維持淨體重，這是很多人都想達到的目標。即使本研究使用的統計方法有爭議，還是有一份分析指出，補碳組能維持更多的乾體重（淨體重減去總水重）[14]。也就是說，補碳也許有助於肌肉量的維持。

什麼是飲食休息？

除了在每週飲食控制中執行補碳策略以外，也可以執行所謂的「飲食休息」，也就是讓熱量維持階段維持較長時間，大概一到兩週，然後再回到較低的熱量攝取。就我的觀察，如果某人執行飲食控制一段時間，開始感到疲勞，而且訓練強度也開始下降，這時候執行熱量維持一兩週左右，可以讓身心都稍微放鬆一下。無數研究告訴我們，熱量赤字的效果也會邊際效益遞減。飲食休息並不是逐漸攝取更多的熱量，而是讓飲食控制者在一段特定時間中吃更多食物，讓他們在接下來的低熱量飲食更加順利。

一份研究讓一組受試者連續飲食控制 16 週，另一組受試者則在兩週的低熱量與熱量維持之間不斷輪替[15]。執行飲食休息的受試者必須連續執行 30 週，因為總共有 16 週的飲食控制，加上 14 週的熱量維持。結果發現，執行飲食休息的受試者減去 14.1 公斤的體重，而持續飲食控制組則減去 9.1 公斤。這種間歇飲食方法也帶來更好的減脂效果（12.3 公斤與 8.0 公斤的差別），而且淨體重也不會流失更多。此外，飲食休

息組的安靜代謝率也維持較好，所以看來飲食休息的好處多多。

這些研究告訴我們，飲食休息有助於減脂，但整體飲食控制的時間會拉長，這點對某些人來說是一個缺點。簡單來說，你會比較想要連續飲食控制 16 週？還是連續 30 週交替執行不同的熱量攝取？到底哪一種方法「比較好」，就取決於你的喜好。

一份後續研究想探討，在每三週的飲食控制中插入一週的熱量維持，是否會影響身體組成的變化[16]。和先前研究不一樣的是，飲食休息組受試者並沒有減去更多的脂肪，也沒有維持較多的淨體重，只有安靜代謝率的維持稍微好一點而已。兩組受試者之間唯一的顯著差別，只在飲食休息組的飢餓程度較低而已。

為什麼兩份研究會有這種差異？因為方法不一樣。一份是兩週飲食控制加入兩週飲食休息；另一份則是三週飲食控制加入一週飲食休息。除此之外，受試者的屬性也不一樣。第一份研究受試者的體重較高，而第二份研究的受試者比較瘦。在第一份研究中，飲食休息之所以有效，很可能只是因為這樣更容易堅持熱量赤字而已。不過如果在飲食控制中穿插一些時間讓你多攝取一點熱量，就能讓你在接下來的時間更堅持熱量赤字，絕對也是好事。

你應該嘗試補碳與飲食休息嗎？

總的來說，補碳和飲食休息確實都有科學根據，但目前的資料還不足以確認哪一種的效果比較好。我個人認為不妨都嘗試看看，並視情況調整。如果你喜歡在某幾天多吃一點，就可以嘗試補碳，例如在週間少吃一點，週末則多吃一點，再看看這樣會不會讓你更有精力、心情變

好，或運動表現變好。舉例來說，一份小規模研究指出，攝取幾餐高碳水化合物，可能有助於減少運動帶來的酸痛感 [17]。想試試看較長的飲食休息嗎？如果隔週執行飲食控制與飲食休息，會讓熱量赤字執行起來更舒服，就非常值得嘗試飲食休息，並看看怎樣的方法最適合自己。

重點整理

◆ 有些人可能會偏好「計畫性偶爾享樂」（某一兩天稍微吃多一點，例如補碳）或「非線性飲食控制」（某幾天或某幾週吃多一點），而非每天執行相同的飲食控制。如果你就是這樣，也許就可以讓自己在某幾天多吃一點。有時候難免會感到比較飢餓，或是去參加聚會，這時候想多吃一點很正常，所以建議為飲食計畫保留些彈性。

◆ 所謂的「作弊餐」或「作弊日」指的是讓自己隨心所欲飲食，我相當不建議這種作法。如果你很想執行「作弊日」，就必須想想現在的飲食控制是否弊大於利。很多人都會避免所謂不好的食物，卻在「作弊日」大量攝取，這樣的作法很可能導致飲食行為失調。

◆ 從身體組成的角度來看，某幾天少吃一點、某幾天多吃一點，似乎不會對減脂造成太多影響。但這種做法可能有其他好處，例如調控飢餓感、提升飲食依從機率、並讓訓練表現更好。舉例來說，如果你幾天下來多吃了些碳水化合物，並發現自己更有活力、訓練表現也更好，就可以繼續嘗試這種方法。

◆ 雖然還沒有足夠證據支持，但較長的飲食休息可能會對飲食目標有所幫助。具體的作法是在飲食控制階段中，穿插一兩週的時間吃更多食物，而非每週都達到相同的熱量赤字。這種方法會有效，很可能只是因為連續數週甚至數月的飲食控制很無聊，而穿插飲食休息則會讓計畫更容易堅持下去。如果你覺得這種方法很吸引你，就值得嘗試看看。

◆ 目前相關具體證據並不多，因此補碳和飲食休息充其量是「如果喜歡可以嘗試看看」的方法，而非「一定有用，所有人都該試試看」的方法。

第13章

透過記錄就能確保自己
走在正確的路嗎？
自我監控的科學原理

:

　　「自我監控」（self-monitoring）的意思就是將自己所做的事情記錄下來。如果把訓練內容記錄下來，看看自己有沒有進步，就是一種自我監控。這個概念可以運用於食物攝取和體重，而這兩個面向的自我監控都有不少研究探討過，所以我們會多花些功夫在這裡。自我監控相當重要，甚至被認為是「減重行為治療的基石」[1]。

　　自我監控來自一個所謂自律（self-regulation）的理論：把做過的事情記錄下來，藉此評估進度並視情況調整。簡單來說，自我監控就像是公司老闆執行一個新的商業策略。如果老闆持續關注獲利，就可以評估公司營運是否成功；而如果發現有問題，就可以調整策略來改善結果。如果有意願，我們也可以將自我監控策略應用在現在的運動和營養計畫，但我們還是要先瞭解這麼做的優缺點，再為自己做出最好的決定。

　　接下來，讓我們直接探討一個我最常遇到的問題。

我應該多久量一次體重？

比起身體組成，多數人更常看到的是體重計上的數字。當然體重計不會告訴你體脂肪或淨體重有多少，但至少可以快速得到一個參考數字。有些人可能有辦法使用 DEXA 骨質密度檢查或水中秤重儀器，但多數常見的方法都無法精準測出體脂率。你當然可以用脂肪夾來測量體脂率，但這樣的精準程度就和矇眼睛的猴子射飛鏢一樣。隨著科技進步，測量體脂的儀器一定會越來越精確，但現在它們的準確性還是有待加強。

透過體重計量體重既方便又便宜。我們不需要超級昂貴的儀器，也不需要用夾子夾你的皮膚，或脫掉衣服跳進水裡。至少就目前以及可預見的未來，如果要得到與身體組成相關的數值，體重計絕對都還會是最常用的機器。

「我應該多久量一次體重」這個看似簡單的問題，其實背後含有相當複雜的概念，因為這個問題不只牽扯到人體構造，也和責任、心理狀態、個人喜好有關。以下是健身產業常提供給客戶的幾個建議，讓你看看不同人的想法有多不一樣：

1. 「每週都要量體重，這樣才能追蹤體重變化並監控進步。」
2. 「每天都要量體重，這樣才能得到每週的平均體重。如果一週才量一次體重，而剛好在測量那天遇到體重波動，得到的結果就比較不可靠。」
3. 「直接把體重計丟到垃圾桶吧。測量體重一點用都沒有，甚至會影響心理健康。」

純粹從資料蒐集的角度來看，鼓勵每週測量體重其實相當合理。如果你有購買線上教練課，教練可能會要求你常常傳相關數據給他，讓他知道你的進步情況。如果想減脂卻沒有測量體脂的機器，你們又要怎麼知道什麼時候該調整計畫呢？如果你的熱量攝取過高，長期觀察體重數字其實就能明顯看出來。從這個角度來看，請客戶經常量體重其實很有道理。

　　有些教練可能會想知道更精確的資訊，他們知道影響體重的因素很多，而體脂只是其中一種。畢竟體重很容易產生波動，例如前一天晚餐多吃一點，食物還沒消化完全，體重就會大幅增加。腸道活動會讓體重產生波動，而我們很難從測量看出，就像體內水分的重量一樣；而生理期也會造成體重大幅變化，但這種變化通常跟體脂肪無關。如果每週都量體重，卻剛好遇上會讓體重增加的生理狀況，你可能就會覺得自己變重了，但其實你前幾天的體重都還在正常範圍。

　　這樣也很合理，對吧？從資料蒐集的角度來看，這樣可以看到體重計的限制。更常量體重，也許就能不受上述體重波動的影響，畢竟資料越多越好，因為這樣在做決定時就有更多依據，聽起來相當合理。

　　另外，也有人直接建議把體重計丟掉。首先，體重計只能讓我們知道體重，無法測出體脂肪和淨體重，而我們可能在身體組成大幅變化的情況下，體重卻完全不變。我有幾位客戶的腰圍明顯小了幾吋，但體重卻只下降一點點。我也遇過很多人明明外表改變了很多，卻因為體重計上的數字沒有太大變化而感到氣餒。如果身體組成都已經明顯改變，卻還是對於體重不變耿耿於懷，那這樣為什麼還要量體重呢？

　　也有人會為了改變體重計上的數字，不惜犧牲健康。你有聽說過要求社員每週上台公開體重的社團嗎？不知道有多少人跟我說過，他們有一千種方法可以測量出最低的體重。例如有人會在量體重前一天斷食，

或直接吃利尿劑，以確保體重比上週還要低。這實在是很嚴重的問題。我甚至還聽過相關社團建議社員不要做重量訓練，因為這樣會「讓減重速度變慢」。這根本就是要求社員不惜犧牲肌肉量也要讓體重變輕。顯然，有些人還是會過度重視體重數字。

所以到底應該多久量一次體重呢？還真的沒有絕對的結論。從資料蒐集的角度來看，更常量體重確實有道理，但我絕對不會鼓勵所有人這樣做。以下我將提供兩個假設性範例來說明原因。

某甲是一名職業拳擊選手，需要為即將到來的比賽減重。他一直有在使用各種手機應用程式追蹤食物攝取、睡眠型態、體重，以及重量訓練所做的組數、次數、重量等等。他隨時都會監控各種數值的變化，因為客觀的資料讓他調整策略時更有根據。這樣的人其實不少，他們只相信客觀資料。

某乙想要減脂，但純粹是為了健康。他和體重計之間有著某種愛恨情仇，因為小時候量體重時，別人會說他「過重」，間接影響了他的飲食行為。對他來說，量體重很容易引發焦慮，遑論規律測量甚至同時追蹤食物攝取。我們知道就算不刻意減重，還是可以改善健康。這樣一來，真的還要要求他將一切數字記錄下來嗎？

每個人的目標、個性、經歷都不一樣，所以我認為不需要硬性規定所有人都得遵循某種辦法。瞭解這些優缺點很重要，因為這樣才能選擇最適合自己的辦法。

量體重有助於減重嗎？

許多研究都發現，常常量體重可能帶來更成功的減重效果。美國國

家體重控制登記計畫（National Weight Control Registry）的設立目標，就是探討大幅減重者有哪些行為模式，並協助他們維持下去，雖然這種群體並不好找，畢竟在執行飲食控制的人中，能成功大幅減重的人不多。該計畫發現，在 784 名平均減去 30 公斤，並在接下來五年至少維持 13.6 公斤減重成果的人中，大約 75% 的人至少每週量一次體重，而38% 的人會每天量體重[2]。這當然不代表量體重會直接影響減重成功率，但還是告訴我們在這個很多人都會掉進溜溜球飲食而導致減重失敗的世界中，許多成功的人都有常常量體重的習慣。

這就好像如果我們去問幾百位成功的商人，看看他們有沒有哪些共同點，結果發現他們幾乎都很早起床工作一樣。我們不能說早起工作就能保證成功，但既然這麼多人都有相同的習慣，也許我們可以從中得到些什麼。

接下來我們要做的，就是找一群沒那麼成功的商人，看看他們的習慣和成功的商人有什麼不同。一份研究採用這樣的設計，比較了成功維持大幅減重成果的人，以及曾大幅減重卻無法維持的人。結果發現，成功維持大幅減重的人中，有較高比例的人每天都會量體重[3]，而其他研究也有類似的發現[4]。這當然絕對無法證明規律量體重有助於減重，只能告訴我們成功減重並維持成果的人幾乎都有這個習慣。我們都知道相關性不等於因果關係，所以如果要進一步探討兩者之間的關係，就必須再看幾個控制實驗。

早在一九六七年，有 8 人參加一個減重計畫，該計畫要求他們每天量四次體重，因為這樣可以作為「與暴飲暴食相關的暫時緩和反向刺激」[5]。先不談其他的，光是這點，就讓我們知道為什麼有人會對量體重這件事情，發展出如此不健康的上癮關係。該計畫的受試者都達到顯著的減重成果。然而，減重只是該計畫的其中一個面向，所以我們不知

道其他面向是否也會影響體重測量的行為。

　　幾年後，一份研究試圖比較自我監控與其他治療方法的效果，讓我們終於開始看到互相比較的控制實驗。該研究將受試者分成五組[6]：

1. 自我獎勵
2. 自我懲罰
3. 自我獎勵與自我懲罰
4. 自我監控
5. 控制組

　　自我懲罰？沒錯。實驗開始時，自我獎勵與自我懲罰組都會在一個類似銀行帳戶的系統中，存入至少 10 元。第一組只要成功就可以得到獎勵，但第二組則是失敗就要接受懲罰。自我獎勵組減去的體重比第二組多，但這是一個相當小型的實驗，每組的受試者都不多，所以我不會太看重該研究的結果。不過，這個研究對於量體重的研究提供突破性的見解。從上一份研究的「反向刺激」到本研究的「自我懲罰」，你可能已經發現，對於減重的壓力會逼迫人們採取不健康甚至極端的策略。也許兩個研究的發現，可以和現在許多減重社團的運作方式互相呼應。

　　一九七八年的一份研究宣稱是第一個探討量體重是否有助於減重，或不量體重而單純改變習慣是否會更有效[7]。研究者指出：「監控體重或頻繁量體重，會很容易認為體重是唯一的成功指標」，並認為體重很容易波動，因此更建議專注於其他個人習慣，例如追蹤熱量攝取。該研究發現，不太量體重的受試者，減去的體重會比規律量體重的人多一些。不過研究者也指出，參與研究的受試者不多，很難得到肯定的結論。但該研究結果告訴我們，如果要達成減重目標，完全可以不量體重

並只專注於習慣改變。

　　該研究也證實量體重會帶來一些不良影響。規律量體重的人並沒有減去更多體重，而且也更可能採取暫時的挨餓策略，來讓體重計上的數字變好看。因此，建議監控飲食和運動等自己有辦法控制的面向就好，這樣的風險也會低一些。

　　先別急著把體重計丟掉，因為有些研究得到完全相反的結論。一份研究將體重計分配給一群大一新生，並請他們每天早上量體重，再把數字寄電子郵件給研究者[8]。蒐集完七天的資料以後，每位學生都收到一張圖表，記載他們這幾天體重的變化趨勢，就好像手機上記錄體重變化的應用程式一樣。這些學生的體重維持相對穩定，而其他沒有定期量體重的學生，則會經歷常見的「新生變胖」階段。該研究告訴我們，定期關注體重可能有助於避免體重增加，可能的原因是如果看到體重逐漸往上增加，就可以即時改變行為，就好像如果定期監控帳戶餘額，就可以在必要的時候減少開支，而非一切聽天由命。

　　這個研究的設計其實就和現代科技很像，有各種數字和圖表來記錄體重變化趨勢。一份相關領域中較新的研究請受試者在手機安裝應用程式，裡面包括健康生活習慣的訣竅、記錄運動的功能。其中一組受試者的應用程式也能追蹤體重變化，而研究員也告訴另一組受試者不要量體重[9]。兩組都遵循相同的行為，但監控體重的受試者體重與體脂率下降的幅度都比較多，顯示無論遵循怎樣的飲食或運動計畫，自我監控都是相當有用的輔助工具。

　　量體重當然不會直接帶來減重效果，重點還是能否透過量體重來影響行為。如果定期量體重能讓你改變不良的飲食或運動習慣，顯然就會對減重造成影響，因此對這些人來說，定期量體重就會帶來較好的減重效果[10]。值得注意的是，現在所謂的自我監控已經不只量體重。有些應

用程式還會根據你輸入的數據給予回饋，包括一些額外的心理建議。一般而言，只透過量體重無法得到這類的回饋。早期的研究只能分析體重數字，但比較新的研究會開始納入這些額外的要素。舉例來說，一份研究發現，每天量體重的受試者，減去的體重比每天量兩次體重且接收到每日目標與回饋的人還少 [11]。

規律量體重有助於體重維持嗎？

我們從 NWCR 的資料中可以看到，規律量體重是一群成功大量減重者的共同習慣，有些控制實驗的結果也證實監控體重有助於避免體重上升 [8]。這是一個好消息，因為我們知道有些人體重回升是發生在一開始的飲食控制結束之後 [12、13]。舉例來說，一份研究將受試者分成兩組，並讓他們遵循相同的行為計畫，但一組追蹤體重，另一組則沒有 [14]。兩組受試者一開始的體重都有下降，但自我監控組的體重平均維持了大概四年左右。

另一份探討減重後體重維持的研究，招募已經減重 10% 以上的受試者 [15]，並將他們分成三組：

1. 只收到季刊的控制組
2. 面對面諮詢組
3. 線上諮詢組

兩個諮詢組都會定期與研究者開會，也都獲得體重計，研究者也請他們測量體重，並每週回報數字。研究者提供一個類似紅綠燈的系統來

評估受試者的表現，如果受試者的體重維持穩定，會得到綠燈；如果受試者的體重開始浮動，會得到黃燈；如果受試者的體重上升太多，就會得到紅燈，而研究者也會建議他們重新開始執行減重計畫。這種策略很像我們在第七章討論過的預防體重回升技巧。結果發現，兩組有執行自我監控的組別中，有較多受試者能保持在綠燈或黃燈區，表示這是一個有助於維持體重的好方法。

還有其他研究指出，更常量體重的人會得到較好的減重效果[16]，但這其實有點像雞生蛋或蛋生雞的問題，因為比較積極控制飲食的人，本來就比較會量體重。也有研究指出，飲食計畫後的體重回升，與受試者站上體重計的頻率成反比[17]。之所以會這樣，可能只不過是因為如果懷疑體重上升，人們就比較不會想量體重；而正在積極執行飲食計畫的人則更傾向經常量體重。總而言之，雖然各研究的結果沒有完全統一，但多數回顧型研究都指出，自我監控有助於體重控制[18,19,20,21]。

有沒有哪些心理層面的風險？

以上研究結果聽起來都相當正向，但在瞭解一些可能的風險之前，建議先不要叫所有人開始規律量體重。我們曾經提過，監控體重不應以犧牲身心健康為代價。有研究指出，頻繁量體重的受試者，對自己身體形象不滿意的比例較高[22]，原因可能是他們會因為頻繁量體重，而越來越在意自己的身體形象。聽起來很合理，畢竟經常量體重的人更可能會在意自己的身材與樣貌，而一直用批判的眼光看待自己，也許不是一個太健康的態度。

如果你為了改善健康去找教練，他告訴你必須減去一定的體重，而

且至少每天都要量一次體重才能達到目標，你會不會對體重變得比以前更執著？大概會。這份執著會不會讓你更在意體重與身形，並讓你對自己更不滿意？大概會。

而如果你找的教練建議你遵循健康的生活習慣，但從不在乎你的體重，也不提供任何量體重的建議，這樣你還會像上述提到的例子那樣，如此執著於體重計上的數字嗎？大概不會。

除了自我身體監控以外，相關的心理風險還有其他面向。舉例來說，如果你每天量體重，但你完全不知道所謂的「正常」、「過重」、「過輕」代表什麼意思，你還會承受一樣的心理壓力嗎？如果你每天都量體重，但並不會因為看到的數字與預期不同而感到壓力？所以有問題的到底是量體重這個行為，還是你對這個數字的詮釋和你自己的感受？

一份研究讓受試者量體重，並將他們分類為「正常」、「過重」、「過輕」，就像醫生用 BMI 來判斷體重標準一樣。不過這份研究的特點，在於這些分類的依據是虛構的圖表[23]。研究者會刻意跟一些體重應該是正常的受試者說，他們的體重過重或過輕，而研究者的依據是受試者的身高。雖然研究中的分類並不能真實反映他們的體重，但「過重」受試者的沮喪程度較高、自尊心也比較低。這就表示帶來心理壓力的不僅是量體重，而是將自己的體重與標準比較後所得到的情緒。這就不禁讓我們思考一個問題：將人們的身高體重與所謂的標準比較，到底是不是一個有益的做法？其實我們都知道，絕對可以在不知道或不在乎體重的情況下，專注提升自己的健康。

這樣看來，不斷量體重可能會對情緒造成負面影響。另一份研究將受試者分成兩組：一組連續兩週每天都量體重，另一組則只在研究結束時量體重[24]。每天量體重受試者的焦慮與沮喪程度都明顯增加，自尊心也明顯下降，而這些顯然不是多數人透過量體重想達到的目標。有趣的

是，這種心情變化似乎與體重變化本身有關：體重不變或增加的受試者，他們的沮喪感和對身體形象的不滿都比較高；而體重下降的受試者則對自己的身體較為滿意。研究者指出，心理狀態的變化可能導致後續的暴飲暴食，並降低長期減重成功的機率。

這些心理風險的存在，也就解釋了為什麼有人會建議把體重計丟掉，畢竟你其實真的不需要量體重。你可以執行健康的生活模式，例如增加運動量、多吃蔬果、並減少超級加工食品的攝取。如果能做到，就算永遠不量體重，還是可以達到減重效果。換句話說，只要專注於執行健康生活模式，就可以不必再為體重計上的數字所苦。這就可以避免陷入一個不斷量體重又不斷焦慮的惡性循環，而許多人很可能正為這個問題所苦。

但是在你準備把體重計摔爛之前，讓我們先探討另一種看法。一份維持 18 個月的研究發現，沒有證據指出每天量體重會造成負面的心理狀態 [25]。另一份研究也指出，每天量體重長達一年的受試者，會比一開始量體重時更容易覺得量體重是正面的行為 [26]。

有研究說，量體重會影響心理健康，也有研究說不會，我們到底該怎麼辦？答案和本書中許多其他議題一樣，就是要看狀況。一份統合分析專門探討量體重可能帶來的心理影響，該研究指出：

「這些發現指出，在多數情況下，量體重與負面心理狀態無關。不過，量體重還是可能在某些人身上帶來較明顯的心理影響。」 [27]

重點整理

◆ 體重的變化很大，任何時候測得的體重都不一定能反映體脂率。體重變化的原因很多，包括生理期、晚餐吃的東西、是否有上廁所等等。我們每天的體重都不一樣，而這也是我們不應該太執著於體重計上數字的原因之一。

◆ 不過，許多研究顯示，規律量體重有助於減重。如果體重持續下降，我們就能確定自己處在熱量赤字；如果持續上升，就確定自己處在熱量盈餘。掌握這些資訊，我們就更能即時調整行為。

◆ 如果目標是改善健康，完全可以在不量體重的情況下採取較健康的生活型態。如果某人戒菸、減少飲酒、攝取更多營養密度高的原型食物、並開始運動，則不管體重多少，他都一定會越來越健康。從這個角度來看，量體重就變得完全沒必要。

◆ 如果你很喜歡數據，也很喜歡規律量體重來取得客觀的回饋，目前並沒有證據指出這樣會有什麼負面影響。只要確定不要一心想著透過不健康的行為來降低體重計上的數字，而且不要因為執著數字而犧牲心理健康就好。

◆ 如果你每次站上體重計都感覺很差、對自己的身材與體重很不滿意，或很想犧牲健康來減重，這時候請你認真思考，體重計對你來說是否弊大於利。量體重確實可能有助於減重，但不一定適合每個人，因為我們知道健康可比體重複雜得多。

◆ 請不要讓體重決定你的自我認同。

自我監控飲食

我剛開始當教練時，幾乎沒有人知道自己每天攝取的熱量有多少；但現在幾乎人人都有概念了。一個很大的原因是「彈性飲食法」（IIFYM）的流行，讓人們的飲食選擇更彈性，並更常使用食物相關的應用程式。以前大家想的都是：「只要我有減少熱量攝取，吃這塊巧克力蛋糕就不會干擾減脂」；而現在大家想的都是：「我要先追蹤一下今天攝取的熱量，再決定能不能吃這塊巧克力蛋糕」。這是一個很重要的分野，因為第一種想法預設了我們可以吃蛋糕，但第二種想法則是讓一個客觀的規則來決定能否吃蛋糕。彈性選擇食物與追蹤飲食這兩個概念可能有重疊，但其實是不一樣的東西。

現在很多人都會追蹤自己熱量攝取，而我在社群媒體上常常遇到的一個奇葩問題是：「如果沒有追蹤飲食，要如何減重？」第一次遇到這個問題時，我覺得有點困惑，畢竟早在追蹤熱量攝取的應用程式出現前，就很多人有辦法減重了，不是嗎？但我思考了以後，發現這些人的意思應該是：「如果沒有追蹤飲食，要怎麼知道自己處在熱量赤字？」這個問題就實際多了。

計算自己攝取多少熱量，可以確保精準掌握飲食。不管你遵循的是哪種飲食方法，我們知道只要沒有持續處於熱量赤字，就不可能減重。就好像如果每天監控自己花多少錢，就不太可能突然發現自己身無分文。將飲食內容記錄下來，會對自己的狀況有更全面的瞭解。

雖然追蹤熱量的應用程式很常見，但自我監控一直以來都是減重療法的基石。早期我都會要求客戶列出一個簡單的飲食清單讓我看，哪怕是寫在筆記本上都好。而且當時都還沒有分析熱量和巨量營養素，我看到的常常都是食物種類與大概的分量而已。顯然這樣相當不精確，但我

以前看到的內容大概都長這樣：

- 早餐：燕麥
- 午餐：雞肉沙拉
- 晚餐：魚和馬鈴薯

承認吧，你根本不會知道上述食物包括多少熱量；身為教練的我也不知道。

- 燕麥：分量多大？添加了什麼東西？
- 取決於分量與食材，餐廳賣的雞肉沙拉可能只有幾百大卡，也有可能達到上千大卡。
- 魚：哪一種魚？烹調方式是什麼？有加醬嗎？只有這樣的資訊，根本不可能準確評估。

從計算熱量攝取的角度來看，這樣的飲食日記根本沒有用。但是身為教練，我還是覺得這樣很有用，因為你有幸目睹人們在寫下這些內容時，心理產生多麼快速的變化。很多客戶在被要求記錄飲食日誌時，很快發現自己平常都喝了多少酒。就算無法得知熱量攝取，我們還是可以透過這樣的日誌來確認飲食行為。舉例來說，鼓勵人們多吃蔬菜與蛋白質，同時少喝點酒，就可以在不需要精準資訊的情況下，達到明顯的效果。換句話說，我們不需要熱量也能夠做出這些明顯的改變。只要將飲食內容記錄下來，就可以對自己的飲食行為更有意識。

你大概不需要特別謹慎記錄飲食內容，就知道自己需要做些調整；你也不需要將所有的食物都秤重，並用應用程式來計算熱量，來取得絕對精準的資訊。很多人都發現，只要稍微提升對飲食內容的意識，就足

以帶來有益的改變。以上這些話聽起來很像在為飲食記錄背書，但我其實不太會鼓勵每個人都這樣做。以下讓我們探討飲食記錄的優缺點。

追蹤飲食會促進減重嗎？

有研究指出，自我監控食物攝取有助於減重，就算只用最簡單的紙筆記錄也一樣。一份研究鼓勵受試者將攝取的所有食物寫在筆記本上，列出包括食物種類、飲食時間、熱量等資訊[28]。這時候受試者剛好在執行飲食控制，因此研究者就可以藉機探討體重變化與追蹤飲食之間的關係。結果發現：

- 受試者記錄的飲食內容越詳細，減去的重量就越多；越不詳細減去的重量就越少。
- 較規律記錄食物攝取的受試者，減去的體重明顯較多。
- 不僅如此，規律記錄飲食的受試者，即使在記錄內容沒那麼詳細時，減去的體重都比不規律記錄的受試者更多，即使他們很詳細記錄也一樣。

該研究指出：「隨著監控品質提升，受試者減重的機率也會提升，尤其是監控最頻繁的受試者。」一份後續研究也有相同的發現，並提出要成功達到減重目標，所必須達到的門檻就是將食物攝取的 75% 以上內容都記錄下來[29]。此外，研究者也指出，如果每天記錄下來的食物不到一半，就不太可能會帶來長期減重效果。因此，研究者將持續自我監控視為「成功控制體重的關鍵」。這個研究再次證明追蹤飲食有效，但

也發現不必每餐都精準記錄，也能達到不錯的效果，是一個令人振奮的消息。

如果追蹤飲食越頻繁就能減去越多體重，難道不應鼓勵所有人都這麼做嗎？其實不一定。就像我們之前討論過的，越積極控制飲食的人通常越常量體重，也許更有動力減重的人，剛好會更有動力記錄飲食內容；就如同宣稱最會省錢的人就是最願意定期檢查帳戶餘額的人一樣，雖然可能有關，但真正有助於省錢的不一定是檢查餘額這個行為。

這個早期研究也指出一個非常危險的概念：「研究結果支持自我監

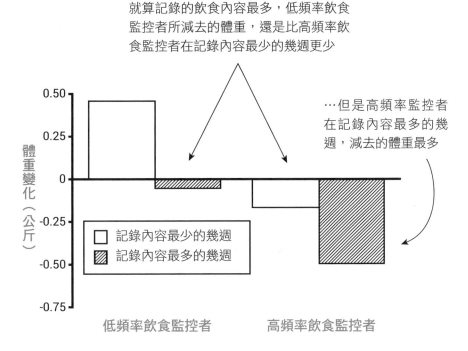

就算記錄的飲食內容最多，低頻率飲食監控者所減去的體重，還是比高頻率飲食監控者在記錄內容最少的幾週更少

…但是高頻率監控者在記錄內容最多的幾週，減去的體重最多

體重變化（公斤）

0.50
0.25
0
-0.25
-0.50
-0.75

記錄內容最少的幾週
記錄內容最多的幾週

低頻率飲食監控者　　　高頻率飲食監控者

🎧 在記錄內容最多與最少的幾週，高頻率飲食監控者與低頻率飲食監控者的平均體重變化 [28]

控，而也許近乎強迫症的自我監控，才是成功控制體重的關鍵。」[28]

我們知道體重和健康還是不太一樣，所以如果鼓吹人們採取強迫性的自我監控，聽起來似乎對心理健康不太好吧？自我監控飲食內容似乎有助於減去更多的體脂，但如果這種作法會影響人們與食物之間的關係，我就不會鼓勵人們去做，除非我先瞭解可能伴隨的風險。這點我們將會在後面詳細討論。

如何追蹤飲食最好？

先撇開各種新奇的應用程式，其實早在三十年前就有研究指出，用簡單的筆記本記錄飲食內容就可以帶來很好的效果。這就產生了一個問題：追蹤飲食要做到多仔細呢？現在很多人會嘗試算出最精準的熱量攝取與巨量營養素，連一大卡、一公克都不放過。真的有必要這樣嗎？讓我們看看研究怎麼說。

一份研究比較了詳細飲食記錄與簡單飲食記錄兩種策略[30]。在簡單的介紹以後，受試者必須記錄每餐的食物種類、分量、熱量及脂肪量。經過八週後，受試者被分成兩組。一組持續相同的飲食記錄，而另一組則開始採用較為簡單的策略，只要填空來粗估飲食的脂肪與熱量，並將跳過的飲食與運動時間記錄就好，一樣維持八週。有趣的是，兩組受試者減去的體重並沒有顯著差異。因此，不需要用近乎強迫症的方式記錄飲食，也能夠達到不錯的效果。如果你跟我說：「這兩種方法的效果類似，但其中一種很費工夫，另一種則簡單許多」，我當然會選第二種。這就有點像學習腳踏車一樣，一開始可以使用輔助輪，比較不害怕之後就可以把輔助輪拆掉。

我身邊不少人都說，使用追蹤飲食的應用程式，可以有效讓他們知道自己攝取的巨量營養素與熱量。花一段時間仔細追蹤飲食，瞭解自己的飲食內容後，他們就可以用更輕鬆的方法來追蹤。在剛開始追蹤時，他們就能夠學到有用的策略，這樣之後就不一定要將一切鉅細靡遺地記錄下來。

　　另一份研究比較了筆記本與個人數位小幫手（PDA）（現在沒什麼人在用這個機器，因為智慧型手機的科技進步太快）的用處，發現兩種監控方法沒有顯著差異。該研究指出，比起監控方法，持續監控更為重要[31]。

> 「想要減重的人應該盡快開始自我監控，並找到一個自己做得到並符合生活型態的方法。」[31]

　　我很喜歡這段話。每個人的需求、知識水準與心理特質都不一樣，而且既然沒有明確的研究結果指出哪一種方法最好，為什麼要強迫所有人都遵循同樣的方法呢？我敢說，如果我請本書的所有讀者都用某種方式監控飲食，有些人一定會做得很好、有些人會馬馬虎虎、有些人則會感到厭惡。不管哪一種飲食監控方法，都不會適合所有人。

　　一份類似的研究比較了紙本日記與裝有自我監控軟體的 PDA，並將受試者分成三組[32]：

1. 只有紙本日記
2. PDA 加上自我監控軟體

3. PDA 加上自我監控軟體，以及每日回饋訊息

除了預設的飲食內容和運動目標之外，所有受試者都會參加團體討論，唯一的不同是自我監控的方法。結果發現，使用數位監控方式的受試者，較容易持續遵循飲食策略，顯示數位記錄可能比較方便，因為不用拿紙筆把內容寫下來。所有受試者都達到減重效果，但結合數位記錄與每日回饋訊息的受試者，體重下降的幅度超過 5%，看來方便與鼓勵的效果非常強大。

這也許就是數位監控的主要好處。紙筆很適合隨手做筆記，但網站和應用程式可以提供回饋訊息和通知，來給予你鼓勵或建議。如果追蹤飲食就像是學習腳踏車時的輔助輪，也許回饋訊息就像是教練的提醒或鼓勵，會比一個人執行時有更強的動力。

飲食追蹤科技的另一個好處，就是讓整個過程越來越方便。現代飲食追蹤應用程式通常有內建資料庫，可以給予食物選擇的建議，以及比較各種食物巨量營養素與熱量的圖表。二○一三年的一份前導研究比較了手機應用程式、網站，以及紙筆等方式在追蹤飲食的效果 [33]。

應用程式讓人們能夠從資料庫中選擇食物，並直接記錄在飲食日誌中。該研究本來的目的並非監控體重變化，研究者只想看看哪一種監控方式能帶來最高的依從性。結果發現，使用應用程式監控飲食的受試者中，93% 都能堅持下去，而網站組和紙筆組卻分別只有 55% 和 53%，顯示利用手機應用程式來追蹤飲食可能方便得多，因此更容易堅持下去。可能的原因是只要搜尋並選擇食物內容，應用程式就能自動幫你計算熱量；另外也是因為智慧型手機的普及率很高，但很少人會隨身攜帶筆記本。

這個研究也告訴我們，能否堅持下去才是關鍵，因為雖然智慧型手

機的使用率比較高，但長久下來，有在持續每天記錄飲食的人數還是在下降。雖然並不令人意外，但我們還是要問：這段時間下來發生什麼事了？研究確實指出自我監控與減重之間有關[1]，但我們也知道在飲食控制初期減重很容易，而長期的成功率相當低。自我監控是否有助於避免長期體重回升呢？

追蹤飲食有助於長期維持體重嗎？

為了回答這個問題，一份研究不僅讓受試者先執行 6 個月的初始減重階段，更讓他們再執行 12 個月的體重維持階段[34]。研究者鼓勵受試者將他們所有的飲食內容記錄下來，至少每週都要有 3 天，而研究者每個月也會和受試者當面或透過電話談話。和其他自我監控的研究一樣，最能成功維持體重的人，剛好也是最規律記錄飲食的人，表示自我監控不僅是有用的減重工具，也是在飲食控制後避免體重回升的好策略。

> 「…在一開始的飲食控制階段後，飲食記錄最詳細的受試者才能持續減重，顯示即使在這段時間還是要鼓勵受試者持續追蹤飲食。」[34]

其他研究也有類似發現。另一份研究執行 6 個月的治療階段，加上 12 個月的延伸照護階段[35]。研究者提供女性受試者紙筆，並要求他們每週至少 4 天要寫飲食日誌，內容包括食物種類、分量、熱量及飲食時

間。結果發現，持續追蹤飲食的受試者（50% 以上的時間都有執行，也就是一年中執行 26 週以上）減重幅度明顯高於未持續追蹤的受試者。另外也發現，飲食內容回憶的全面性對於結果的影響低於自我監控的頻率。這個發現再次證明簡單的飲食記錄就能有效帶來減重效果，只要有足夠的執行頻率。這是一個好消息，畢竟每週記錄飲食內容 3 次，比起每天都要把所有飲食內容都詳細記錄下來容易許多。

現在你應該已經瞭解，很多研究都發現自我監控飲食可以帶來更好的減重與體重維持結果，因此自我監控被譽為行為減重療法的「基石」或「核心」[28、29、30、31、34、35、36]。不過，要確定監控飲食是否真的能幫助你達到減重目標，還需要繼續探討別的面向。

追蹤飲食會有心理風險嗎？

還記得之前提過強迫性自我監控嗎？雖然研究都支持追蹤飲食有助於減重與體重維持，但在建議所有人都照做之前，必須先瞭解可能伴隨的風險。

我看過很多人追蹤熱量到了走火入魔的程度，他們會先用線上熱量計算機來算出每天應該攝取多少熱量，並試圖讓真正攝取的熱量達到那個數字，差一大卡都不行。我也看過有人很害怕跟朋友去餐廳吃飯，因為這樣他們就無法準確追蹤熱量，甚至有人會隨身攜帶廚房用秤。這樣當然很謹慎，但如果如此極端的完美主義會給自己帶來麻煩，就拜託省省吧。

從永續的角度來看，任何會干擾社交的行為，大概都會有問題吧？如果百分之百掌握熱量的代價，是生活過得很不好，而且也無法好好與

親朋好友聚會，我會強烈建議重新檢視目標，並好好想想怎樣才能得到真正的快樂。我在本書不斷強調，體重本身與健康的關聯性並不是很強。如果追求很低的體重會帶來心理壓力，就應該根據自己的情況，認真考慮效益成本比。如果我要你在接下來的 5 年，把所吃每口食物的重量和熱量全都記錄下來，而如果你做到了，就很有可能達到一輩子最輕的體重，你會開心嗎？如果你因此對食物產生恐懼或畏懼，導致你不再跟朋友一起吃飯、也不再外食，而且每次想吃一口零食以前，都要先測量食物的重量，你還會願意繼續下去嗎？我身邊就有人這樣，對他們來說減重比什麼都重要，而他們對體重數字的執著，也讓他們不自覺深陷負面情緒的深淵。

> 「我想再次澄清，我並不是在針對飲食失調給予建議。這不是我的專業，我也強烈建議有必要時尋求專業協助。我只是在呈現相關研究的結果。」

一份研究讓使用飲食追蹤軟體的大學生填寫與飲食心理相關的問卷。結果顯示，追蹤飲食與飲食失調症狀有關，而研究者也指出，對某些人來說，計算熱量可能弊大於利 [37]。雖然這份研究指出追蹤飲食和飲食失調有關，我們卻無法得知它們之間的因果關係。到底是熱量追蹤讓飲食失調症狀惡化？還是有飲食失調傾向的人更會追蹤熱量？

一份後續研究招募飲食失調患者當受試者，發現其中 75% 會使用熱量追蹤的工具 [38]。不過，該研究也發現，73% 的受試者認為追蹤熱量其實就是他們飲食失調的元凶。一份研究也支持這個論點，該研究發現

在熱量追蹤工具的使用者中，有 40% 認為這些應用程式某種程度上會造成飲食失調 [39]。

這是一個很大的問題。如果追蹤飲食內容是一個常見的減重建議，是不是就表示很多人正不知不覺陷入飲食失調的泥淖呢？除了警告曾經有飲食失調症狀的人以外，也許我們也需要警告有在追蹤飲食的人。畢竟如果本書任何一位讀者決定記錄飲食內容，因而出現飲食失調的症狀，我都難辭其咎。因此我始終避免給予太廣泛的建議，因為對某些人來說可能弊大於利。

不過，在你認為追蹤食物會直接導致飲食失調之前，要知道的是並非所有研究都得到這個結論。一份研究不只調查，更讓受試者執行四種不同的監控策略，再加上一組控制組，並長期追蹤以觀察變化 [40]：

1. 每天量體重
2. 使用 MyFitnessPal
3. 每週簡短諮詢來討論進步
4. 僅自我監控飢餓程度

12 個月的研究後，各組之間所出現的飲食失調症狀並無顯著差異，例如暴飲暴食、使用利尿劑、嘔吐，以及過度運動等；而飲食失調相關問卷的分數差異也不大。

雖然追蹤熱量確實可能導致飲食失調症狀，但背後的機制尚未明瞭。因此，我們還是建議要把這種可能放在心上，並在必要時尋求專業協助。並非每個人都想追蹤飲食，遑論詳細記錄，而我也認為不應鼓勵所有人都開始追蹤飲食。因此，建議先瞭解所有的優缺點，再做出最適合自己的決定。

重點整理

- 如果你覺得減重卡關，而且也不知道自己每天到底攝取多少熱量，也許就可以試著規律記錄每天攝取的食物內容。現在越來越多熱量密度高的食物，更注意熱量攝取可能會讓我們更瞭解自己的飲食習慣，而這通常也有助於我們做出必要的改變。

- 如果減重卡關，建議更注意自己的整體飲食習慣。研究指出，即使是用最簡單的紙筆來記錄，可能也會有助於減重。如果寫下一整週的飲食內容，發現自己幾乎沒有攝取蔬果，或發現自己喝的酒比想像中還多，就可以在不必仔細記錄所有熱量來源的情況下，做出一些對健康有益的改變。

- 雖然有些人宣稱自己很喜歡把所有的飲食內容記錄下來，我卻不認為所有人都適合這樣。這麼做相當費工，其實較簡單的方法就能帶來類似結果，而且對心理健康的影響還會比較小。舉例來說，我們可以每週記錄三天的飲食內容，而不用每天都記，畢竟能否堅持比是否記錄仔細更重要。有些人可能因為工作需求，必須將體脂率維持在特定範圍。對這些人還說，極端仔細的記錄可能就有幫助，但我們多數人不需要。

- 決定執行任何方法前，都要先考量效益成本比。對熱量完全沒概念，顯然不利於減重；但對每一大卡熱量都斤斤計較，大概也好不到哪裡去。更瞭解自己的飲食內容很棒，但請不要走火入魔以至於犧牲心理健康。如果你在餐廳吃飯時，開始對於無法掌握食物的熱量而焦慮；或開始因為不知道詳細營養成分而不太喜歡在朋友家吃飯，就要退一步思考現在的心態與做法是否弊大於利。很多人都會為了減重犧牲心理健康，我不希望你重蹈覆轍。

熱量低報

　　討論飲食監控時，我們也必須討論一個有點重複卻極度相關的主題，也就是熱量低報。熱量低報的意思是低估自己攝取的熱量。其實我們都很不擅長估計自己所攝取的熱量，有些人會因為減脂速度不如預期，覺得自己「代謝很慢」或「代謝功能失調」。熱量低報的原因很多，在探討相關研究前，先讓我分享三個親眼所見的案例。

1. 有一次我決定要把我常吃的食物拿去秤重，看看我用目測所估計的分量大小是否準確。我選擇的第一種食物很簡單，只有一種食材，就是原味燕麥。我決定把一些乾燕麥裝到碗裡秤重，看看我估計的重量是否準確。結果發現，我攝取的分量，幾乎是我以為的兩倍！如果我連這麼簡單的食物都估不準，很有可能我的整體飲食都和我想像的相去甚遠。我也發現每次我很生氣食譜內容和實際內容不一樣時，很有可能其實是我目測估計食物分量的準確性太低。食譜內容很棒，但我對奶油分量的估計太不準確。

2. 一位客戶跟我訓練了數週，有一次我們在討論營養相關的話題，他告訴我在向我回報飲食內容時，他並沒有完全據實以告，因為他擔心我會要他做出他不願意的改變。這是一個故意低報的案例，發生的原因通常是害怕被批評。這種事情在自己記錄時不容易出現，而是會出現在告訴別人自己飲食習慣的時候。

3. 我有一位好朋友也是健身教練，多年前開始執行低碳飲食，但並沒有達到自己預期的結果。雖然他攝取的碳水化合物已經非常少，他還是在想到底要不要努力一點，把所剩無幾的碳水化合物給剔除。實際上，很多堅定的低碳飲食者都會這樣。我建議他試

著記錄幾天的飲食內容，看看是否有攝取哪些意想不到的食物。結果他發現，平常加在咖啡上的奶油比自己想像的多很多，而且他一天會喝好幾杯咖啡，所以其實每天攝取的熱量比計畫中多了好幾百大卡。這時候他其實不必改變食物選擇，也不用真正執行超低碳飲食，而是只要少加點奶油就好。這個建議讓他少走了很多冤枉路。

我要說的是，熱量低報相當常見，可能的原因也很多。以下是熱量低報的幾個常見原因：

- 你目測估計的食物重量錯誤，就像我估錯燕麥的重量一樣。
- 你忘了自己吃過什麼。很多人都是在一天的最後才回想飲食內容，這樣很容易忘記。
- 你記得的食物內容正確，但在飲食追蹤的應用程式上輸入錯誤的條目。這些程式的資料庫多半都是手動輸入資訊，因此很可能有一定比例的條目都不準確。
- 你的記錄內容可能正確，但你對分量的解讀錯誤。舉例來說，你可能記下了「一匙」花生奶油，但其實你使用的湯匙比奶油罐頭附上的還大一倍。同理，如果餐廳在菜單上提供營養資訊，但如果廚師都是憑感覺決定食材分量，到頭來還是會有落差。
- 你可能刻意不把某些飲食內容記錄下來，當然並不是因為想刻意偏離飲食計畫，通常只是害怕尷尬或怕被批評。
- 你確實記下某日的飲食內容，但其他天的飲食內容很不一樣。人們很常在忙碌的週間記下飲食內容，卻認為自己週末參加各種聚會時的飲食內容也會一樣。如果你問過別人的飲食習慣，他們很

可能會回想自己最熟悉的飲食內容，例如平日吃的早餐、午餐、晚餐，而非他們放假時會選擇的飲食內容。也許在你如實記錄飲食內容的日子，你都有確實遵循熱量目標；但你不知道的是，其他天的熱量攝取和平常相差甚遠。

　　精準掌握飲食內容並不容易。就統計數據來說，其實我們大概都不知道自己攝取的熱量有多少。就算我們對於追縱熱量非常執著，還是會有一些我們無法掌握的誤差。舉例來說，各種食物的營養內容都不同。如果你每天都吃蘋果，而蘋果的大小都不一樣，或有些蘋果所含的糖分較高，這些都會影響熱量攝取。許多研究指出，食品包裝寫的營養資訊，和食物中真正含有的營養會有落差，例如點心 [41]、微波食品 [42]、餐廳的菜餚 [43] 等等。也就是說，就算你盡力追蹤自己攝取的每大卡熱量，還是很有可能算不準。

　　熱量低報之所以可能產生問題，是因為會讓人們誤以為自己的身體出了問題。一份研究招募自認為「不適合飲食控制」的受試者，他們宣稱自己每天只攝取 1200 大卡，卻還是無法減重 [44]。研究員讓受試者填寫自己的醫療史和飲食習慣，並執行身體檢查、代謝測試、身體組成分析與心理狀況評估，試著找出這些所謂不適合飲食控制的受試者，是否和控制組受試者有任何差異。結果發現，這些受試者的實際代謝率，和體重相當的其他人差不多。排除代謝率較低的可能性後，就只有一種可能：它們攝取的熱量比想像中多。結果發現，他們的平均熱量低報高達47%，也就是一天大概少報了 1053 大卡左右；同時他們也高估了自己的活動量 51%，也就是其實一天實際上少消耗了 251 大卡。

　　如果要用很粗略的方式解讀這個研究，就是受試者根本不瞭解自己的飲食內容和運動量；但我覺得要用其他方法來解讀。研究者指出，受

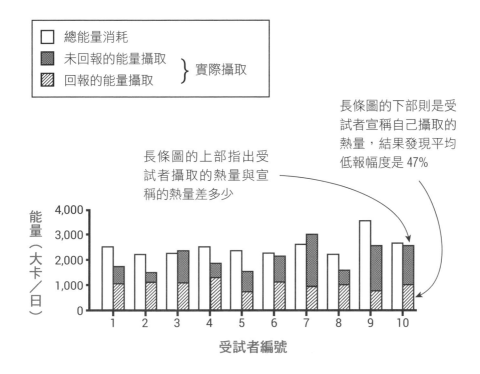

圖例：
- □ 總能量消耗
- ▨ 未回報的能量攝取 ⎫ 實際攝取
- ▨ 回報的能量攝取 ⎭

長條圖的上部指出受試者攝取的熱量與宣稱的熱量差多少

長條圖的下部則是受試者宣稱自己攝取的熱量，結果發現平均低報幅度是 47%

🎧 受試者的總能量消耗、回報的能量攝取、以及未回報的能量攝取 [44]

試者得知研究結果時，都感到相當沮喪。我們知道長期減重很困難，所以這個研究固然告訴我們熱量低報的情況很普遍，卻也道出很多人心裡的痛。瞭解自己的代謝沒出問題確實很不錯，但告訴別人他只是吃得比自己想像中還多，其實還是需要委婉一些。

沒有研究能夠證明世界上沒人的代謝較慢，也沒有研究能證明所有人的熱量低報有多少，但這份研究讓我們瞭解，很多人常常會誤會自己無法減重的原因。所以熱量低報究竟多普遍？該研究的受試者是特例嗎？

一份研究招募一群合格營養師與非營養師，來看看誰記錄的飲食內

容更精準 [45]。研究者認為，營養師對於飲食記錄較有經驗，因此一定會比一般大眾更準確。但最後發現，所有受試者都會低報熱量。非營養師每天平均低報的熱量是 429 卡；而營養師確實比較準確，但每天平均的低報熱量也有 223 大卡。

如果連合格營養師都無法準確估計熱量攝取，我們還能苛責一般大眾嗎？對多數人來說，精準追蹤熱量攝取似乎不切實際。為了解決熱量低報普遍的問題，一份研究甚至提供獎金，看看人們回報的內容是否會準確些 [46]。如果研究者記錄的飲食內容準確，就可以獲得 50 元獎金。結果發現，提供獎金似乎也無濟於事。

為什麼熱量低報如此普遍？

為什麼人們幾乎都低報熱量，而不會高估呢？人們是不是存心欺騙？是否大家都知道自己其實吃得很多，但還是決定稍微報低一點呢？或是他們寧願說謊也不要拿 50 元獎金呢？

為了瞭解受試者是否刻意低報，一份研究設計出所謂的「虛假管道」（bogus pipeline），讓兩組受試者追蹤飲食一週的時間，隨後研究者告訴其中一組受試者，將檢驗它們的回報內容是否準確 [47]。「虛假管道」的目的，就是看看如果人們知道自己回報的結果會受到檢測，它們會不會更改自己的答案，有點像告訴他們要接受測謊一樣 [48]。在該研究的第一階段，兩組受試者低報的熱量都將近一半，分別只回報了實際熱量攝取的 52% 與 55%。在研究的第二階段，一組受試者知道自己的記錄內容要被檢驗時，他們的正確率就變高了，但幅度也不大，最後回報的熱量變成實際攝取的 61%。

> 「就算知道研究者會檢查他們的熱量回報，受試者低報的幅度還是很大，顯示熱量低報的行為似乎根深蒂固，難以輕易改變。」[47]

　　如果連提供獎金和預告會檢查結果，都無法阻止熱量低報，那到底人們為什麼會低報？一個理論認為，是因為人們想顯示出自己特定的飲食型態。舉例來說，有些研究指出，人們低報脂肪和碳水化合物的幅度，通常比蛋白質更大[49,50]。碳水化合物和脂肪通常被視為比蛋白質更不健康的營養素，所以人們是否因此故意低報這兩種營養素的攝取呢？在跟別人分享飲食習慣時，你是否也會更傾向討論你覺得較健康的習慣，而刻意忽略不健康的習慣呢？

　　一份研究決定比較一對同卵雙胞胎，來更深入探討這個問題[51]。該研究招募一些體重不太一樣的單卵雙胞胎（其實就是體重不一樣的同卵雙胞胎），以及一些體重相同的單卵雙胞胎。研究者詢問他們彼此的飲食習慣時，體重較輕和較重的雙胞胎所回報的熱量都和彼此一樣，但較輕的雙胞胎同時也相信較重的雙胞胎攝取的食物更多、吃更多不健康的食物、活動量也比較低。研究者測量他們的食物攝取後，發現只有較重的雙胞胎大幅低報熱量攝取並高報運動量，顯示體重較重的人更容易錯誤回報營養和運動習慣。

　　他們較不善於估計熱量攝取，是因為真的比較不會，還是因為他們的飲食比較難估計呢？有些飲食的熱量確實比較難估計，例如如果某人吃很多高熱量食物，可能很難用肉眼就看出他們的飲食分量。簡單來說，要正確估計一顆蘋果的熱量，比估計一片披薩的熱量容易得多。

另一個可能是，人們會想刻意給出不一樣的答案。如同有些人會因為社會觀感而刻意隱瞞某些食物攝取，也許有人也會出於害怕被批評，而給出較符合社會期待的答案。這種情況並不罕見，因為捏造數字來符合社會期望的案例隨處可見。舉例來說，你認為交友軟體上的體重數字都是真的嗎？體重可比食物攝取更容易測量，畢竟只要站上體重計就好；但人們還是很常誤報體重，尤其是體重超出所謂社會「常態」的人[52]。有時候可能是無心之過，畢竟不是每個人都會定期量體重；但如果是身高等不太會波動的數字呢？交友軟體上的身高都是真的嗎？大概也不是。在所有謊報身高的案例中，是否每個人都會報高？還是男人女人會有不同的傾向？比較矮的人是否比身高平均的人更想刻意把頭抬高？男人和女人在回報身體特徵時，感到的社會壓力不太一樣[53]，所以如果體重較重的人會比較想低報熱量攝取，似乎也不太令人意外。許多研究都探討社會期待與熱量低報之間的關係[54,55,56,57]，但我想跟你分享一些比較不為人知的案例。

　　如果比較不同國家的受試者，會有什麼發現呢？理論上，社會壓力會使人們扭曲食物攝取，那麼飲食與身體形象文化較為多元的國家，熱量低報的狀況應該會比較少見。

　　為了探討這點，一份研究比較了喀麥隆鄉村、喀麥隆城市、雅買加，以及英國的受試者[58]。研究者認為，如果高熱量食物對健康有害的概念在西方國家較為盛行，那麼英國受試者的熱量低報，應該就會比喀麥隆鄉村的受試者更明顯。同理，如果媒體常常報導名人的身體形象，可能會影響人們對自己身體形象的認知，這時候就可能會感受到壓力，因而配合一個社會更能接受的飲食方法。結果發現，喀麥隆鄉村的熱量低報最少，接著依序是喀麥隆城市、雅買加及英國，這個發現與研究者對文化因素的假設相符。其他研究發現，埃及女性熱量低報的程度遠低

於美國女性，顯示埃及對於食物攝取的包袱沒那麼大 [59]。一份研究發現，日本女性熱量低報的程度很高，可能是因為當地文化崇尚纖瘦 [60]。

很多因素會影響人們回報飲食內容的準確性。不同國家的人自己準備食物的比例不同、食物多樣性不同、教育程度也不同，這些都會影響人們對飲食內容的熟悉程度。不過，我想再指出一個和社會期待有關的面向。如果你吃很多，而這件事情可能引發他人的批評，你是否會想謊報？謊報的傾向是否取決於你的體重？如果你體重較重，是否會更加害怕？體重較輕，是否會比較不怕？舉例來說，兩分回顧型研究分別探討 34 份與 59 份相關研究，發現熱量低報的情形相當普遍，尤其是女性與體重較重的受試者 [61、62]。如果你居住的文化崇尚壯碩的體型，而非纖瘦的身體形象，也許你就不會低報熱量了。我們不知道低報熱量的所有原因，但我們知道這是一個相當常見的現象。雖然科技的進步會讓我們越來越能準確追蹤飲食，但目前針對各種飲食記錄方法的研究發現，還沒有哪一種方法完全不會出錯。

重點整理

◆ 如果你有追蹤飲食的習慣，請瞭解我們很難準確記錄自己攝取的熱量，而且有些原因是我們無法控制的。有些國家的營養標示誤差可能高達 20%，所以如果在商店購買點心，實際的熱量可能是標籤上標示的 119%。要完全精準記錄熱量攝取，可能會需要相當難以想像的執著。你會必須把所有食物拿去秤重，包括各種食材，而這種近乎偏執的謹慎可能會危及心理健康。

◆ 追蹤熱量很難準確，但還是有用。我們不需要精準知道自己每天賺取和花費多少錢，只需要偶爾檢查帳戶餘額就可以。同理，只要用心一點觀察飲食，就能帶來很大的幫助，所以其實不必對於實際攝取的熱量斤斤計較。就算完全不追蹤熱量攝取，還是能夠改善健康同時減脂。追蹤熱量是一種工具，但不是所有人都需要。

◆ 不過，如果結果與你的預期有落差，而且你也不知道為什麼，此時提高對熱量的意識，可能會讓你發現新大陸。舉例來說，有些你不放在心上的食物，可能正是讓你攝取更多熱量的主因（例如我朋友在咖啡裡多加的奶油），而只要把這些多餘的食物減少或拿掉，就能讓你繼續享用喜歡的食物。有時候我們只需要輕鬆微調飲食內容，就能讓整個飲食計畫執行起來更容易。

◆ 我們不斷強調，健康和體重並非直接相關。如果你一點都不想追蹤熱量攝取，其實只要遵循基本的健康飲食原則，例如攝取營養密度高的原型食物就好，這樣至少確保你的健康比較不容易出問題。

第14章
還有哪些因素會影響
減重效果？
...

研究顯示，還有一些因素會影響身體組成或攝取的食物多寡。各位讀者可以將本章視為附加的一章，畢竟本章提到的主題可能尚未有足夠的研究探討、可能有點奇怪、甚至是我不太想推薦的策略，但我還是將內容寫出來，以增添閱讀的樂趣。

為什麼睡眠品質很重要

不良的睡眠品質可能會導致體重增加，也會影響飲食行為與身體組成。

要探討睡眠與體重之間的關係並不容易。我們不可能找一群受試者，把他們關在研究中心幾年，只為了看看睡眠不足是否會造成體重上升。除此之外，要受試者準確回報睡眠時間，其實不太容易。我們可能

會記得自己大概幾點睡覺、幾點起床，但如果睡睡醒醒，或晚上去上廁所，整體睡眠就會很難記錄。和追蹤飲食一樣，自我回報的睡眠資訊通常不太可靠，讓相關研究更難執行。新科技確實有助於相關研究的進行，但現在還是有點難度。

有些研究試圖探討長期的相關性，因此會調查受試者並找出相關趨勢[1,2]。舉例來說，一份研究指出，每天睡眠時間超過 9 小時的人，肥胖風險不到只睡 6 小時的人的一半[2]。該研究確實指出相關性，卻沒有告訴我們因果關係，也沒有告訴我們造成體重增加的其他原因。

一份研究進一步結合睡眠問卷與日誌，並加入實際睡眠檢測，以探討睡眠是否會影響代謝荷爾蒙[3]。結果發現，睡眠時間較短的人，體內瘦素濃度較低（瘦素會提醒我們已經吃飽，也會刺激能量消耗）。此外，他們體內飢餓素的濃度也比較高，再加上剛剛提到的瘦素濃度降低，表示食慾會增加。我們現在知道睡眠不足會讓人更容易感到飢餓，但程度有多嚴重呢？

一份後續研究直接探討失眠是否會影響飲食行為，而非只有測量食慾相關荷爾蒙的變化。受試者會兩度進入實驗室，一次 4 小時，一次 8 小時[4]。只睡 4 小時的受試者攝取的食物比平常多 22%，也就是大約多了 559 大卡。這是平均的數字，而最極端的受試者是多吃了 36% 的食物，另一個極端則是有受試者少吃了 15% 的食物。這個研究告訴我們，不同人對相同狀況的反應可能完全不一樣，所以只看整體平均可能還是會有盲點。

該研究的規模非常小，受試者只有 12 名男性；持續時間也非常短，只比較一個晚上的睡眠不足與充足睡眠，因此睡眠不足的長期影響仍然未知。如果一個晚上睡不好就足以讓食慾提升將近四分之一，有時候甚至高達三分之一，那些常態失眠者、夜班工作者及剛生小孩的父母

又會有什麼狀況呢？畢竟他們很可能好幾天、幾週、幾個月、甚至幾年都沒辦法好好睡覺。如果睡眠真的是調節食慾的幕後關鍵，有些睡眠品質不佳的人，要達到相同的目標，就必須付出比別人更多的努力。畢竟飲食控制必然涉及熱量控制，而任何會提升飢餓感的事物都是阻礙。

除了荷爾蒙變化以外，睡眠不足會讓你吃得更多的另一個原因，是你醒著的時間更長，因此有更多機會吃東西[5]。如果某人工作型態比較特別，每天只能睡 5 小時，就表示他有 19 小時是醒著的，當然很可能比每天醒 15 小時的人吃更多東西。醒的時間更長當然可能表示活動量更大、消耗能量越多，但實際情況常常不是這樣，尤其是感覺疲憊的時候。

有些研究也懷疑，科技產品的使用越來越頻繁，長期下來可能也會影響睡眠品質[6]。這點相當值得探討，畢竟我們醒著的時候，都花很多時間看電視、瀏覽串流平台與社群媒體，這些發明對人類來說都還算相對新穎。

當然，我們不可能在控制條件的情況下，實際測試長期睡眠不良對食物攝取的影響，畢竟大概沒有人會願意為了研究，一整年每天都只睡 4 小時。比較實際的方法，是透過較嚴密監控的短期實驗來探討，例如一份研究請受試者兩度進入實驗室，每次持續 14 天，每次分別睡 8.5 小時和 5.5 小時，並搭配低熱量飲食[7]。結果發現同組受試者減去的體重差不多，但睡眠較短的情況下，體脂肪下降較少、淨體重下降較多。簡單來說，睡眠不足不會讓你停止減重，但可能會破壞減脂的效果，讓更多體重的流失來自淨體重，這可不是一件好事。

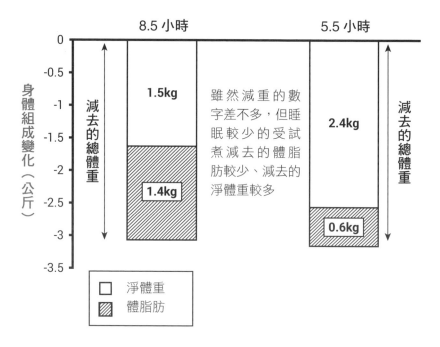

連續執行 14 天熱量限制的情況下，睡 8.5 小時或 5.5 小時的
平均身體組成變化 [7]

　　總結一下，睡眠品質不良可能會影響荷爾蒙分泌、促進食慾、讓你
吃更多東西，也會在控制飲食時更容易流失淨體重。但如果不刻意減少
睡眠品質，而是給予人們提升睡眠品質的建議，會有什麼結果呢？

　　一份研究招募每天平均睡眠時間少於 6.5 小時的受試者，並將他們
分成兩組，其中一組接受睡眠諮商，另一組則沒有 [8]。接受睡眠諮商的
受試者，每天平均多睡了 1.2 小時，平均攝取的熱量也少了 270 大卡。
如果這個趨勢持續下去，對減重會有很大的幫助。

　　另一份研究也探討睡眠建議的效果，並結合 10 週的阻力訓練計
畫 [9]。為了提升受試者的睡眠品質，研究者請他們盡量執行以下建議：

- 盡可能讓臥房保持黑暗、安靜、涼爽。
- 固定每天的睡眠與起床時間。
- 確保自己每天可以睡 8 個小時。
- 早上起床時，就可能多接觸自然光。
- 盡量讓自己自然醒，不要依賴鬧鐘。
- 不要在床邊使用會發光的電子產品。
- 學習能幫助入睡的放鬆技巧，並在睡前或睡不著時使用。
- 睡前兩個小時：
  ①關燈
  ②把電腦、平板、手機收起來，或使用藍光過濾器，並盡可能減少照明
  ③不要運動
  ④不要吃東西、喝咖啡、紅茶或能量飲料（盡量在睡前 6 小時以內不要喝咖啡）
  ⑤做一些會讓你冷靜或感到正向的事，不要在睡前跟別人起爭執甚至吵架

　　研究結果發現，兩組身體組成的變化有顯著差異。雖然都執行相同的阻力訓練計畫，但努力提升睡眠品質的受試者，減去更多的脂肪並提升更多的淨體重。

　　疲勞時進行訓練，大概不太有機會打破個人最佳訓練紀錄，因此睡眠不足會降低訓練表現，也不太令人意外 [10]。提升睡眠品質會間接讓身體組成變得更理想，也不令人意外。

　　我們現在知道，並非所有的飲食控制方法都對健康有益，有些甚至會犧牲健康；但提升睡眠品質既對健康有益、有助於控制食慾，也會讓

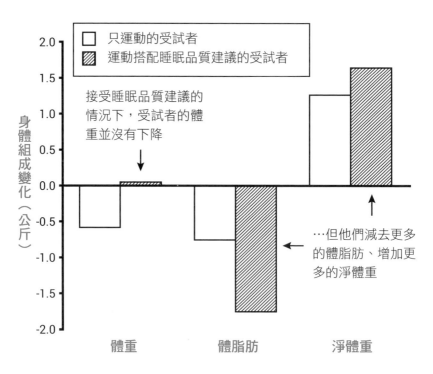

接受睡眠品質建議的
情況下，受試者的體
重並沒有下降

…但他們減去更多
的體脂肪、增加更
多的淨體重

圖例：
☐ 只運動的受試者
▨ 運動搭配睡眠品質建議的受試者

身體組成變化（公斤）

體重　　　　　體脂肪　　　　　淨體重

🎧 單純進行 10 週的阻力訓練計畫，以及搭配提升睡眠品質建議下，
兩種情況的平均身體組成變化 [9]

身體組成與訓練表現變得更理想。當然，以上結論都來自控制的研究
結果，而現實生活中並非所有人都有辦法好好享受高品質的睡眠。不
過，如果你能讓睡眠品質顯著提升，也許就有辦法在不特別改變其他
行為的情況下，讓身體組成變得更理想。簡單來說，提升睡眠品質百
利而無一害。

重點整理

◆ 好的睡眠品質有助於調控食慾、讓你攝取更少的食物、提升訓練表現，並更能在飲食控制時維持淨體重與減去體脂肪。

◆ 飲食限制有時候會有風險，而提升睡眠品質除了能調節身體組成以外，也能夠促進健康。很少有東西可以這麼一石二鳥，所以請不要低估睡眠的重要。

◆ 不過不是每個人都有辦法享受良好的睡眠品質。如果上班時間比較晚、晚上還必須照顧小孩，或有任何會干擾睡眠的身體狀況，顯然很不容易說睡就睡。對這樣的人來說，就會因為一些無法控制的因素，更難透過飲食控制來達到目標。

◆ 不過，我們還是可以用前面提到的一些方法來提升睡眠品質，看看是否有助於情況改善。

水分攝取

確保水分攝取充足，是最常見的健康建議。相信多數讀者都聽過「每天喝 8 杯水」（聽起來很武斷，畢竟杯子的大小都不一樣、各地的氣候不一樣、每個人的運動量也不一樣，但這不是重點）、或「喝水喝到尿液呈現白色或無色」等建議。我們應該都知道補充水分很重要，畢竟如果沒有水，我們就會死掉。有趣的是，常常有人問我攝取水分是否有助於減脂。減重產業竟然有辦法把水這種如此基本的物質與減重扯上關係，實在也是厲害。

其實幾乎沒有研究會把受試者集中起來幾個月，只為了看看水分攝取不同會不會造成任何差異，畢竟我們每天一定都會喝水，而要不是有人曾經提出，否則我們大概都不會認為水分與減重有什麼關係。不過，確實有一些研究，讓某些人開始相信必須喝更多的水才能減重，以下就讓我們開始討論相關議題。

有趣的是，有研究指出水分攝取不足可能與較高的 BMI 數值有關[11]。也就是說，如果觀察幾千人的尿液採樣，會發現體重較重的人普遍水分攝取較少。

「在控制各種可能的變因後，發現水分攝取不足與肥胖之間確實有關，這是先前研究不曾出現的結果。也就是說，對人類生存極其重要的水分，在體重控管與臨床策略的相關研究中，值得我們更多的關注。」[11]

這是否代表喝一大堆水就可以輕鬆減重，而不太喝水就會導致肥胖呢？倒也不是。研究只告訴我們兩者之間有關，卻不知道是怎樣的關係。其他研究也有類似發現，例如一份系統性回顧型研究指出，雖然證據還不太一致，但水分攝取對於減重似乎有著中性甚至有益的效果[12]；而當然也有其他回顧型研究指出不盡相同的結果[13]。

如果以健康為目的，水分充足無疑是比較好的選擇，所以討論是否應該喝水根本就沒有意義，但相關研究其實挺有意思的。我們曾經討論過，許多原型食物的水分含量都比超級加工食品高（詳見先前針對能量密度的討論），我們也知道水分含量較高的食物，通常都能帶來較多的飽足感。舉例來說，如果前菜吃一碗沙拉或喝一份湯，就會讓你主餐吃得更少、並降低攝取的總熱量。同理，如果喝水真的有助於減重，道理大概也一樣。

在一份研究中，平均年齡為 61 歲的受試者在早餐前 30 分鐘喝下一瓶 500 毫升的水，接著就可以盡情吃早餐；然後研究者又找了另外一天，讓同樣一群受試者在沒有先喝水的情況下盡情吃早餐[14]。結果發現，飯前先喝 500 毫升的水，可以降低 13% 的熱量攝取。研究者指出，這可能是控制體重的有效策略，因為這些年長受試者所習慣的水分攝取，都比一般的建議值還低。

不過這個研究只探討相當短期的結果，畢竟只有一餐，而且飲食時間和水分攝取量都固定，我們無法從中得知水分攝取對於整天、整週、整個月，甚至整年飲食的影響。我們只知道餐前半小時攝取 500 大卡的水分，可能有助於稍微減少食物攝取。

另一份遵循類似設計的研究額外招募較為年輕的受試者，看看情況是否會有不同[15]。兩組受試者的年紀分別介於 60 ～ 80 歲，以及 21 ～ 35 歲。在餐前 30 分鐘，男性受試者攝取 500 毫升的水、女性受試者則攝取 375 毫升。結果發現，餐前喝水確實會降低飢餓感，但只有年長受試者的食物攝取變少，年輕受試者則沒有。為什麼會這樣？研究者也不知道，但他們認為與年老之後的腸道功能變化有關[16]。

由於年齡似乎也會影響結果，一份後續研究招募了較年輕的受試者，進一步探討喝水對於飲食的影響。這次受試者先喝下 568 毫升的

水，然後直接吃飯 [17]。結果發現，喝水後受試者的飢餓程度確實下降，食物攝取也少了 22%，表示喝水的時間可能也會影響飲食行為。

讓情況更複雜的是，另一份研究探討餐前攝取 300 毫升的水分，會對年輕成人的飲食行為產生什麼影響。結果發現，即使攝取的水分比先前的研究都少，受試者攝取的食物還是明顯變少 [18]。

「喝水會讓你比較不容易飢餓嗎？」這個問題看似簡單，卻沒有肯定的答案，因為會取決於年齡、喝水量、喝水與進食之間的時間差多少、飲水習慣、以及各種生理差異。以上要素都已經在嚴格控制的實驗中探討過，但現實生活還是有不少變數。目前我們只知道，有研究指出大量攝取水分可以減少飢餓感，並足以影響人們下一餐的食物攝取量。至於喝水帶來的飲食分量改變，對於長期減重有多少幫助，還有待研究證實。

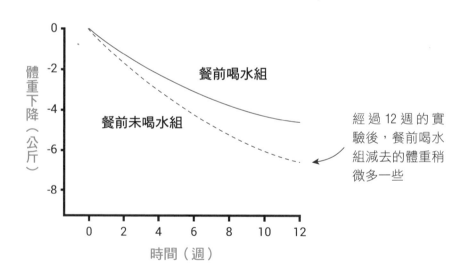

經過 12 週的實驗後，餐前喝水組減去的體重稍微多一些

🎧 餐前喝水與餐前未喝水受試者在 12 週研究後的平均體重變化 [19]

為了測試這點，一份研究讓受試者在吃飯前先喝 500 毫升的水，看看受試者是否會在 12 週的研究時間內達到額外減重效果 [19]。一組受試者在餐前要先喝 500 毫升的水，另一組則沒有收到任何與喝水相關的指示。各組受試者都遵循相同的熱量控制飲食，而研究結果發現，餐前先喝水的受試者多減去了 2 公斤的體重。

　　其他研究也有類似的發現 [20]。雖然不會帶來太大的差別，研究員還是指出，餐前建議可說是最簡單的減重策略。不過，從實際的觀點來看，我不認為所有人都要在吃飯前先喝很多水，畢竟多數人大概也不會特別想在享用美食前先喝太多的水。但是從健康的角度來看，適度補充水分當然值得鼓勵。幸運的是，人體非常善於釋出需要水分的訊號，讓我們知道自己口渴了。

> 「…增加水分攝取是一個簡單又不昂貴的行為，如果搭配低熱量飲食，也許可以促進減重效果。」[19]

重點整理

◆ 以減重的角度來看，沒有任何一種水分補充計畫是絕對適合所有人的。

◆ 雖然有研究顯示喝水可以促進減重，但主要的原因是大量的液體會占據許多胃部空間，而我擔心有些人可能會過量攝取水分，導致身體自然的飢餓訊號被淹沒。

◆ 如果你覺得自己攝取的水分常常不夠，還是建議多喝點水，畢竟喝水的好處可不只有減少飢餓感而已。

飲食速度

我們知道食物有不同的能量密度與分量，可以影響食慾調控。但吃飯的速度是否會影響食慾呢？其實影響可能比想像中更少。小時候長輩都會說要「細嚼慢嚥」，因為狼吞虎嚥很容易造成消化的問題，而且又容易噎到。這個建議會讓我們的飲食速度變慢，因為如果每一口飯都咬20下，顯然就必須花更多時間才能吃完飯。

有些與體重相關的研究也開始談討人們的飲食速度。有研究發現，體重較重的人通常飲食速度較快，而體重較輕的人通常飲食速度較慢[21]。

> 「我們的研究結果指出，飲食速度可能是避免肥胖的重要因素。」[21]

該研究並沒有實際測量受試者的飲食速度，而是讓受試者根據自己的感覺回報，看看他們認為自己的飲食速度「非常慢」、「相對慢」、「普通」、「相對快」、或「非常快」。研究結果告訴我們，體重較重的人更可能認為自己的飲食速度比較快，反之亦然。

飲食速度和體重有關的這個想法，其實很早就有。一份一九六二年的研究指出，體重較重的人通常飲食速度較快，並提出一個飲食「鏈」的概念，就是有人在剛吃下一口飯的時候，已經把下一口食物放在叉子上準備入口了[22]。有人提出一些方法來減緩飲食速率，例如增加咀嚼的次數，而且要先把口中的飯吞進去後，才準備挖下一口飯。這裡衍伸出一個理論，就是如果飲食速度很快，飽足感就會比較慢出現。換句話

說，在你的身體表示：「好了，可以了」之前，你會吃下更多的食物。因此只要把飲食速度減慢，就可以避免食物攝取過量。

有了假設以後，當然就要有研究來證實。如果認為飲食速度較慢有助於避免食物攝取過量，就要創造出鼓勵人們用不同速度吃飯的條件，來看看結果會怎樣。要操弄人們飲食速度有很多方法，有的顯而易見，有的則比較罕見。

其中一個方法是改變食物的質地。越軟的食物越不需要咀嚼，所以每一口之間的間隔時間會比較短。一份研究讓受試者攝取成分相同的飲食，包括馬鈴薯、胡蘿蔔、牛排、馬鈴薯泥 [23]。在其中一餐裡，這些成分都是按照原本的樣子讓受試者食用；而在另一餐哩，研究者將蔬菜搗碎、也使用較小塊的肉，因此受試者比較不需要咀嚼。結果發現在比較不需要咀嚼的那一餐，飲食速度（每分鐘攝取的食物公克數）大概增加了 20%，也讓人們不知不覺攝取更多熱量。食物一樣，口味也一樣，但只要改變質地，就足以影響飲食速度與飲食分量。

影響飲食速度的另一個方法，是改變攝取的方式。舉例來說，一份研究讓受試者用三種不同方法攝取優格 [24]：

- 用吸管喝液體優格
- 將同樣的液體優格倒在碗裡用湯匙喝
- 將像布丁的半固體優格放在碗裡用湯匙吃

用吸管喝優格可能會讓受試者攝取優格的速度變快，比其他兩種方法都還快。一如預期，用吸管喝液體優格的受試者飲食速度最快，而且攝取的熱量也多了 20%。你可能會感到意外的是，雖然各組受試者攝取的優格分量有顯著差異，但他們的飢餓與飽足程度則相差不多。這個研

究設計雖然比較特別，但它的結果相當重要。我固然不建議為了降低飲食速度刻意選用不方便的方法吃東西，但食慾調控的影響因子實在很多。除了食物分量與內容以外，飲食速度竟然也會影響飽足感。

一份研究透過操弄每一口食物的分量，來降低受試者的飲食速度。研究者讓受試者用更小的湯匙來吃一碗粥，讓每一口攝取的分量變少，因此吃完一碗粥需要花更多的時間[25]。結果發現，僅將甜點湯匙換成茶匙，讓飲食速度下降的情況下，受試者攝取的飲食分量少了 8%。

使用不同方法讓受試者飲食速度變慢的其他研究，也有類似的發現。一份研究沒有改變食物質地或餐具，而是直接告訴受試者要用 15 秒或 40 秒才能吃完一口飯[26]。讓受試者吃到飽的情況下，咀嚼時間較長的受試者少吃了 11.9% 的食物，兩組受試者與食慾相關的腸道荷爾蒙也出現顯著差異。一份後續研究使用一連串的聲音，來提示受試者可以吃一口食物，讓受試者分別在 6 分鐘以及 24 分鐘吃完整份食物[27]。這次每位受試者吃的食物分量一模一樣，而研究者在 3 小時候讓他們吃餅乾和洋芋片，這時候才開始測量他們的食物攝取量。第一餐攝取速度較慢的受試者，所吃的餅乾和洋芋片少了 25%，顯示降低飲食速度會影響後續的食物攝取。

老實說，有些探討飲食速度的研究真的很奇怪。顯然我不會建議你用小餐具來吃飯，也不會叫你刻意把食物切得很碎，更不會要你用聲音提醒自己什麼時候能吃下一口飯。這些都是研究者為了降低受試者飲食速度刻意採用的方法，目的是看看飲食速度會帶來什麼影響。雖然很奇怪，但這些研究還是讓我們對於食慾調控有了新的見解。舉例來說，我們之所以在吃某些食物的時候會比較快，可能是因為這些食物本身就比較容易吃得多或吃得快。有研究指出，很多人喜歡吃超級加工的垃圾食物，單純是因為這些食物很容易一下就吃完[28]。

仔細想想，很多食物其實也可以用更方便的方法來享用。多數人比較喜歡吃外帶薯條而非一整顆馬鈴薯，因為只要用手就可以一口一口吃，不必坐下來使用刀叉；無子葡萄或無殼堅果也是一樣的概念，如果在兩口之間不用等太久，我們可能就會吃得更多。很多人吃自助餐時會吃得更多，可能是因為他們吃完一份食物後不必等待，可以直接吃下一份，因此可以在更短時間內吃下更多食物。因此，我合理懷疑各國飲食文化也是個人飲食速度的隱藏因素。有些國家吃一餐的時間比較長，可以邊吃飯邊好好聊天，而每道菜之間的間隔時間也比較長。

重點是，雖然飲食速度相關實驗的目標，是為了探討放慢速度是否會降低飲食分量，但我們可以選擇如何解讀與應用實驗結果。有些人可能發現自己常常沒咬幾口就把食物吞下去，這時候稍微吃慢一點，並在每口食物多花點心思，也許可以帶來一些好處。

如同之前討論的幾份研究顯示，要探討飲食速度的影響有很多方法。並非所有研究都顯示降低飲食速度會大幅影響飲食分量，但幾乎所有研究都指出，飲食速度還是有其重要性。一份統合分析指出，飲食速度與體重之間呈現正相關，也就是飲食速度較快的人通常體重較重[29]。另一份統合分析蒐集了刻意操弄飲食速度的研究，例如我們之前討論過的幾篇研究，發現雖然證據並不一致，但整體而言還是支持降低飲食速度可以有效降低熱量攝取[30]。

重點整理

◆ 如果你在參加大胃王比賽,那麼每一口吃大口一點、盡量減少咀嚼、每口之間不要停下來、一盤吃完就接著下一盤,大概是感到飽足前盡量多吃一點的最佳策略。也就是說,飲食速度確實會影響飲食分量。

◆ 所以,如果你平常都吃很快,每一口都沒咬幾口就吞下去,建議嘗試放慢速度,並更關注於每一口的食物,這樣可能有助於調控食慾。

◆ 不過,也沒有必要走火入魔,例如每一口咬幾下都要算,或用很小的餐具來吃東西,畢竟這些都只是研究為了方便而使用的方法。如果硬要遵循這類飲食方法,反而很容易導致飲食失調。

分心飲食（Mindless eating）

　　現在讓我們更進一步探討「分心飲食」的概念，這是一個最近越來越多人探討的飲食習慣。分心飲食的意思就是在分心的時候吃東西，例如邊工作邊吃飯、或邊看電視邊吃飯。也許你腦海裡已經有畫面，這時候你會想吃下比平常更多的食物。其實這很正常，很多因素都會影響我們吃東西的慾望，有些甚至無法直接量化。也許你在和朋友聊天的時候、工作的時候、或看影片的時候會吃下比平常更多的食物。讓我們先以看電視為例來探討這個飲食行為，因為目前與看電視相關的研究較多，這些研究也能同時讓我們瞭解相關分心行為會帶來的影響。

　　一直都有研究指出，看電視與體重之間有關，甚至在孩童與青少年身上都看得到 [31]。一份研究指出：「青少年和孩童如果每天看電視 1 ～ 3 小時，過重或肥胖的風險就會增加 10% ～ 20%。」這份二〇一三年的研究只探討全世界青少年與孩童看電視的趨勢，還未考量打電動或滑社群媒體等行為 [32]。

　　要指出每天看幾小時電視與體重或 BMI 之間的關係，其實會遇到相當大的限制。首先，要精準指出每天花多少時間看電視並不容易。除非你有特別先把節目時間記下來，否則看電視的時間通常還要加上不斷轉台所花的零碎時間。

　　除此之外，該研究也無法告訴我們為何看較久的電視會增加體重上升的風險。如果較常看電視的人平均體重較高，是因為他們花越多時間看電視，每天維持靜態的時間就越多嗎？這個解釋雖然很合理，但很可能還有其他影響因素。花幾個小時看電視，就代表很可能你會看到各式各樣的食物廣告，只是你不一定有意識到而已。一份研究讓孩童受試者看卡通，但有些孩童有看到廣告，有些則沒有。結果發現，有看到食物

廣告的孩子都會攝取較多的食物[33]。其他研究也有相同的發現，指出廣告確實會在不知不覺的情況下，讓我們吃下更多的食物[34]，而這個狀況在孩子身上最明顯[35]。

讓受試者自我回報看電視的時間，顯然會有侷限。他們回報的結果準確嗎？會不會有其他影響因素？為了避免這個問題，一份研究試圖探討如果引導小朋友少看點電視，是否會影響他們的體重，而為了公平，這些原本用來看電視的時間，也不會用來執行任何運動[36]。透過限制小朋友看電視的時間，就能有效降低他們的 BMI、腰圍，以及皮脂厚度。

看電視的時間變多會造成體重上升，有很多可能的原因。首先，看電視時間較長的人顯然會有更多時間坐著；而看電視也會不知不覺讓人攝取更多食物。我們剛才探討過與食物廣告相關的研究，但現在要進入下一個概念，就是分心飲食。

為了探討這點，一份研究讓受試者在實驗室吃飯，並分別提供四種設置。其中兩種讓受試者待在安靜的房間，而且沒有任何使他們分心的事物，另一種是讓受試者坐在電視前吃飯，最後一種則是播放有聲書[37]。為了盡可能控制變因，四種設置下提供的食物都一樣。各組受試者在研究日的飢餓感評分都差不多，但看電視和聽有聲書的受試者，平均的食物攝取多了 11.6%。研究者認為環境因子會讓受試者分心，讓他們在不感到飢餓的情況下攝取更多食物。雖然這個研究只針對各種設計研究了一餐，而且有聲書的影響和看電視一樣，研究員還是指出，分心飲食帶來的效果可能具有累積性，尤其是現在越來越多人會邊看電視邊吃東西。如果邊看電視邊吃東西會多攝取 10% 的食物，長期下來就會造成很大的差別。

在一個類似的後續研究中，研究者提供披薩和起司通心粉給受試者，讓他們邊看電視邊吃，或播放古典音樂作為背景音[38]。和之前的研

究結果一樣，看電視的受試者攝取更多的食物，但這次的差距更大，看電視的受試者多攝取了 71% 的通心粉，以及 36% 的披薩。

我們還是要記得，這些都是短期研究，而且只看一餐的攝取量而已，更大的問題是長期下來會帶來什麼影響。如果看一集影集就會讓攝取的食物變多，那如果每天都看好幾個小時的電視，會吃得更多嗎？我們不得而知，而且要做這樣的長期實驗也不容易，所以也只能推測。

並非所有的分心飲食研究都用電視當作工具，有些研究也用聽有聲書 [39]、和朋友或陌生人一起吃飯 [40]、在電腦前 [41]、滑手機 [42]、甚至開車 [43]（當然有使用自動駕駛模式）來實驗。這些研究的發現並沒有完全一致，但一份統合分析指出，看電視特別容易增加受試者的飲食分量 [44]。另一份統合分析也指出，分心飲食會讓人不知不覺吃得更多，並建議如果想要減少食物攝取，可以更專注於飲食的內容 [45]。

要做相關的研究並不容易，因為生活中充滿各式各樣令人分心的事物。我覺得大概沒什麼人會習慣在安靜的房間裡獨自吃飯，多數人通常都會邊看電視、邊工作、邊滑手機、或邊聊天邊吃飯。一定會有各種外部因素影響飲食行為，但這些因素不一定都不好。和朋友一起吃飯不一定是壞事，因為有社交總是好事；邊看電視邊吃飯也不一定是壞事。我們只不過是在討論外部因素的各種細節，透過各種研究，探討這些細節會如何影響我們的飲食行為。要如何應用這些資訊，是每一個人的自由。

重點整理

◆ 科技越來越發達的情況下，「分心飲食」大概就越來越難避免；而就算我們想要避開所有令人分心的事物，大概也很難做到。顯然我不會建議任何人把電視丟掉，並在安靜的房間裡獨自吃飯，這樣也太奇怪了。

◆ 如果你很喜歡在看電視的時候看電視或滑手機，你很可能會不知不覺攝取更多食物，長期下來的累積會相當可觀。我沒有要做出任何評論，純粹分享研究發現而已。

◆ 如果你願意，可以考慮在吃飯時減少外部干擾事物，例如把吃飯的地方從電視前移到餐桌上，或是在吃午餐時先暫時離開辦公桌上的電腦等等。這樣就能在不需要改變飲食內容的情況下，更專注身體發出的飢餓訊號，也會更不容易感到飢餓。

後記
然後呢？
⋮

真正的問題來了。

過去半個世紀以來，食物製造產業有很大的改變，出現了一堆低成本、高熱量、非常好吃的超級加工食品，讓我們更容易過度飲食。我們也目睹了工業化與科技快速進步，讓我們有更多交通工具選擇、節省勞力的機器、更多的靜態工作選擇。以上這些條件加起來，讓我們越來越趨向靜態生活，熱量攝取也越來越多，這兩者會讓人類的體重逐漸上升、健康逐漸惡化。如果改善健康和控制體重感覺很像逆流而上那麼困難，其實你並不孤單，畢竟我們的環境讓這一切越來越困難。

最可怕的是，我們沒有一體適用的解決辦法。

全球的減重產業規模相當龐大，估計每年的產值高達好幾千億，而且持續成長。各種飲食計畫推陳出新，都宣稱自己具有劃時代的意義。之所以會這樣，就是看準人們已經走投無路，只好放手一試的心態。如

果真的有適合所有人的解決辦法，人們就不必尋尋覓覓最適合自己的方法。不幸的是，很多不肖業者就是利用許多人的走投無路，他們不看道德，只看利潤；他們讓整個飲食產業充滿各種假訊息，目的就是讓消費者把錢掏出來。

面對複雜且多面向的議題時，本來就很難找到簡單的解決方法。有些人愛不釋手的營養建議，在其他人眼中可能一文不值；在某人身上很有用的減重策略，可能反而會讓其他人變胖。每個人的身心狀況、目標、喜好都不同，所以同一種飲食方法可能可以讓人成功，同時也會讓更多人失敗。

我很想只用本書一半的篇幅，簡單告訴你該怎麼辦最好，但我真的做不到。複雜的議題需要細膩的解決辦法，而我撰寫本書的目的，就是用客觀的方式呈現各種選項，讓你在學習知識與分辨各種訊息真偽的同時，選擇最適合自己的辦法。我不想打著最新、最具突破性的旗號，說服你相信任何一種特定的飲食原則；我希望的是讓你具備足夠知識，讓你自己做出選擇。因此同樣是閱讀本書，不同讀者所得到的收穫可能很不一樣。

透過本書，我就是你的教練，你就是我的客戶。你可以告訴我你的目標，而我的任務就是協助你用最快最安全的方式達到目標。

因此我在全書中不斷舉例說明為何有些策略能讓某些人成功，卻不一定適合另外一群人。而就算你是一位身材相當精實的健身模特兒，現在想要透過飲食控制來進一步減脂，好讓自己在鏡頭上更好看，你也會知道該怎麼做。你知道如何選擇最適合自己的減脂速度、知道要攝取多少蛋白質、知道要如何選擇最佳的策略來控制食慾、也知道如何改變飲食的能量密度來達到目標。你知道各種極端飲食方法的風險，因此有辦法避免刻意限制飲食內容帶來的營養不良；你也知道讓飲食保有一些彈

性，可以讓飲食計畫更容易堅持下去。你知道監控身體組成和熱量攝取，有助於提升減重速度；你也懂得利用補碳與飲食休息，來調控飢餓感與提升訓練表現。而如果你總是在和體重搏鬥，你可能也已經知道除了飲食控制以外，更重要的是養成健康的生活與飲食習慣。你可能也已經知道，經常量體重可能弊大於利、有些情緒因素會讓你吃下更多食物。也許你想要擺脫永無止盡的飲食限制，並突然發現還有很多習慣有助於體重管理，例如提升睡眠品質、優先攝取營養密度高的原型食物、找到真正喜歡的運動、減少酒精攝取，以及減少看電視的時間。

你可以回顧在第一章設下的目標，複習每章最後的重點整理，找到最適合自己的策略。如果你找到適合的方法並嘗試幾個星期，就可以邊觀察成果邊做出微調。如果某些方法讓你的身心受到影響，你也具備改變的知識。管理體重沒有一體適用的方法，你可以根據自己的需求與喜好來設計策略，也可以在未來微調這些策略，這就是這個領域美妙的地方。如果我要所有人遵循相同的飲食和訓練計畫，如果你不喜歡這些計畫的話怎麼辦？我相信一定會有人不喜歡，這時候一定會想暫停並尋找更適合自己的方法，因此具備足夠的知識就顯得相當重要。這就是我和客戶一貫的合作方式：規律評估現狀，並根據回饋來調整方法。

不管目標是什麼，讓我們跟那些亂七八糟的短期飲食風潮說再見，並迎接最適合自己長期健康的好選擇。同時，也讓我們不要再只為了穿下某一件牛仔褲或看到特定的體重數字，而無意間犧牲自己的身心健康。我想我們都同意，生活中有很多事情比體重還重要。

謝謝你花時間閱讀本書，希望你有所收穫。

如果想和我聯絡，可以上 www.bdccarpenter.com 網站，我會在上面分享各種最新的免費內容。

致謝詞

在社群媒體上追蹤我的各位朋友，謝謝你們這幾年來的支持。如果沒有你們，我就無法完成這本書。謝謝你們種下的種子，讓我完成了不可能的任務。

謝謝你購買我的第一本書（還是其實你是從別人那裡偷來的？），而我也想利用這個機會表示誠摯的感謝。和一般致謝詞不一樣的是，我不想讓你覺得我好像很自得意滿。如果你還沒在社群媒體上追蹤我，請考慮在閱讀本書後按下追蹤鍵，因為我花了十年左右的時間，在社群媒體上寫下許多完全免費的資訊。

在健身產業耕耘多年的我，從沒想過要發財，畢竟我所做的一切根本無法讓我賺大錢。我只想提供資訊幫助各位讀者，不管是避免你在無效的產品上浪費錢，或幫你破除營養迷思，省下你寶貴的時間都好，而所有的細節都在本書裡面。

我想特別感謝太太索希‧李‧卡本特（Sohee Lee Carpenter），妳

對我的信心比我自己更多。在我自我懷疑的過程中，如果沒有妳的無條件支持與鼓勵，就不會有這本書。在寫作的路上，妳一路協助我創新、審閱、檢視插圖，也是最熱情的啦啦隊。身為伴侶，妳對我的信任比我對自己還多，實在讓我感到非常不可思議；而我也希望妳在我身邊也能有一樣的感受。

我也要感謝好朋友路克・貝特（Luke Betts）的支持，謝謝你對我的信任，並認為我有辦法寫出這麼棒的一本書。你可能覺得沒什麼，但你的時間與專業著實讓我打開了全新的一扇窗。

參考資料

第 1 章 你為什麼想減脂？

1. Easterlin, R. A. (2003). Explaining happiness. Proceedings of the National Academy of Sciences, 100(19), 11176–11183. https://doi. org/10.1073/pnas.1633144100

2. Komaroff, M. (2016). For researchers on obesity: historical review of extra body weight definitions. Journal of Obesity, 2016, 1–9. https:// doi. org/10.1155/2016/2460285

3. Swami, V. (2015). Cultural influences on body size ideals. European Psychologist, 20(1), 44–51. https://doi.org/10.1027/1016-9040/a000150

4. Edwards, C., Tod, D., & Molnar, G. (2013). A systematic review of the drive for muscularity research area. International Review of Sport and Exercise Psychology, 7(1), 18–41. https://doi.org/10.1080/17509 84x.2013.847113

5. Leone, J. E., Sedory, E. J., & Gray, K. A. (2005). Recognition and treatment of muscle dysmorphia and related body image disorders. Journal of Athletic Training, 40(4), 352–359.

6. Swami, V., Frederick, D. A., Aavik, T., Alcalay, L., Allik, J., Anderson, D., Andrianto, S., Arora, A., Brännström, A., Cunningham, J., Danel, D., Doroszewicz, K., Forbes, G. B., Furnham, A., Greven, C. U., Halberstadt, J., Hao, S., Haubner, T., Hwang, C. S., Inman, M., ... Zivcic-Becirevic, I. (2010). The attractive female body weight and female body dissatisfaction in 26 countries across 10 world regions: results of the international body project I. Personality & Social Psychology Bulletin, 36(3), 309–325. https://doi.org/10.1177/0146167209359702

7. Frederick, D. A., Buchanan, G. M., Sadehgi-Azar, L., Peplau, L. A., Haselton, M. G., Berezovskaya, A., & Lipinski, R. E. (2007). Desiring the muscular ideal: men's body satisfaction in the United States, Ukraine, and Ghana. Psychology of Men & Masculinity, 8(2), 103–117. https:// doi.org/10.1037/1524-9220.8.2.103

8. Thomas, F. N., & Kleyman, K. S. (2019). The influence of Western body ideals on Kenyan, Kenyan American, and African Americans' body image. Journal of Prevention & Intervention in the Community, 48(4), 312–328. https://doi.org/10.108 0/10852352.2019.1627084

9. Major, B., Hunger, J. M., Bunyan, D. P., & Miller, C. T. (2014). The ironic effects of weight stigma. Journal of Experimental Social Psychology, 51, 74–80. https://doi. org/10.1016/j.jesp.2013.11.009

10. Vartanian, L. R., & Shaprow, J. G. (2008). Effects of weight stigma on exercise motivation and behavior. Journal of Health Psychology, 13(1), 131–138. https://doi.

org/10.1177/1359105307084318

11. Puhl, R. M. (2020). What words should we use to talk about weight? A systematic review of quantitative and qualitative studies examining preferences for weight-related terminology. Obesity Reviews, 21(6). https://doi.org/10.1111/obr.13008

12. Kyle, T. K., & Puhl, R. M. (2014). Putting people first in obesity. Obesity, 22(5), 1211. https://doi.org/10.1002/oby.20727

13. Perriard-Abdoh, S., Chadwick, P., Chater, A. M., Chisolm, A., Doyle, J., Gillison, F. B., ... & Moffat, H. (2019). Psychological perspectives on obesity: addressing policy, practice and research priorities. British Psychological Society

14. Aune, D., Sen, A., Prasad, M., Norat, T., Janszky, I., Tonstad, S., Romundstad, P., & Vatten, L. J. (2016). BMI and all cause mortality: systematic review and non-linear dose-response meta-analysis of 230 cohort studies with 3.74 million deaths among 30.3 million participants. BMJ, i2156. https://doi.org/10.1136/bmj.i2156

15. Jayedi, A., Soltani, S., Zargar, M. S., Khan, T. A., & Shab-Bidar, S. (2020). Central fatness and risk of all cause mortality: systematic review and dose-response meta-analysis of 72 prospective cohort studies. BMJ, m3324. https://doi.org/10.1136/bmj.m3324

16. Fruh, S. M. (2017). Obesity: risk factors, complications, and strategies for sustainable long-term weight management. Journal of the American Association of Nurse Practitioners, 29(S1), S3–S14. https://doi. org/10.1002/2327-6924.12510

17. Matheson, E. M., King, D. E., & Everett, C. J. (2012). Healthy lifestyle habits and mortality in overweight and obese individuals. Journal of the American Board of Family Medicine : JABFM, 25(1), 9–15. https://doi. org/10.3122/jabfm.2012.01.110164

18. Kennedy, A. B., Lavie, C. J., & Blair, S. N. (2018). Fitness or fatness: which is more important?. JAMA, 319(3), 231–232. https://doi. org/10.1001/jama.2017.21649

19. Barry, V. W., Baruth, M., Beets, M. W., Durstine, J. L., Liu, J., & Blair, S. N. (2014). Fitness vs. fatness on all-cause mortality: a meta-analysis. Progress in Cardiovascular Diseases, 56(4), 382–390. https://doi. org/10.1016/j.pcad.2013.09.002

20. Walberg, J. L., & Johnston, C. S. (1991). Menstrual function and eating behavior in female recreational weight lifters and competitive body builders. Medicine and Science in Sports and Exercise, 23(1), 30–36. https://doi.org/10.1249/00005768-199101000-00006

21. Goldfield G. S. (2009). Body image, disordered eating and anabolic steroid use in female bodybuilders. Eating Disorders, 17(3), 200–210. https://doi.org/10.1080/10640260902848485

22. Goldfield, G. S., Blouin, A. G., & Woodside, D. B. (2006). Body image, binge eating, and bulimia nervosa in male bodybuilders. The Canadian Journal of Psychiatry, 51(3), 160–168. https://doi. org/10.1177/070674370605100306

23. Jankauskienė, R., Kardelis, K., & Pajaujienė, S. (2007). Muscle size satisfaction and

predisposition for a health harmful practice in bodybuilders and recreational gymnasium users. Medicina, 43(4), 338. https://doi.org/10.3390/medicina43040042

24. Mitchell, L., Murray, S. B., Cobley, S., Hackett, D., Gifford, J., Capling, L., & O'Connor, H. (2017). Muscle dysmorphia symptomatology and associated psychological features in bodybuilders and non-bodybuilder resistance trainers: a systematic review and meta-analysis. Sports Medicine (Auckland, N.Z.), 47(2), 233–259. https://doi.org/10.1007/ s40279-016-0564-3

第 2 章 意志力堅定一點就可以了吧？

1. Nordmo, M., Danielsen, Y. S., & Nordmo, M. (2020). The challenge of keeping it off, a descriptive systematic review of high-quality, follow-up studies of obesity treatments. Obesity Reviews: an Official Journal of the International Association for the Study of Obesity, 21(1), e12949. https://doi.org/10.1111/obr.12949

2. Perriard-Abdoh, S., Chadwick, P., Chater, A. M., Chisolm, A., Doyle, J., Gillison, F. B., ... & Moffat, H. (2019). Psychological perspectives on obesity: addressing policy, practice and research priorities. British Psychological Society

3. NCD Risk Factor Collaboration (NCD-RisC) (2016). Trends in adult body-mass index in 200 countries from 1975 to 2014: a pooled analysis of 1698 population-based measurement studies with 19·2 million participants. Lancet (London, England), 387(10026), 1377–1396. https://doi.org/10.1016/S0140-6736(16)30054-X

4. Privitera, G. J., & Zuraikat, F. M. (2014). Proximity of foods in a competitive food environment influences consumption of a low calorie and a high calorie food. Appetite, 76, 175–179. https://doi.org/10.1016/j. appet.2014.02.004

5. Hunter, J. A., Hollands, G. J., Couturier, D. L., & Marteau, T. M. (2018). Effect of snack-food proximity on intake in general population samples with higher and lower cognitive resource. Appetite, 121, 337–347. https://doi.org/10.1016/j. appet.2017.11.101

6. Kruger, D. J., Greenberg, E., Murphy, J. B., DiFazio, L. A., & Youra, K. R. (2014). Local concentration of fast-food outlets is associated with poor nutrition and obesity. American Journal of Health Promotion: AJHP, 28(5), 340–343. https://doi. org/10.4278/ajhp.111201-quan-437

7. Han, J., Schwartz, A. E., & Elbel, B. (2020). Does proximity to fast food cause childhood obesity? Evidence from public housing. Regional Science and Urban Economics, 84, 103565. https://doi.org/10.1016/j. regsciurbeco.2020.103565

8. Burgoine, T., Sarkar, C., Webster, C. J., & Monsivais, P. (2018). Examining the interaction of fast-food outlet exposure and income on diet and obesity: evidence from 51,361 UK Biobank participants. International Journal of Behavioral Nutrition and Physical Activity, 15(1). https://doi.org/10.1186/s12966-018-0699-8

9. Redden, J. P., Mann, T., Vickers, Z., Mykerezi, E., Reicks, M., & Elsbernd, S. (2015).

Serving first in isolation increases vegetable intake among elementary schoolchildren. PloS One, 10(4), e0121283. https:// doi.org/10.1371/journal. pone.0121283

10. Rising, R., Alger, S., Boyce, V., Seagle, H., Ferraro, R., Fontvieille, A. M., & Ravussin, E. (1992). Food intake measured by an automated food-selection system: relationship to energy expenditure. The American Journal of Clinical Nutrition, 55(2), 343–349. https://doi.org/10.1093/ ajcn/55.2.343

11. Lalanza, J. F., & Snoeren, E. (2021). The cafeteria diet: a standardized protocol and its effects on behavior. Neuroscience and biobehavioral reviews, 122, 92–119. https://doi.org/10.1016/j.neubiorev.2020.11.003

12. Larson, D. E., Rising, R., Ferraro, R. T., & Ravussin, E. (1995). Spontaneous overfeeding with a 'cafeteria diet' in men: effects on 24-hour energy expenditure and substrate oxidation. International Journal of Obesity and Related Metabolic Disorders: Journal of the International Association for the Study of Obesity, 19(5), 331–337

13. Larson, D. E., Tataranni, P. A., Ferraro, R. T., & Ravussin, E. (1995). Ad libitum food intake on a 'cafeteria diet' in Native American women: relations with body composition and 24-hour energy expenditure. The American Journal of Clinical Nutrition, 62(5), 911–917. https://doi. org/10.1093/ajcn/62.5.911

14. Hetherington M. M. (1996). Sensory-specific satiety and its importance in meal termination. Neuroscience and Biobehavioral Reviews, 20(1), 113–117. https://doi. org/10.1016/0149-7634(95)00048-j

15. Rolls, B. J., Rowe, E. A., Rolls, E. T., Kingston, B., Megson, A., & Gunary, R. (1981). Variety in a meal enhances food intake in man. Physiology & Behavior, 26(2), 215– 221. https://doi. org/10.1016/0031-9384(81)90014-7

16. Piernas, C., & Popkin, B. M. (2011). Food portion patterns and trends among U.S. children and the relationship to total eating occasion size, 1977–2006. The Journal of Nutrition, 141(6), 1159–1164. https://doi. org/10.3945/jn.111.138727

17. Steenhuis, I. H., Leeuwis, F. H., & Vermeer, W. M. (2010). Small, medium, large or supersize: trends in food portion sizes in the Netherlands. Public Health Nutrition, 13(6), 852–857. https://doi. org/10.1017/S1368980009992011

18. van der Bend, D., Bucher, T., Schumacher, T., Collins, K., de Vlieger, N., Rollo, M., Burrows, T., Watson, J., & Collins, C. (2017). Trends in food and beverage portion sizes in Australian children; a time-series analysis comparing 2007 and 2011–2012 national data. Children, 4(8), 69. https://doi.org/10.3390/children4080069

19. Matthiessen, J., Fagt, S., Biltoft-Jensen, A., Beck, A. M., & Ovesen, L. (2003). Size makes a difference. Public Health Nutrition, 6(1), 65–72. https://doi.org/10.1079/ PHN2002361

20. Rolls, B. J., Roe, L. S., Meengs, J. S., & Wall, D. E. (2004). Increasing the portion size of a sandwich increases energy intake. Journal of the American Dietetic

Association, 104(3), 367–372. https://doi. org/10.1016/j.jada.2003.12.013

21. Geier, A. B., Rozin, P., & Doros, G. (2006). Unit bias. A new heuristic that helps explain the effect of portion size on food intake. Psychological Science, 17(6), 521–525. https://doi. org/10.1111/j.1467-9280.2006.01738.x

22. Zuraikat, F. M., Roe, L. S., Privitera, G. J., & Rolls, B. J. (2016). Increasing the size of portion options affects intake but not portion selection at a meal. Appetite, 98, 95–100. https://doi.org/10.1016/j. appet.2015.12.023

23. Young, L. R., & Nestle, M. (2003). Expanding portion sizes in the US marketplace: implications for nutrition counseling. Journal of the American Dietetic Association, 103(2), 231–234. https://doi. org/10.1053/jada.2003.50027

24. Schwartz, J., & Byrd-Bredbenner, C. (2006). Portion distortion: typical portion sizes selected by young adults. Journal of the American Dietetic Association, 106(9), 1412–1418. https://doi.org/10.1016/j. jada.2006.06.006

25. Rolls, B. J., Roe, L. S., & Meengs, J. S. (2007). The effect of large portion sizes on energy intake is sustained for 11 days. Obesity, 15(6), 1535–1543. https://doi. org/10.1038/oby.2007.182

26. French, S. A., Mitchell, N. R., Wolfson, J., Harnack, L. J., Jeffery, R. W., Gerlach, A. F., Blundell, J. E., & Pentel, P. R. (2014). Portion size effects on weight gain in a free living setting. Obesity, 22(6), 1400–1405. https://doi.org/10.1002/oby.20720

27. McDonald N. C. (2007). Active transportation to school: trends among U.S. schoolchildren, 1969–2001. American Journal of Preventive Medicine, 32(6), 509–516. https://doi.org/10.1016/j.amepre.2007.02.022

28. Bassett, D. R., John, D., Conger, S. A., Fitzhugh, E. C., & Coe, D. P. (2015). Trends in physical activity and sedentary behaviors of United States youth. Journal of Physical Activity & Health, 12(8), 1102–1111. https://doi.org/10.1123/jpah.2014-0050

29. Hofferth S. L. (2009). Changes in American children's time – 1997 to 2003. Electronic International Journal of Time Use Research, 6(1), 26–47. https://doi. org/10.13085/eijtur.6.1.26-47

30. Paluch, A. E., Bajpai, S., Bassett, D. R., Carnethon, M. R., Ekelund, U., Evenson, K. R., Galuska, D. A., Jefferis, B. J., Kraus, W. E., Lee, I. M., Matthews, C. E., Omura, J. D., Patel, A. V., Pieper, C. F., Rees-Punia, E., Dallmeier, D., Klenk, J., Whincup, P. H., Dooley, E. E., . . . Fulton, J. E. (2022). Daily steps and all-cause mortality: a meta-analysis of 15 international cohorts. The Lancet Public Health, 7(3), e219–e228. https://doi.org/10.1016/s2468-2667(21)00302-9

31. Jayedi, A., Gohari, A., & Shab-Bidar, S. (2022). Daily step count and all-cause mortality: a dose-response meta-analysis of prospective cohort studies. Sports Medicine (Auckland, N.Z.), 52(1), 89–99. https://doi. org/10.1007/s40279-021-01536-4

32. Ostendorf, D. M., Caldwell, A. E., Creasy, S. A., Pan, Z., Lyden, K., Bergouignan, A.,

MacLean, P. S., Wyatt, H. R., Hill, J. O., Melanson, E. L., & Catenacci, V. A. (2019). Physical activity energy expenditure and total daily energy expenditure in successful weight loss maintainers. Obesity, 27(3), 496–504. https://doi.org/10.1002/oby.22373

33. Paixão, C., Dias, C. M., Jorge, R., Carraça, E. V., Yannakoulia, M., de Zwaan, M., Soini, S., Hill, J. O., Teixeira, P. J., & Santos, I. (2020). Successful weight loss maintenance: a systematic review of weight control registries. Obesity Reviews: an Official Journal of the International Association for the Study of Obesity, 21(5), e13003. https://doi.org/10.1111/obr.13003

34. Sobal, J., & Stunkard, A. J. (1989). Socioeconomic status and obesity: a review of the literature. Psychological Bulletin, 105(2), 260–275. https:// doi.org/10.1037/0033-2909.105.2.260

35. Monteiro, C. A., Moura, E. C., Conde, W. L., & Popkin, B. M. (2004). Socioeconomic status and obesity in adult populations of developing countries: a review. Bulletin of the World Health Organization, 82(12), 940–946.

36. Leal, C., & Chaix, B. (2011). The influence of geographic life environments on cardiometabolic risk factors: a systematic review, a methodological assessment and a research agenda. Obesity Reviews: an Official Journal of the International Association for the Study of Obesity, 12(3), 217–230. https://doi.org/10.1111/j.1467-789X.2010.00726.x

37. Tomiyama, A. J., Carr, D., Granberg, E. M., Major, B., Robinson, E., Sutin, A. R., & Brewis, A. (2018). How and why weight stigma drives the obesity 'epidemic' and harms health. BMC Medicine, 16(1), 123. https://doi.org/10.1186/s12916-018-1116-5

38. Vartanian, L. R., & Shaprow, J. G. (2008). Effects of weight stigma on exercise motivation and behavior: a preliminary investigation among college-aged females. Journal of Health Psychology, 13(1), 131–138. https://doi.org/10.1177/1359105307084318

39. Major, B., Hunger, J. M., Bunyan, D. P., & Miller, C. T. (2014). The ironic effects of weight stigma. Journal of Experimental Social Psychology, 51, 74–80. https://doi.org/10.1016/j.jesp.2013.11.009

40. Schvey, N. A., Puhl, R. M., & Brownell, K. D. (2011). The impact of weight stigma on caloric consumption. Obesity, 19(10), 1957–1962. https://doi.org/10.1038/oby.2011.204

41. Jackson, S. E., Beeken, R. J., & Wardle, J. (2014). Perceived weight discrimination and changes in weight, waist circumference, and weight status. Obesity, 22(12), 2485–2488. https://doi.org/10.1002/oby.20891

42. Hatzenbuehler, M. L., Keyes, K. M., & Hasin, D. S. (2009). Associations between perceived weight discrimination and the prevalence of psychiatric disorders in the general population. Obesity, 17(11), 2033– 2039. https://doi.org/10.1038/oby.2009.131

43. Oliver, G., & Wardle, J. (1999). Perceived effects of stress on food choice. Physiology & Behavior, 66(3), 511–515. https://doi.org/10.1016/ s0031-9384(98)00322-9

44. Bellisle, F., Louis-Sylvestre, J., Linet, N., Rocaboy, B., Dalle, B., Cheneau, F., L'Hinoret, D., & Guyot, L. (1990). Anxiety and food intake in men. Psychosomatic Medicine, 52(4), 452–457. https://doi. org/10.1097/00006842-199007000-00007

45. Michaud, C., Kahn, J. P., Musse, N., Burlet, C., Nicolas, J. P., & Mejean, L. (1990). Relationships between a critical life event and eating behaviour in high-school students. Stress Medicine, 6(1), 57–64. https:// doi.org/10.1002/smi.2460060112

46. Kistenmacher, A., Goetsch, J., Ullmann, D., Wardzinski, E. K., Melchert, U. H., Jauch-Chara, K., & Oltmanns, K. M. (2018). Psychosocial stress promotes food intake and enhances the neuroenergetic level in men. Stress, 21(6), 538–547. https:// doi.org/10.1080/10253890.2018.1485645

47. Abramson, E. E., & Stinson, S. G. (1977). Boredom and eating in obese and non-obese individuals. Addictive Behaviors, 2(4), 181–185. https:// doi. org/10.1016/0306-4603(77)90015-6

48. Moynihan, A. B., van Tilburg, W. A., Igou, E. R., Wisman, A., Donnelly, A.E., & Mulcaire, J. B. (2015). Eaten up by boredom: consuming food to escape awareness of the bored self. Frontiers in Psychology, 6, 369. https://doi.org/10.3389/ fpsyg.2015.00369

49. Havermans, R. C., Vancleef, L., Kalamatianos, A., & Nederkoorn, C. (2015). Eating and inflicting pain out of boredom. Appetite, 85, 52–57. https://doi.org/10.1016/ j.appet.2014.11.007

50. van Strien, T., Cebolla, A., Etchemendy, E., Gutiérrez-Maldonado, J., Ferrer-García, M., Botella, C., & Baños, R. (2013). Emotional eating and food intake after sadness and joy. Appetite, 66, 20–25. https://doi. org/10.1016/j.appet.2013.02.016

51. Aguiar-Bloemer, A. C., & Diez-Garcia, R. W. (2018). Influence of emotions evoked by life events on food choice. Eating and Weight Disorders, 23(1), 45–53. https://doi. org/10.1007/s40519-017-0468-8

52. Macht, M., Roth, S., & Ellgring, H. (2002). Chocolate eating in healthy men during experimentally induced sadness and joy. Appetite, 39(2), 147–158. https://doi. org/10.1006/appe.2002.0499

53. Bongers, P., Jansen, A., Havermans, R., Roefs, A., & Nederkoorn, C. (2013). Happy eating. The underestimated role of overeating in a positive mood. Appetite, 67, 74–80. https://doi.org/10.1016/j.appet.2013.03.017

54. Cardi, V., Leppanen, J., & Treasure, J. (2015). The effects of negative and positive mood induction on eating behaviour: a meta-analysis of laboratory studies in the healthy population and eating and weight disorders. Neuroscience and Biobehavioral Reviews, 57, 299–309. https://doi.org/10.1016/j.neubiorev.2015.08.011

55. Evers, C., Dingemans, A., Junghans, A. F., & Boevé, A. (2018). Feeling bad or

feeling good, does emotion affect your consumption of food? A meta-analysis of the experimental evidence. Neuroscience and Biobehavioral Reviews, 92, 195–208. https://doi.org/10.1016/j. neubiorev.2018.05.028

56. van Strien T. (2018). Causes of emotional eating and matched treatment of obesity. Current Diabetes Reports, 18(6), 35. https://doi.org/10.1007/ s11892-018-1000-x

57. Luppino, F. S., de Wit, L. M., Bouvy, P. F., Stijnen, T., Cuijpers, P., Penninx, B. W., & Zitman, F. G. (2010). Overweight, obesity, and depression: a systematic review and meta-analysis of longitudinal studies. Archives of General Psychiatry, 67(3), 220–229. https://doi. org/10.1001/archgenpsychiatry.2010.2

58. King, N. A., Hopkins, M., Caudwell, P., Stubbs, R. J., & Blundell, J. E. (2008). Individual variability following 12 weeks of supervised exercise: identification and characterization of compensation for exercise-induced weight loss. International Journal of Obesity (2005), 32(1), 177–184. https://doi.org/10.1038/sj.ijo.0803712

59. Martin, C. K., Johnson, W. D., Myers, C. A., Apolzan, J. W., Earnest, C. P., Thomas, D. M., Rood, J. C., Johannsen, N. M., Tudor-Locke, C., Harris, M., Hsia, D. S., & Church, T. S. (2019). Effect of different doses of supervised exercise on food intake, metabolism, and non-exercise physical activity: the E-MECHANIC randomized controlled trial. The American Journal of Clinical Nutrition, 110(3), 583–592. https:// doi. org/10.1093/ajcn/nqz054

60. Levine, J. A., Eberhardt, N. L., & Jensen, M. D. (1999). Role of nonexercise activity thermogenesis in resistance to fat gain in humans. Science, 283(5399), 212–214. https://doi.org/10.1126/science.283.5399.212

61. Ostendorf, D. M., Melanson, E. L., Caldwell, A. E., Creasy, S. A., Pan, Z., MacLean, P. S., Wyatt, H. R., Hill, J. O., & Catenacci, V.A. (2018). No consistent evidence of a disproportionately low resting energy expenditure in long-term successful weight-loss maintainers. The American Journal of Clinical Nutrition, 108(4), 658–666. https:// doi.org/10.1093/ajcn/nqy179

第 3 章 減重的基本概念

1. Hargrove J. L. (2007). Does the history of food energy units suggest a solution to 'Calorie confusion'?. Nutrition Journal, 6, 44. https://doi. org/10.1186/1475-2891-6-44

2. Baart, G. J., & Martens, D. E. (2012). Genome-scale metabolic models: reconstruction and analysis. Methods in Molecular Biology, 799, 107–126. https:// doi.org/10.1007/978-1-61779-346-2_7

3. Maclean, P. S., Bergouignan, A., Cornier, M. A., & Jackman, M.R. (2011). Biology's response to dieting: the impetus for weight regain. American Journal of Physiology. Regulatory, Integrative and Comparative Physiology, 301(3), R581–R600. https:// doi.org/10.1152/ ajpregu.00755.2010

4. Compher, C., Frankenfield, D., Keim, N., Roth-Yousey, L., & Evidence Analysis Working Group (2006). Best practice methods to apply to measurement of resting metabolic rate in adults: a systematic review. Journal of the American Dietetic Association, 106(6), 881–903. https:// doi.org/10.1016/j.jada.2006.02.009

5. Henry C. J. (2005). Basal metabolic rate studies in humans: measurement and development of new equations. Public Health Nutrition, 8(7A), 1133–1152. https:// doi.org/10.1079/phn2005801

6. Westerterp K. R. (2017). Control of energy expenditure in humans. European Journal of Clinical Nutrition, 71(3), 340–344. https://doi. org/10.1038/ejcn.2016.237

7. Astrup, A., Gøtzsche, P. C., van de Werken, K., Ranneries, C., Toubro, S., Raben, A., & Buemann, B. (1999). Meta-analysis of resting metabolic rate in formerly obese subjects. The American Journal of Clinical Nutrition, 69(6), 1117–1122. https://doi. org/10.1093/ ajcn/69.6.1117

8. Calcagno, M., Kahleova, H., Alwarith, J., Burgess, N. N., Flores, R. A., Busta, M. L., & Barnard, N. D. (2019). The thermic effect of food: a review. Journal of the American College of Nutrition, 38(6), 547–551. https://doi.org/10.1080/07315724.2 018.1552544

9. Westerterp K. R. (2004). Diet induced thermogenesis. Nutrition & Metabolism, 1(1), 5. https://doi.org/10.1186/1743-7075-1-5

10. Halton, T. L., & Hu, F. B. (2004). The effects of high protein diets on thermogenesis, satiety and weight loss: a critical review. Journal of the American College of Nutrition, 23(5), 373–385. https://doi.org/10.108 0/07315724.2004.10719381

11. von Loeffelholz, C., & Birkenfeld, A. (2018). The role of non-exercise activity thermogenesis in human obesity. In Endotext [Internet]. MDText. com, Inc..

12. Bozenraad, O. (1911). Über den wassergehalt des menschlichen fettgewebes. Deutsches Archiv für klinische Medizin, 103, 120.

13. Wishnofsky M. (1958). Caloric equivalents of gained or lost weight. The American Journal of Clinical Nutrition, 6(5), 542–546. https://doi. org/10.1093/ajcn/6.5.542

14. Foster, G. D., Wadden, T. A., Kendrick, Z. V., Letizia, K. A., Lander, D. P., & Conill, A. M. (1995). The energy cost of walking before and after significant weight loss. Medicine and Science in Sports and Exercise, 27(6), 888–894.

15. Hall K. D. (2008). What is the required energy deficit per unit weight loss? International Journal of Obesity (2005), 32(3), 573–576. https:// doi.org/10.1038/ sj.ijo.0803720

16. Hall, K. D., Sacks, G., Chandramohan, D., Chow, C. C., Wang, Y. C., Gortmaker, S. L., & Swinburn, B. A. (2011). Quantification of the effect of energy imbalance on bodyweight. Lancet, 378(9793), 826–837. https://doi.org/10.1016/S0140-6736(11)60812-X

17. Phillips, S. M., Chevalier, S., & Leidy, H. J. (2016). Protein "requirements" beyond the RDA: implications for optimizing health. Applied Physiology, Nutrition, and

Metabolism, 41(5), 565–572. https://doi.org/10.1139/apnm-2015-0550

18. Antonio J. (2019). High-protein diets in trained individuals. Research in Sports Medicine, 27(2), 195–203. https://doi.org/10.1080/15438627.20 18.1523167

19. Morton, R. W., Murphy, K. T., McKellar, S. R., Schoenfeld, B. J., Henselmans, M., Helms, E., Aragon, A. A., Devries, M. C., Banfield, L., Krieger, J. W., & Phillips, S. M. (2018). A systematic review, meta- analysis and meta-regression of the effect of protein supplementation on resistance training-induced gains in muscle mass and strength in healthy adults. British Journal of Sports Medicine, 52(6), 376–384. https://doi.org/10.1136/bjsports-2017-097608

20. Jenkins, D. J., Wolever, T. M., Taylor, R. H., Barker, H., Fielden, H., Baldwin, J. M., Bowling, A. C., Newman, H. C., Jenkins, A. L., & Goff, D. V. (1981). Glycemic index of foods: a physiological basis for carbohydrate exchange. The American Journal of Clinical Nutrition, 34(3), 362–366. https://doi.org/10.1093/ajcn/34.3.362

21. Park, Y., Subar, A. F., Hollenbeck, A., & Schatzkin, A. (2011). Dietary fiber intake and mortality in the NIH-AARP diet and health study. Archives of Internal Medicine, 171(12), 1061–1068. https://doi. org/10.1001/archinternmed.2011.18

22. Ha, M. A., Jarvis, M. C., & Mann, J. I. (2000). A definition for dietary fibre. European Journal of Clinical Nutrition, 54(12), 861–864. https:// doi.org/10.1038/ sj.ejcn.1601109

23. Veronese, N., Solmi, M., Caruso, M. G., Giannelli, G., Osella, A. R., Evangelou, E., Maggi, S., Fontana, L., Stubbs, B., & Tzoulaki, I. (2018). Dietary fiber and health outcomes: an umbrella review of systematic reviews and meta-analyses. The American Journal of Clinical Nutrition, 107(3), 436–444. https://doi.org/10.1093/ ajcn/nqx082

24. Wisker, E., Maltz, A., & Feldheim, W. (1988). Metabolizable energy of diets low or high in dietary fiber from cereals when eaten by humans. The Journal of Nutrition, 118(8), 945–952. https://doi.org/10.1093/ jn/118.8.945

25. Clifton, P. M., & Keogh, J. B. (2017). A systematic review of the effect of dietary saturated and polyunsaturated fat on heart disease. Nutrition, Metabolism, and Cardiovascular Diseases : NMCD, 27(12), 1060–1080. https://doi.org/10.1016/j. numecd.2017.10.010

26. Zong, G., Li, Y., Sampson, L., Dougherty, L. W., Willett, W. C., Wanders, A. J., Alssema, M., Zock, P. L., Hu, F. B., & Sun, Q. (2018). Monounsaturated fats from plant and animal sources in relation to risk of coronary heart disease among US men and women. The American Journal of Clinical Nutrition, 107(3), 445–453. https:// doi.org/10.1093/ajcn/nqx004

27. Atwater, W. O. (1910). Principles of nutrition and nutritive value of food (No. 142). US Dept. of Agriculture

28. García, O. P., Long, K. Z., & Rosado, J. L. (2009). Impact of micronutrient deficiencies on obesity. Nutrition Reviews, 67(10), 559–572. https://doi.org/10.1111/

j.1753-4887.2009.00228.x

29. Ishikawa, Y., Kudo, H., Kagawa, Y., & Sakamoto, S. (2005). Increased plasma levels of zinc in obese adult females on a weight-loss program based on a hypocaloric balanced diet. In Vivo, 19(6), 1035–1037.

30. Khorsandi,H.,Nikpayam,O.,Yousefi,R.,Parandoosh,M.,Hosseinzadeh, N., Saidpour, A., & Ghorbani, A. (2019). Zinc supplementation improves body weight management, inflammatory biomarkers and insulin resistance in individuals with obesity: a randomized, placebo- controlled, double-blind trial. Diabetology & Metabolic Syndrome, 11, 101. https://doi.org/10.1186/s13098-019-0497-8

31. Calton J. B. (2010). Prevalence of micronutrient deficiency in popular diet plans. Journal of the International Society of Sports Nutrition, 7, 24. https://doi.org/10.1186/1550-2783-7-24

32. Engel, G. M., Kern, J. H., Brenna, J. T., & Mitmesser, H. S. (2018). Micronutrient gaps in three commercial weight-loss diet plans. Nutrients, 10(1), 108. https://doi.org/10.3390/nu10010108

33. Sandoval, W. M., & Heyward, V. H. (1991). Food selection patterns of bodybuilders. International Journal of Sport Nutrition, 1(1), 61–68. https://doi.org/10.1123/ijsn.1.1.61

34. Bazzarre, T. L., Kleiner, S. M., & Litchford, M. D. (1990). Nutrient intake, body fat, and lipid profiles of competitive male and female bodybuilders. Journal of the American College of Nutrition, 9(2), 136–142. https://doi.org/10.1080/07315724.1990.10720362

35. Kleiner, S. M., Bazzarre, T. L., & Ainsworth, B. E. (1994). Nutritional status of nationally ranked elite bodybuilders. International Journal of Sport Nutrition, 4(1), 54–69. https://doi.org/10.1123/ijsn.4.1.54

第 4 章 食物品質與食物分量

1. Moubarac, J. C., Parra, D. C., Cannon, G., & Monteiro, C. A. (2014). Food classification systems based on food processing: significance and implications for policies and actions: a systematic literature review and assessment. Current Obesity Reports, 3(2), 256–272. https://doi. org/10.1007/s13679-014-0092-0

2. Monteiro, C. A., Cannon, G., Moubarac, J. C., Levy, R. B., Louzada, M., & Jaime, P. C. (2018). The UN Decade of Nutrition, the NOVA food classification and the trouble with ultra-processing. Public Health Nutrition, 21(1), 5–17. https://doi.org/10.1017/S1368980017000234

3. Chen, X., Zhang, Z., Yang, H., Qiu, P., Wang, H., Wang, F., Zhao, Q., Fang, J., & Nie, J. (2020). Consumption of ultra-processed foods and health outcomes: a systematic review of epidemiological studies. Nutrition Journal, 19(1), 86. https://doi.org/10.1186/s12937-020-00604-1

4. Yu, Z. M., DeClercq, V., Cui, Y., Forbes, C., Grandy, S., Keats, M., Parker, L., Sweeney, E., & Dummer, T. (2018). Fruit and vegetable intake and body adiposity among populations in Eastern Canada: the Atlantic Partnership for Tomorrow's Health Study. BMJ Open, 8(4), e018060. https://doi.org/10.1136/bmjopen-2017-018060

5. Aune, D., Giovannucci, E., Boffetta, P., Fadnes, L. T., Keum, N., Norat, T., Greenwood, D. C., Riboli, E., Vatten, L. J., & Tonstad, S. (2017). Fruit and vegetable intake and the risk of cardiovascular disease, total cancer and all-cause mortality-a systematic review and dose- response meta-analysis of prospective studies. International Journal of Epidemiology, 46(3), 1029–1056. https://doi.org/10.1093/ije/dyw319

6. Williams, P. G., Grafenauer, S. J., & O'Shea, J. E. (2008). Cereal grains, legumes, and weight management: a comprehensive review of the scientific evidence. Nutrition Reviews, 66(4), 171–182. https://doi. org/10.1111/j.1753-4887.2008.00022.x

7. Kim, S. J., de Souza, R. J., Choo, V. L., Ha, V., Cozma, A. I., Chiavaroli, L., Mirrahimi, A., Blanco Mejia, S., Di Buono, M., Bernstein, A. M., Leiter, L. A., Kris-Etherton, P. M., Vuksan, V., Beyene, J., Kendall, C. W., Jenkins, D. J., & Sievenpiper, J. L. (2016). Effects of dietary pulse consumption on body weight: a systematic review and meta- analysis of randomized controlled trials. The American Journal of Clinical Nutrition, 103(5), 1213–1223. https://doi.org/10.3945/ajcn.115.124677

8. Barr, S. B., & Wright, J. C. (2010). Postprandial energy expenditure in whole-food and processed-food meals: implications for daily energy expenditure. Food & Nutrition Research. https://doi.org/10.3402/fnr. v54i0.5144

9. Wisker, E., Maltz, A., & Feldheim, W. (1988). Metabolizable energy of diets low or high in dietary fiber from cereals when eaten by humans. The Journal of Nutrition, 118(8), 945–952. https://doi.org/10.1093/ jn/118.8.945

10. Baer, D. J., Rumpler, W. V., Miles, C. W., & Fahey, G. C., Jr (1997). Dietary fiber decreases the metabolizable energy content and nutrient digestibility of mixed diets fed to humans. The Journal of Nutrition, 127(4), 579–586. https://doi.org/10.1093/jn/127.4.579

11. Veronese, N., Solmi, M., Caruso, M. G., Giannelli, G., Osella, A. R., Evangelou, E., Maggi, S., Fontana, L., Stubbs, B., & Tzoulaki, I. (2018). Dietary fiber and health outcomes: an umbrella review of systematic reviews and meta-analyses. The American Journal of Clinical Nutrition, 107(3), 436–444. https://doi.org/10.1093/ajcn/nqx082

12. Holt, S. H., Miller, J. C., Petocz, P., & Farmakalidis, E. (1995). A satiety index of common foods. European Journal of Clinical Nutrition, 49(9), 675–690.

13. Osterholt, K. M., Roe, L. S., & Rolls, B. J. (2007). Incorporation of air into a snack

food reduces energy intake. Appetite, 48(3), 351–358. https://doi.org/10.1016/j. appet.2006.10.007

14. Rolls, B. J., Bell, E. A., & Waugh, B. A. (2000). Increasing the volume of a food by incorporating air affects satiety in men. The American Journal of Clinical Nutrition, 72(2), 361–368. https://doi.org/10.1093/ ajcn/72.2.361

15. Rolls, B. J., Castellanos, V. H., Halford, J. C., Kilara, A., Panyam, D., Pelkman, C. L., Smith, G. P., & Thorwart, M. L. (1998). Volume of food consumed affects satiety in men. The American Journal of Clinical Nutrition, 67(6), 1170–1177. https://doi. org/10.1093/ajcn/67.6.1170

16. Rolls, B. J., Roe, L. S., & Meengs, J. S. (2010). Portion size can be used strategically to increase vegetable consumption in adults. The American Journal of Clinical Nutrition, 91(4), 913–922. https://doi.org/10.3945/ ajcn.2009.28801

17. Blatt, A. D., Roe, L. S., & Rolls, B. J. (2011). Hidden vegetables: an effective strategy to reduce energy intake and increase vegetable intake in adults. The American Journal of Clinical Nutrition, 93(4), 756–763. https://doi.org/10.3945/ ajcn.110.009332

18. Spill, M. K., Birch, L. L., Roe, L. S., & Rolls, B. J. (2011). Hiding vegetables to reduce energy density: an effective strategy to increase children's vegetable intake and reduce energy intake. The American Journal of Clinical Nutrition , 94(3), 735– 741. https://doi.org/10.3945/ ajcn.111.015206

19. Rolls, B. J., Roe, L. S., & Meengs, J. S. (2004). Salad and satiety: energy density and portion size of a first-course salad affect energy intake at lunch. Journal of the American Dietetic Association, 104(10), 1570– 1576. https://doi.org/10.1016/j. jada.2004.07.001

20. Flood, J. E., & Rolls, B. J. (2007). Soup preloads in a variety of forms reduce meal energy intake. Appetite, 49(3), 626–634. https://doi. org/10.1016/j.appet.2007.04.002

21. Flood-Obbagy, J. E., & Rolls, B. J. (2009). The effect of fruit in different forms on energy intake and satiety at a meal. Appetite, 52(2), 416–422. https://doi. org/10.1016/j.appet.2008.12.001

22. Weinsier, R. L., Johnston, M. H., Doleys, D. M., & Bacon, J. A. (1982). Dietary management of obesity: evaluation of the time-energy displacement diet in terms of its efficacy and nutritional adequacy for long-term weight control. The British Journal of Nutrition, 47(3), 367–379. https://doi.org/10.1079/bjn19820048

23. Ledikwe, J. H., Rolls, B. J., Smiciklas-Wright, H., Mitchell, D. C., Ard, J. D., Champagne, C., Karanja, N., Lin, P. H., Stevens, V. J., & Appel, L. J. (2007). Reductions in dietary energy density are associated with weight loss in overweight and obese participants in the PREMIER trial. The American Journal of Clinical Nutrition, 85(5), 1212–1221. https:// doi.org/10.1093/ajcn/85.5.1212

24. Ello-Martin, J. A., Roe, L. S., Ledikwe, J. H., Beach, A. M., & Rolls, B. J. (2007). Dietary energy density in the treatment of obesity: a year-long trial comparing 2

weight-loss diets. The American Journal of Clinical Nutrition, 85(6), 1465–1477. https://doi.org/10.1093/ ajcn/85.6.1465

25. Pérez-Escamilla, R., Obbagy, J. E., Altman, J. M., Essery, E. V., McGrane, M. M., Wong, Y. P., Spahn, J. M., & Williams, C. L. (2012). Dietary energy density and body weight in adults and children: a systematic review. Journal of the Academy of Nutrition and Dietetics, 112(5), 671–684. https://doi.org/10.1016/j.jand.2012.01.020

26. Rouhani, M. H., Haghighatdoost, F., Surkan, P. J., & Azadbakht, L. (2016). Associations between dietary energy density and obesity: a systematic review and meta-analysis of observational studies. Nutrition, 32(10), 1037–1047. https://doi.org/10.1016/j.nut.2016.03.017

27. Stelmach-Mardas, M., Rodacki, T., Dobrowolska-Iwanek, J., Brzozowska, A., Walkowiak, J., Wojtanowska-Krosniak, A., Zagrodzki, P., Bechthold, A., Mardas, M., & Boeing, H. (2016). Link between food energy density and body weight changes in obese adults. Nutrients, 8(4), 229. https://doi.org/10.3390/nu8040229

28. Davis, C., Curtis, C., Levitan, R. D., Carter, J. C., Kaplan, A. S., & Kennedy, J. L. (2011). Evidence that 'food addiction' is a valid phenotype of obesity. Appetite, 57(3), 711–717. https://doi.org/10.1016/j. appet.2011.08.017

29. Gearhardt, A. N., White, M. A., & Potenza, M. N. (2011). Binge eating disorder and food addiction. Current Drug Abuse Reviews, 4(3), 201–207. https://doi.org/10.2174/1874473711104030201

30. Schulte, E. M., Avena, N. M., & Gearhardt, A. N. (2015). Which foods may be addictive? The roles of processing, fat content, and glycemic load. PloS One, 10(2), e0117959. https://doi.org/10.1371/journal. pone.0117959

31. Schulte, E. M., Smeal, J. K., & Gearhardt, A. N. (2017). Foods are differentially associated with subjective effect report questions of abuse liability. PloS One, 12(8), e0184220. https://doi.org/10.1371/journal. pone.0184220

32. Hall, K. D., Ayuketah, A., Brychta, R., Cai, H., Cassimatis, T., Chen, K. Y., Chung, S. T., Costa, E., Courville, A., Darcey, V., Fletcher, L. A., Forde, C. G., Gharib, A. M., Guo, J., Howard, R., Joseph, P. V., McGehee, S., Ouwerkerk, R., Raisinger, K., Rozga, I., … Zhou, M. (2019). Ultra-processed diets cause excess calorie intake and weight gain: an inpatient randomized controlled trial of ad libitum food intake. Cell Metabolism, 30(1), 67–77.e3. https://doi.org/10.1016/j. cmet.2019.05.008

33. Forde, C. G., Mars, M., & de Graaf, K. (2020). Ultra-processing or oral processing? A role for energy density and eating rate in moderating energy intake from processed foods. Current Developments in Nutrition, 4(3), nzaa019. https://doi.org/10.1093/cdn/nzaa019

34. Robinson, E., Almiron-Roig, E., Rutters, F., de Graaf, C., Forde, C. G., Tudur Smith, C., Nolan, S. J., & Jebb, S. A. (2014). A systematic review and meta-analysis examining the effect of eating rate on energy intake and hunger. The American Journal of Clinical Nutrition, 100(1), 123–151. https://doi.org/10.3945/

ajcn.113.081745

第 5 章 減重的速度會有多快？

1. Foster, G. D., Wadden, T. A., Vogt, R. A., & Brewer, G. (1997). What is a reasonable weight loss? Patients' expectations and evaluations of obesity treatment outcomes. Journal of Consulting and Clinical Psychology, 65(1), 79–85. https://doi. org/10.1037//0022-006x.65.1.79

2. Blackburn G. (1995). Effect of degree of weight loss on health benefits. Obesity Research, 3 Suppl 2, 211s–216s. https://doi. org/10.1002/j.1550-8528.1995.tb00466. x

3. Goldstein D. J. (1992). Beneficial health effects of modest weight loss. International Journal of Obesity and Related Metabolic Disorders: Journal of the International Association for the Study of Obesity, 16(6), 397–415

4. Wadden, T. A., Foster, G. D., & Letizia, K. A. (1994). One-year behavioral treatment of obesity: comparison of moderate and severe caloric restriction and the effects of weight maintenance therapy. Journal of Consulting and Clinical Psychology, 62(1), 165–171. https:// doi.org/10.1037//0022-006x.62.1.165

5. Phelan, S., Nallari, M., Darroch, F. E., & Wing, R. R. (2009). What do physicians recommend to their overweight and obese patients? Journal of the American Board of Family Medicine: JABFM, 22(2), 115–122. https://doi.org/10.3122/ jabfm.2009.02.080081

6. McGuire, M. T., Wing, R. R., Klem, M. L., Lang, W., & Hill, J. O. (1999). What predicts weight regain in a group of successful weight losers? Journal of Consulting and Clinical Psychology, 67(2), 177–185. https://doi.org/10.1037//0022-006x.67.2.177

7. Anderson, J. W., Konz, E. C., Frederich, R. C., & Wood, C. L. (2001). Long-term weight-loss maintenance: a meta-analysis of US studies. The American Journal of Clinical Nutrition, 74(5), 579–584. https://doi. org/10.1093/ajcn/74.5.579

8. Purcell, K., Sumithran, P., Prendergast, L. A., Bouniu, C. J., Delbridge, E., & Proietto, J. (2014). The effect of rate of weight loss on long- term weight management: a randomised controlled trial. The Lancet. Diabetes & Endocrinology, 2(12), 954–962. https://doi.org/10.1016/ S2213-8587(14)70200-1

9. Nackers, L. M., Ross, K. M., & Perri, M. G. (2010). The association between rate of initial weight loss and long-term success in obesity treatment: does slow and steady win the race? International Journal of Behavioral Medicine, 17(3), 161–167. https:// doi.org/10.1007/ s12529-010-9092-y

10. Garthe, I., Raastad, T., Refsnes, P. E., Koivisto, A., & Sundgot-Borgen, J. (2011). Effect of two different weight-loss rates on body composition and strength and power-related performance in elite athletes. International Journal of Sport Nutrition

and Exercise Metabolism, 21(2), 97–104. https://doi.org/10.1123/ijsnem.21.2.97

11. Sénéchal, M., Arguin, H., Bouchard, D. R., Carpentier, A. C., Ardilouze, J. L., Dionne, I. J., & Brochu, M. (2012). Effects of rapid or slow weight loss on body composition and metabolic risk factors in obese postmenopausal women. A pilot study. Appetite, 58(3), 831–834. https://doi.org/10.1016/j.appet.2012.01.014

12. Ashtary-Larky, D., Ghanavati, M., Lamuchi-Deli, N., Payami, S. A., Alavi-Rad, S., Boustaninejad, M., Afrisham, R., Abbasnezhad, A., & Alipour, M. (2017). Rapid weight loss vs. slow weight loss: which is more effective on body composition and metabolic risk factors? International Journal of Endocrinology and Metabolism, 15(3), e13249. https://doi. org/10.5812/ijem.13249

13. Seimon, R. V., Wild-Taylor, A. L., Keating, S. E., McClintock, S., Harper, C., Gibson, A. A., Johnson, N. A., Fernando, H. A., Markovic, T. P., Center, J. R., Franklin, J., Liu, P. Y., Grieve, S. M., Lagopoulos, J., Caterson, I. D., Byrne, N. M., & Sainsbury, A. (2019). Effect of weight loss via severe vs moderate energy restriction on lean mass and body composition among postmenopausal women with obesity: the TEMPO diet randomized clinical trial. JAMA network open, 2(10), e1913733. https://doi.org/10.1001/jamanetworkopen.2019.13733

14. Coutinho, S. R., With, E., Rehfeld, J. F., Kulseng, B., Truby, H., & Martins, C. (2018). The impact of rate of weight loss on body composition and compensatory mechanisms during weight reduction: a randomized control trial. Clinical Nutrition, 37(4), 1154–1162. https:// doi.org/10.1016/j.clnu.2017.04.008

15. Ashtary-Larky, D., Bagheri, R., Abbasnezhad, A., Tinsley, G. M., Alipour, M., & Wong, A. (2020). Effects of gradual weight loss v. rapid weight loss on body composition and RMR: a systematic review and meta-analysis. The British Journal of Nutrition, 124(11), 1121–1132. https://doi.org/10.1017/S000711452000224X

第 6 章 運動可以幫助減重嗎？

1. Katzmarzyk, P. T., Church, T. S., Craig, C. L., & Bouchard, C. (2009). Sitting time and mortality from all causes, cardiovascular disease, and cancer. Medicine and Science in Sports and Exercise, 41(5), 998–1005. https://doi.org/10.1249/MSS.0b013e3181930355

2. Patterson, R., McNamara, E., Tainio, M., de Sá, T. H., Smith, A. D., Sharp, S. J., Edwards, P., Woodcock, J., Brage, S., & Wijndaele, K. (2018). Sedentary behaviour and risk of all-cause, cardiovascular and cancer mortality, and incident type 2 diabetes: a systematic review and dose response meta-analysis. European Journal of Epidemiology, 33(9), 811–829. https://doi.org/10.1007/s10654-018-0380-1

3. Zhao, M., Veeranki, S. P., Magnussen, C. G., & Xi, B. (2020). Recommended physical activity and all cause and cause specific mortality in US adults: prospective cohort study. BMJ (Clinical research ed.), 370, m2031. https://doi.org/10.1136/bmj.

m2031

4. Warburton, D., & Bredin, S. (2017). Health benefits of physical activity: a systematic review of current systematic reviews. Current Opinion in Cardiology, 32(5), 541–556. https://doi.org/10.1097/ HCO.0000000000000437

5. Moreno-Agostino, D., Daskalopoulou, C., Wu, Y. T., Koukounari, A., Haro, J. M., Tyrovolas, S., Panagiotakos, D. B., Prince, M., & Prina, A. M. (2020). The impact of physical activity on healthy ageing trajectories: evidence from eight cohort studies. The International Journal of Behavioral Nutrition and Physical Activity, 17(1), 92. https:// doi.org/10.1186/s12966-020-00995-8

6. Guthold, R., Stevens, G. A., Riley, L. M., & Bull, F. C. (2018). Worldwide trends in insufficient physical activity from 2001 to 2016: a pooled analysis of 358 population-based surveys with 1·9 million participants. The Lancet. Global Health, 6(10), e1077–e1086. https:// doi.org/10.1016/S2214-109X(18)30357-7

7. Guthold, R., Stevens, G. A., Riley, L. M., & Bull, F. C. (2020). Global trends in insufficient physical activity among adolescents: a pooled analysis of 298 population-based surveys with 1·6 million participants. The Lancet. Child & Adolescent Health, 4(1), 23–35. https://doi. org/10.1016/S2352-4642(19)30323-2

8. Layne, J. E., & Nelson, M. E. (1999). The effects of progressive resistance training on bone density: a review. Medicine and Science in Sports and Exercise, 31(1), 25–30. https://doi. org/10.1097/00005768-199901000-00006

9. Wilhelm, M., Roskovensky, G., Emery, K., Manno, C., Valek, K., & Cook, C. (2012). Effect of resistance exercises on function in older adults with osteoporosis or osteopenia: a systematic review. Physiotherapy Canada/Physiotherapie Canada, 64(4), 386–394. https:// doi.org/10.3138/ptc.2011-31BH

10. Beckwée, D., Delaere, A., Aelbrecht, S., Baert, V., Beaudart, C., Bruyere, O., de Saint-Hubert, M., & Bautmans, I. (2019). Exercise interventions for the prevention and treatment of sarcopenia. A systematic umbrella review. The Journal of Nutrition, Health & Aging, 23(6), 494–502. https://doi.org/10.1007/s12603-019-1196-8

11. Knox, E. C., Webb, O. J., Esliger, D. W., Biddle, S. J., & Sherar, L. B. (2014). Using threshold messages to promote physical activity: implications for public perceptions of health effects. European Journal of Public Health, 24(2), 195–199. https://doi. org/10.1093/eurpub/ ckt060

12. Hall, K. S., Hyde, E. T., Bassett, D. R., Carlson, S. A., Carnethon, M. R., Ekelund, U., Evenson, K. R., Galuska, D. A., Kraus, W. E., Lee, I. M., Matthews, C. E., Omura, J. D., Paluch, A. E., Thomas, W. I., & Fulton, J. E. (2020). Systematic review of the prospective association of daily step counts with risk of mortality, cardiovascular disease, and dysglycemia. The International Journal of Behavioral Nutrition and Physical Activity, 17(1), 78. https://doi.org/10.1186/s12966-020-00978-9

13. Jayedi, A., Gohari, A., & Shab-Bidar, S. (2021). Daily step count and all-cause

mortality: a dose-response meta-analysis of prospective cohort studies. Sports Medicine, 10.1007/s40279-021-01536-4. Advance online publication. https://doi.org/10.1007/s40279-021-01536-4

14. Saint-Maurice, P. F., Troiano, R. P., Bassett, D. R., Jr, Graubard, B. I., Carlson, S. A., Shiroma, E. J., Fulton, J. E., & Matthews, C. E. (2020). Association of daily step count and step intensity with mortality among US adults. JAMA, 323(12), 1151–1160. https://doi.org/10.1001/ jama.2020.1382

15. Thorogood, A., Mottillo, S., Shimony, A., Filion, K. B., Joseph, L., Genest, J., Pilote, L., Poirier, P., Schiffrin, E. L., & Eisenberg, M. J. (2011). Isolated aerobic exercise and weight loss: a systematic review and meta-analysis of randomized controlled trials. The American Journal of Medicine, 124(8), 747–755. https://doi.org/10.1016/j.amjmed.2011.02.037

16. Johns, D. J., Hartmann-Boyce, J., Jebb, S. A., Aveyard, P., & Behavioural Weight Management Review Group (2014). Diet or exercise interventions vs combined behavioral weight management programs: a systematic review and meta-analysis of direct comparisons. Journal of the Academy of Nutrition and Dietetics, 114(10), 1557–1568. https:// doi.org/10.1016/j.jand.2014.07.005

17. King, N. A., Hopkins, M., Caudwell, P., Stubbs, R. J., & Blundell, J. E. (2008). Individual variability following 12 weeks of supervised exercise: identification and characterization of compensation for exercise-induced weight loss. International Journal of Obesity (2005), 32(1), 177–184. https://doi.org/10.1038/sj.ijo.0803712

18. Martin, C. K., Johnson, W. D., Myers, C. A., Apolzan, J. W., Earnest, C. P., Thomas, D. M., Rood, J. C., Johannsen, N. M., Tudor-Locke, C., Harris, M., Hsia, D. S., & Church, T. S. (2019). Effect of different doses of supervised exercise on food intake, metabolism, and non-exercise physical activity: the E-MECHANIC randomized controlled trial. The American Journal of Clinical Nutrition, 110(3), 583–592. https:// doi. org/10.1093/ajcn/nqz054

19. Pontzer, H., Durazo-Arvizu, R., Dugas, L. R., Plange-Rhule, J., Bovet, P., Forrester, T. E., Lambert, E. V., Cooper, R. S., Schoeller, D. A., & Luke, A. (2016). Constrained total energy expenditure and metabolic adaptation to physical activity in adult humans. Current Biology : CB, 26(3), 410–417. https://doi.org/10.1016/j.cub.2015.12.046

20. Fernández-Verdejo, R., Alcantara, J., Galgani, J. E., Acosta, F. M., Migueles, J. H., Amaro-Gahete, F. J., Labayen, I., Ortega, F. B., & Ruiz, J. R. (2021). Deciphering the constrained total energy expenditure model in humans by associating accelerometer-measured physical activity from wrist and hip. Scientific Reports, 11(1), 12302. https://doi. org/10.1038/s41598-021-91750-x

21. Careau, V., Halsey, L. G., Pontzer, H., Ainslie, P. N., Andersen, L. F., Anderson, L. J., Arab, L., Baddou, I., Bedu-Addo, K., Blaak, E. E., Blanc, S., Bonomi, A. G., Bouten, C., Buchowski, M. S., Butte, N. F., Camps, S., Close, G. L., Cooper, J. A., Das, S. K.,

Cooper, R., ... IAEA DLW database group (2021). Energy compensation and adiposity in humans. Current Biology: CB, S0960-9822(21)01120-9. Advance online publication. https://doi.org/10.1016/j.cub.2021.08.016

22. Barakat, C., Pearson, J., Escalante, G., Campbell, B., & De Souza, E. O. (2020). Body recomposition: can trained individuals build muscle and lose fat at the same time? Strength & Conditioning Journal, 42(5), 7–21. https://doi.org/10.1519/SSC.0000000000000584

23. Grgic, J., Mcllvenna, L. C., Fyfe, J. J., Sabol, F., Bishop, D. J., Schoenfeld, B. J., & Pedisic, Z. (2019). Does aerobic training promote the same skeletal muscle hypertrophy as resistance training? A systematic review and meta-analysis. Sports Medicine, 49(2), 233–254. https://doi. org/10.1007/s40279-018-1008-z

24. Garrow, J. S., & Summerbell, C. D. (1995). Meta-analysis: effect of exercise, with or without dieting, on the body composition of overweight subjects. European Journal of Clinical Nutrition, 49(1), 1–10.

25. Wang, Z., Ying, Z., Bosy-Westphal, A., Zhang, J., Schautz, B., Later, W., Heymsfield, S. B., & Müller, M. J. (2010). Specific metabolic rates of major organs and tissues across adulthood: evaluation by mechanistic model of resting energy expenditure. The American Journal of Clinical Nutrition, 92(6), 1369–1377. https://doi.org/10.3945/ajcn.2010.29885

26. Garber, C. E., Blissmer, B., Deschenes, M. R., Franklin, B. A., Lamonte, M. J., Lee, I. M., Nieman, D. C., Swain, D. P., & American College of Sports Medicine (2011). American College of Sports Medicine position stand. Quantity and quality of exercise for developing and maintaining cardiorespiratory, musculoskeletal, and neuromotor fitness in apparently healthy adults: guidance for prescribing exercise. Medicine and Science in Sports and Exercise, 43(7), 1334–1359. https://doi.org/10.1249/ MSS.0b013e318213fefb

27. Brooks, G. A., & Mercier, J. (1994). Balance of carbohydrate and lipid utilization during exercise: the 'crossover' concept. Journal of Applied Physiology, 76(6), 2253–2261. https://doi.org/10.1152/ jappl.1994.76.6.2253

28. Purdom, T., Kravitz, L., Dokladny, K., & Mermier, C. (2018). Understanding the factors that effect maximal fat oxidation. Journal of the International Society of Sports Nutrition, 15, 3. https://doi. org/10.1186/s12970-018-0207-1

29. Jung, W. S., Hwang, H., Kim, J., Park, H. Y., & Lim, K. (2019). Effect of interval exercise versus continuous exercise on excess post-exercise oxygen consumption during energy-homogenized exercise on a cycle ergometer. Journal of Exercise Nutrition & Biochemistry, 23(2), 45–50. https://doi.org/10.20463/jenb.2019.0016

30. Steele, J., Plotkin, D., Van Every, D., Rosa, A., Zambrano, H., Mendelovits, B., Carrasquillo-Mercado, M., Grgic, J., & Schoenfeld, B. J. (2021). Slow and steady, or hard and fast? A systematic review and meta-analysis of studies comparing body composition changes between interval training and moderate intensity continuous

training. Sports (Basel, Switzerland), 9(11), 155. https://doi.org/10.3390/sports9110155

31. Horowitz, J. F., Mora-Rodriguez, R., Byerley, L. O., & Coyle, E. F. (1997). Lipolytic suppression following carbohydrate ingestion limits fat oxidation during exercise. The American Journal of Physiology, 273(4), E768–E775. https://doi.org/10.1152/ajpendo.1997.273.4.E768

32. Schoenfeld, B. J., Aragon, A. A., Wilborn, C. D., Krieger, J. W., & Sonmez, G. T. (2014). Body composition changes associated with fasted versus non-fasted aerobic exercise. Journal of the International Society of Sports Nutrition, 11(1), 54. https://doi.org/10.1186/s12970-014-0054-7

33. Gillen, J. B., Percival, M. E., Ludzki, A., Tarnopolsky, M. A., & Gibala, M. J. (2013). Interval training in the fed or fasted state improves body composition and muscle oxidative capacity in overweight women. Obesity, 21(11), 2249–2255. https://doi.org/10.1002/oby.20379

34. Hackett, D., & Hagstrom, A. (2017). Effect of overnight fasted exercise on weight loss and body composition: a systematic review and meta- analysis. Journal of Functional Morphology and Kinesiology, 2(4), 43. https://doi.org/10.3390/jfmk2040043

35. Bin Naharudin, M. N., Yusof, A., Shaw, H., Stockton, M., Clayton, D. J., & James, L. J. (2019). Breakfast omission reduces subsequent resistance exercise performance. Journal of Strength and Conditioning Research, 33(7), 1766–1772. https://doi.org/10.1519/JSC.0000000000003054

第 7 章 維持長期減重很困難嗎？

1. Stunkard, A., & McLaren-Hume, M. (1959). The results of treatment for obesity: a review of the literature and report of a series. A.M.A. Archives of Internal Medicine, 103(1), 79–85. https://doi.org/10.1001/ archinte.1959.00270010085011

2. Wing, R. R., & Phelan, S. (2005). Long-term weight loss maintenance. The American Journal of Clinical Nutrition, 82(1 Suppl), 222S–225S. https://doi.org/10.1093/ajcn/82.1.222S

3. Anderson, J. W., Konz, E. C., Frederich, R. C., & Wood, C. L. (2001). Long-term weight-loss maintenance: a meta-analysis of US studies. The American Journal of Clinical Nutrition, 74(5), 579–584. https://doi. org/10.1093/ajcn/74.5.579

4. van Baak, M. A., & Mariman, E. (2019). Dietary strategies for weight loss maintenance. Nutrients, 11(8), 1916. https://doi.org/10.3390/nu11081916

5. Nordmo, M., Danielsen, Y. S., & Nordmo, M. (2020). The challenge of keeping it off, a descriptive systematic review of high-quality, follow-up studies of obesity treatments. Obesity Reviews: an Official Journal of the International Association for the Study of Obesity, 21(1), e12949. https://doi.org/10.1111/obr.12949

6. Stalonas, P. M., Perri, M. G., & Kerzner, A. B. (1984). Do behavioral treatments of obesity last? A five-year follow-up investigation. Addictive Behaviors,9(2),175–183. https://doi.org/10.1016/0306-4603(84)90054-6

7. Golay, A., Buclin, S., Ybarra, J., Toti, F., Pichard, C., Picco, N., de Tonnac, N., & Allaz, A. F. (2004). New interdisciplinary cognitive- behavioural-nutritional approach to obesity treatment: a 5-year follow-up study. Eating and Weight Disorders: EWD, 9(1), 29–34. https://doi.org/10.1007/BF03325042

8. van Strien T. (2018). Causes of emotional eating and matched treatment of obesity. Current Diabetes Reports, 18(6), 35. https://doi.org/10.1007/ s11892-018-1000-x

9. Look AHEAD Research Group (2014). Eight-year weight losses with an intensive lifestyle intervention: the look AHEAD study. Obesity, 22(1), 5–13. https://doi.org/10.1002/oby.20662

10. Polidori, D., Sanghvi, A., Seeley, R. J., & Hall, K. D. (2016). How strongly does appetite counter weight loss? Quantification of the feedback control of human energy intake. Obesity, 24(11), 2289–2295. https://doi.org/10.1002/oby.21653

11. Keys, A., Brozek, J., Henschel, A., Michelsen, O., Taylor, H. L., Simonson, E., ... & Wells, S. M. (1950). The biology of human starvation. Volumes 1 and 2. University of Minnesota Press

12. Müller, M. J., Enderle, J., Pourhassan, M., Braun, W., Eggeling, B., Lagerpusch, M., Glüer, C. C., Kehayias, J. J., Kiosz, D., & Bosy- Westphal, A. (2015). Metabolic adaptation to caloric restriction and subsequent refeeding: the Minnesota Starvation Experiment revisited. The American Journal of Clinical Nutrition, 102(4), 807–819. https:// doi.org/10.3945/ajcn.115.109173

13. Johannsen, D. L., Knuth, N. D., Huizenga, R., Rood, J. C., Ravussin, E., & Hall, K. D. (2012). Metabolic slowing with massive weight loss despite preservation of fat-free mass. The Journal of Clinical Endocrinology and Metabolism, 97(7), 2489–2496. https://doi.org/10.1210/jc.2012-1444

14. Corrigenda. (2016). The Journal of Clinical Endocrinology and Metabolism, 101(5), 2266. https://doi.org/10.1210/jc.2016-1651

15. Fothergill, E., Guo, J., Howard, L., Kerns, J. C., Knuth, N. D., Brychta, R., Chen, K. Y., Skarulis, M. C., Walter, M., Walter, P. J., & Hall, K. D. (2016). Persistent metabolic adaptation 6 years after 'The Biggest Loser' competition. Obesity, 24(8), 1612–1619. https://doi.org/10.1002/ oby.21538

16. Hall K. D. (2018). The complicated relation between resting energy expenditure and maintenance of lost weight. The American Journal of Clinical Nutrition, 108(4), 652–653. https://doi.org/10.1093/ajcn/nqy259

17. Ostendorf, D. M., Melanson, E. L., Caldwell, A. E., Creasy, S. A., Pan, Z., MacLean, P. S., Wyatt, H. R., Hill, J. O., & Catenacci, V. A. (2018). No consistent evidence of a disproportionately low resting energy expenditure in long-term successful weight-loss maintainers. The American Journal of Clinical Nutrition, 108(4), 658–666.

https:// doi.org/10.1093/ajcn/nqy179

18. Martins, C., Roekenes, J., Salamati, S., Gower, B. A., & Hunter, G. R. (2020). Metabolic adaptation is an illusion, only present when participants are in negative energy balance. The American Journal of Clinical Nutrition, 112(5), 1212–1218. https://doi.org/10.1093/ajcn/nqaa220

19. Martins, C., Gower, B. A., Hill, J. O., & Hunter, G. R. (2020). Metabolic adaptation is not a major barrier to weight-loss maintenance. The American Journal of Clinical Nutrition, 112(3), 558–565. https:// doi.org/10.1093/ajcn/nqaa086

20. Rosenbaum, M., Hirsch, J., Gallagher, D. A., & Leibel, R. L. (2008). Long-term persistence of adaptive thermogenesis in subjects who have maintained a reduced body weight. The American Journal of Clinical Nutrition, 88(4), 906–912. https:// doi.org/10.1093/ajcn/88.4.906

21. Ostendorf, D. M., Caldwell, A. E., Creasy, S. A., Pan, Z., Lyden, K., Bergouignan, A., MacLean, P. S., Wyatt, H. R., Hill, J. O., Melanson, E. L., & Catenacci, V. A. (2019). Physical activity energy expenditure and total daily energy expenditure in successful weight loss maintainers. Obesity, 27(3), 496–504. https://doi.org/10.1002/oby.22373

22. Thomas, J. G., Bond, D. S., Phelan, S., Hill, J. O., & Wing, R. R. (2014). Weight-loss maintenance for 10 years in the National Weight Control Registry. American Journal of Preventive Medicine, 46(1), 17–23. https://doi.org/10.1016/j.amepre.2013.08.019

23. Wing, R. R., & Hill, J. O. (2001). Successful weight loss maintenance. Annual Review of Nutrition, 21, 323–341. https://doi.org/10.1146/ annurev.nutr.21.1.323

24. Champagne, C. M., Broyles, S. T., Moran, L. D., Cash, K. C., Levy, E. J., Lin, P. H., Batch, B. C., Lien, L. F., Funk, K. L., Dalcin, A., Loria, C., & Myers, V. H. (2011). Dietary intakes associated with successful weight loss and maintenance during the weight loss maintenance trial. Journal of the American Dietetic Association, 111(12), 1826–1835. https://doi.org/10.1016/j.jada.2011.09.014

25. Montesi, L., El Ghoch, M., Brodosi, L., Calugi, S., Marchesini, G., & Dalle Grave, R. (2016). Long-term weight loss maintenance for obesity: a multidisciplinary approach. Diabetes, Metabolic Syndrome and Obesity. 9, 37–46. https://doi.org/10.2147/DMSO.S89836

26. Spreckley, M., Seidell, J., & Halberstadt, J. (2021). Perspectives into the experience of successful, substantial long-term weight-loss maintenance: a systematic review. International Journal of Qualitative Studies on Health and Well-being, 16(1), 1862481. https://doi.org/10.1080/17482 631.2020.1862481

27. Hall, K. D., & Kahan, S. (2018). Maintenance of lost weight and long- term management of obesity. The Medical Clinics of North America, 102(1), 183–197. https://doi.org/10.1016/j.mcna.2017.08.012

第 8 章 怎樣的飲食適合我？

Diets Based on Macronutrient Manipulation

1. Barakat, C., Pearson, J., Escalante, G., Campbell, B., & de Souza, E. O. (2020). Body recomposition: can trained individuals build muscle and lose fat at the same time? Strength & Conditioning Journal, 42(5), 7–21. https://doi.org/10.1519/ ssc.0000000000000584

2. Johnston, B. C., Kanters, S., Bandayrel, K., Wu, P., Naji, F., Siemieniuk, R. A., Ball, G. D., Busse, J. W., Thorlund, K., Guyatt, G., Jansen, J. P., & Mills, E. J. (2014). Comparison of weight loss among named diet programs in overweight and obese adults: a meta-analysis. JAMA, 312(9), 923–933. https://doi.org/10.1001/ jama.2014.10397

3. Freire, R. (2020). Scientific evidence of diets for weight loss: different macronutrient composition, intermittent fasting, and popular diets. Nutrition, 69, 110549. https:// doi.org/10.1016/j.nut.2019.07.001

4. Westerterp K. R. (2004). Diet induced thermogenesis. Nutrition & Metabolism, 1(1), 5. https://doi.org/10.1186/1743-7075-1-5

5. Wycherley, T. P., Moran, L. J., Clifton, P. M., Noakes, M., & Brinkworth, G. D. (2012). Effects of energy-restricted high-protein, low-fat compared with standard-protein, low-fat diets: a meta-analysis of randomized controlled trials. The American Journal of Clinical Nutrition, 96(6), 1281–1298. https://doi.org/10.3945/ ajcn.112.044321

6. Millstein R. A. (2014). Measuring outcomes in adult weight loss studies that include diet and physical activity: a systematic review. Journal of Nutrition and Metabolism, 2014, 421423. https://doi. org/10.1155/2014/421423

7. Krieger, J. W., Sitren, H. S., Daniels, M. J., & Langkamp-Henken, B. (2006). Effects of variation in protein and carbohydrate intake on body mass and composition during energy restriction: a meta-regression. The American Journal of Clinical Nutrition, 83(2), 260–274. https://doi. org/10.1093/ajcn/83.2.260

8. Longland, T. M., Oikawa, S. Y., Mitchell, C. J., Devries, M. C., & Phillips, S. M. (2016). Higher compared with lower dietary protein during an energy deficit combined with intense exercise promotes greater lean mass gain and fat mass loss: a randomized trial. The American Journal of Clinical Nutrition, 103(3), 738–746. https://doi.org/10.3945/ajcn.115.119339

9. Campbell, B. I., Aguilar, D., Conlin, L., Vargas, A., Schoenfeld, B. J., Corson, A., Gai, C., Best, S., Galvan, E., & Couvillion, K. (2018). Effects of high versus low protein intake on body composition and maximal strength in aspiring female physique athletes engaging in an 8-week resistance training program. International Journal of Sport Nutrition and Exercise Metabolism, 28(6), 580–585. https://doi. org/10.1123/ ijsnem.2017-0389

10. Moore, D. R., Churchward-Venne, T. A., Witard, O., Breen, L., Burd, N. A., Tipton, K. D., & Phillips, S. M. (2015). Protein ingestion to stimulate myofibrillar protein

synthesis requires greater relative protein intakes in healthy older versus younger men. The Journals of Gerontology. Series A, Biological Sciences and Medical Sciences, 70(1), 57–62. https://doi. org/10.1093/gerona/glu103

11. Helms, E. R., Zinn, C., Rowlands, D. S., & Brown, S. R. (2014). A systematic review of dietary protein during caloric restriction in resistance trained lean athletes: a case for higher intakes. International Journal of Sport Nutrition and Exercise Metabolism, 24(2), 127–138. https://doi.org/10.1123/ijsnem.2013-0054

12. Morton, R. W., Murphy, K. T., McKellar, S. R., Schoenfeld, B. J., Henselmans, M., Helms, E., Aragon, A. A., Devries, M. C., Banfield, L., Krieger, J. W., & Phillips, S. M. (2018). A systematic review, meta- analysis and meta-regression of the effect of protein supplementation on resistance training-induced gains in muscle mass and strength in healthy adults. British Journal of Sports Medicine, 52(6), 376–384. https://doi. org/10.1136/bjsports-2017-097608

13. Ribeiro, A. S., Nunes, J. P., & Schoenfeld, B. J. (2019). Should competitive bodybuilders ingest more protein than current evidence- based recommendations?. Sports Medicine, 49(10), 1481–1485. https:// doi.org/10.1007/s40279-019-01111-y

14. Iraki, J., Fitschen, P., Espinar, S., & Helms, E. (2019). Nutrition recommendations for bodybuilders in the off-season: a narrative review. Sports, 7(7), 154. https://doi. org/10.3390/sports7070154

15. Leidy, H. J., Clifton, P. M., Astrup, A., Wycherley, T. P., Westerterp- Plantenga, M. S., Luscombe-Marsh, N. D., Woods, S. C., & Mattes, R. D. (2015). The role of protein in weight loss and maintenance. The American Journal of Clinical Nutrition, 101(6), 1320S–1329S. https:// doi.org/10.3945/ajcn.114.084038

16. Apolzan, J. W., Carnell, N. S., Mattes, R. D., & Campbell, W. W. (2007). Inadequate dietary protein increases hunger and desire to eat in younger and older men. The Journal of Nutrition, 137(6), 1478–1482. https://doi.org/10.1093/jn/137.6.1478

17. Roberts, J., Zinchenko, A., Mahbubani, K., Johnstone, J., Smith, L., Merzbach, V., Blacutt, M., Banderas, O., Villasenor, L., Vårvik, F. T., & Henselmans, M. (2018). Satiating effect of high protein diets on resistance-trained subjects in energy deficit. Nutrients, 11(1), 56. https:// doi.org/10.3390/nu11010056

18. Lissner, L., Levitsky, D. A., Strupp, B. J., Kalkwarf, H. J., & Roe, D. A. (1987). Dietary fat and the regulation of energy intake in human subjects. The American Journal of Clinical Nutrition, 46(6), 886–892. https://doi.org/10.1093/ajcn/46.6.886

19. Kendall, A., Levitsky, D. A., Strupp, B. J., & Lissner, L. (1991). Weight loss on a low-fat diet: consequence of the imprecision of the control of food intake in humans. The American Journal of Clinical Nutrition, 53(5), 1124–1129. https://doi. org/10.1093/ajcn/53.5.1124

20. Wylie-Rosett, J., Aebersold, K., Conlon, B., Isasi, C. R., & Ostrovsky, N. W. (2013). Health effects of low-carbohydrate diets: where should new research go? Current Diabetes Reports, 13(2), 271–278. https://doi. org/10.1007/s11892-012-0357-5

21. Naude, C. E., Schoonees, A., Senekal, M., Young, T., Garner, P., & Volmink, J. (2014). Low carbohydrate versus isoenergetic balanced diets for reducing weight and cardiovascular risk: a systematic review and meta-analysis. PloS One, 9(7), e100652. https://doi.org/10.1371/ journal.pone.0100652

22. Kirkpatrick, C. F., Bolick, J. P., Kris-Etherton, P. M., Sikand, G., Aspry, K. E., Soffer, D. E., Willard, K. E., & Maki, K. C. (2019). Review of current evidence and clinical recommendations on the effects of low-carbohydrate and very-low-carbohydrate (including ketogenic) diets for the management of body weight and other cardiometabolic risk factors: a scientific statement from the National Lipid Association Nutrition and Lifestyle Task Force. Journal of Clinical Lipidology, 13(5), 689–711.e1. https://doi.org/10.1016/j.jacl.2019.08.003

23. Ludwig, D. S., & Ebbeling, C. B. (2018). The carbohydrate-insulin model of obesity: beyond 'calories in, calories out'. JAMA Internal Medicine, 178(8), 1098–1103. https://doi.org/10.1001/jamainternmed.2018.2933

24. Mansoor, N., Vinknes, K. J., Veierød, M. B., & Retterstøl, K. (2016). Effects of low-carbohydrate diets v. low-fat diets on body weight and cardiovascular risk factors: a meta-analysis of randomised controlled trials. The British Journal of Nutrition, 115(3), 466–479. https://doi. org/10.1017/S0007114515004699

25. Bueno, N. B., de Melo, I. S., de Oliveira, S. L., & da Rocha Ataide, T. (2013). Very-low-carbohydrate ketogenic diet v. low-fat diet for long- term weight loss: a meta-analysis of randomised controlled trials. The British Journal of Nutrition, 110(7), 1178–1187. https://doi.org/10.1017/ S0007114513000548

26. Foster, G. D., Wyatt, H. R., Hill, J. O., McGuckin, B. G., Brill, C., Mohammed, B. S., Szapary, P. O., Rader, D. J., Edman, J. S., & Klein, S. (2003). A randomized trial of a low-carbohydrate diet for obesity. The New England Journal of Medicine, 348(21), 2082–2090. https:// doi.org/10.1056/NEJMoa022207

27. Soenen, S., Bonomi, A. G., Lemmens, S. G., Scholte, J., Thijssen, M. A., van Berkum, F., & Westerterp-Plantenga, M. S. (2012). Relatively high- protein or 'low-carb' energy-restricted diets for body weight loss and body weight maintenance?. Physiology & Behavior, 107(3), 374–380. https://doi.org/10.1016/j. physbeh.2012.08.004

28. Yang, M. U., & Van Itallie, T. B. (1976). Composition of weight lost during short-term weight reduction. Metabolic responses of obese subjects to starvation and low-calorie ketogenic and nonketogenic diets. The Journal of Clinical Investigation, 58(3), 722–730. https://doi. org/10.1172/JCI108519

29. Hall, K. D., & Guo, J. (2017). Obesity energetics: body weight regulation and the effects of diet composition. Gastroenterology, 152(7), 1718– 1727.e3. https://doi. org/10.1053/j.gastro.2017.01.052

30. Veldhorst, M. A., Westerterp, K. R., van Vught, A. J., & Westerterp- Plantenga, M. S. (2010). Presence or absence of carbohydrates and the proportion of fat in a high-

protein diet affect appetite suppression but not energy expenditure in normal-weight human subjects fed in energy balance. The British Journal of Nutrition, 104(9), 1395–1405. https:// doi.org/10.1017/S0007114510002060

31. Struik, N. A., Brinkworth, G. D., Thompson, C. H., Buckley, J. D., Wittert, G., & Luscombe-Marsh, N. D. (2020). Very low and higher carbohydrate diets promote differential appetite responses in adults with type 2 diabetes: a randomized trial. The Journal of Nutrition, 150(4), 800–805. https://doi.org/10.1093/jn/nxz344

32. Hall, K. D., Guo, J., Courville, A. B., Boring, J., Brychta, R., Chen, K. Y., Darcey, V., Forde, C. G., Gharib, A. M., Gallagher, I., Howard, R., Joseph, P. V., Milley, L., Ouwerkerk, R., Raisinger, K., Rozga, I., Schick, A., Stagliano, M., Torres, S., Walter, M., … Chung, S. T. (2021). Effect of a plant-based, low-fat diet versus an animal-based, ketogenic diet on ad libitum energy intake. Nature Medicine, 27(2), 344–353. https://doi.org/10.1038/s41591-020-01209-1

33. Gardner, C. D., Trepanowski, J. F., Del Gobbo, L. C., Hauser, M. E., Rigdon, J., Ioannidis, J., Desai, M., & King, A. C. (2018). Effect of low-fat vs low-carbohydrate diet on 12-month weight loss in overweight adults and the association with genotype pattern or insulin secretion: the DIETFITS randomized clinical trial. JAMA, 319(7), 667–679. https://doi.org/10.1001/jama.2018.0245

＜調控飲食時機的飲食方法＞

1. Heilbronn, L. K., Smith, S. R., Martin, C. K., Anton, S. D., & Ravussin, E. (2005). Alternate-day fasting in nonobese subjects: effects on body weight, body composition, and energy metabolism. The American Journal of Clinical Nutrition, 81(1), 69–73. https://doi.org/10.1093/ ajcn/81.1.69

2. Johnson, J. B., Summer, W., Cutler, R. G., Martin, B., Hyun, D. H., Dixit, V. D., Pearson, M., Nassar, M., Telljohann, R., Maudsley, S., Carlson, O., John, S., Laub, D. R., & Mattson, M. P. (2007). Alternate day calorie restriction improves clinical findings and reduces markers of oxidative stress and inflammation in overweight adults with moderate asthma. Free Radical Biology & Medicine, 42(5), 665–674. https://doi. org/10.1016/j.freeradbiomed.2006.12.005

3. Varady, K. A., Bhutani, S., Church, E. C., & Klempel, M. C. (2009). Short-term modified alternate-day fasting: a novel dietary strategy for weight loss and cardioprotection in obese adults. The American Journal of Clinical Nutrition, 90(5), 1138–1143. https://doi.org/10.3945/ ajcn.2009.28380

4. Eshghinia, S., & Mohammadzadeh, F. (2013). The effects of modified alternate-day fasting diet on weight loss and CAD risk factors in overweight and obese women. Journal of Diabetes and Metabolic Disorders, 12(1), 4. https://doi.org/10.1186/2251-6581-12-4

5. Catenacci, V. A., Pan, Z., Ostendorf, D., Brannon, S., Gozansky, W. S., Mattson, M.

P., Martin, B., MacLean, P. S., Melanson, E. L., & Troy Donahoo, W. (2016). A randomized pilot study comparing zero-calorie alternate-day fasting to daily caloric restriction in adults with obesity. Obesity, 24(9), 1874–1883. https://doi.org/10.1002/oby.21581

6. Trepanowski, J. F., Kroeger, C. M., Barnosky, A., Klempel, M. C., Bhutani, S., Hoddy, K. K., Gabel, K., Freels, S., Rigdon, J., Rood, J., Ravussin, E., & Varady, K. A. (2017). Effect of alternate-day fasting on weight loss, weight maintenance, and cardioprotection among metabolically healthy obese adults: a randomized clinical trial. JAMA Internal Medicine, 177(7), 930–938. https://doi.org/10.1001/jamainternmed.2017.0936

7. Cui, Y., Cai, T., Zhou, Z., Mu, Y., Lu, Y., Gao, Z., Wu, J., & Zhang, Y. (2020). Health effects of alternate-day fasting in adults: a systematic review and meta-analysis. Frontiers in Nutrition, 7, 586036. https://doi. org/10.3389/fnut.2020.586036

8. Templeman, I., Smith, H. A., Chowdhury, E., Chen, Y. C., Carroll, H., Johnson-Bonson, D., Hengist, A., Smith, R., Creighton, J., Clayton, D., Varley, I., Karagounis, L. G., Wilhelmsen, A., Tsintzas, K., Reeves, S.,Walhin, J. P., Gonzalez, J. T., Thompson, D., & Betts, J. A. (2021). A randomized controlled trial to isolate the effects of fasting and energy restriction on weight loss and metabolic health in lean adults. Science Translational Medicine, 13(598), eabd8034. https://doi.org/10.1126/scitranslmed.abd8034

9. Harvie, M. N., Pegington, M., Mattson, M. P., Frystyk, J., Dillon, B., Evans, G., Cuzick, J., Jebb, S. A., Martin, B., Cutler, R. G., Son, T. G., Maudsley, S., Carlson, O. D., Egan, J. M., Flyvbjerg, A., & Howell, A.   (2011). The effects of intermittent or continuous energy restriction on weight loss and metabolic disease risk markers: a randomized trial in young overweight women. International Journal of Obesity (2005), 35(5), 714–727. https://doi.org/10.1038/ijo.2010.171

10. Ash, S., Reeves, M. M., Yeo, S., Morrison, G., Carey, D., & Capra, S. (2003). Effect of intensive dietetic interventions on weight and glycaemic control in overweight men with Type II diabetes: a randomised trial. International Journal of Obesity and Related Metabolic Disorders: Journal of the International Association for the Study of Obesity, 27(7), 797–802. https://doi.org/10.1038/sj.ijo.0802295

11. Hill, J. O., Schlundt, D. G., Sbrocco, T., Sharp, T., Pope-Cordle, J., Stetson, B., Kaler, M., & Heim, C. (1989). Evaluation of an alternating- calorie diet with and without exercise in the treatment of obesity. The American Journal of Clinical Nutrition, 50(2), 248–254. https://doi. org/10.1093/ajcn/50.2.248

12. Harvie, M., Wright, C., Pegington, M., McMullan, D., Mitchell, E., Martin, B., Cutler, R. G., Evans, G., Whiteside, S., Maudsley, S., Camandola, S., Wang, R., Carlson, O. D., Egan, J. M., Mattson, M. P., & Howell, A. (2013). The effect of intermittent energy and carbohydrate restriction v. daily energy restriction on weight loss and metabolic disease risk markers in overweight women. The British Journal of

Nutrition, 110(8), 1534–1547. https://doi.org/10.1017/S0007114513000792

13. Carter, S., Clifton, P. M., & Keogh, J. B. (2016). The effects of intermittent compared to continuous energy restriction on glycaemic control in type 2 diabetes; a pragmatic pilot trial. Diabetes Research and Clinical Practice, 122, 106–112. https://doi.org/10.1016/j. diabres.2016.10.010

14. Carter, S., Clifton, P. M., & Keogh, J. B. (2018). Effect of intermittent compared with continuous energy restricted diet on glycemic control in patients with type 2 diabetes: a randomized noninferiority trial. JAMA Network Open, 1(3), e180756. https://doi.org/10.1001/ jamanetworkopen.2018.0756

15. Conley, M., Le Fevre, L., Haywood, C., & Proietto, J. (2018). Is two days of intermittent energy restriction per week a feasible weight loss approach in obese males? A randomised pilot study. Nutrition & Dietetics: the Journal of the Dietitians Association of Australia, 75(1), 65–72. https://doi.org/10.1111/1747-0080.12372

16. Schübel, R., Nattenmüller, J., Sookthai, D., Nonnenmacher, T., Graf, M. E., Riedl, L., Schlett, C. L., von Stackelberg, O., Johnson, T., Nabers, D., Kirsten, R., Kratz, M., Kauczor, H. U., Ulrich, C. M., Kaaks, R., & Kühn, T. (2018). Effects of intermittent and continuous calorie restriction on body weight and metabolism over 50 wk: a randomized controlled trial. The American Journal of Clinical Nutrition, 108(5), 933–945. https://doi.org/10.1093/ajcn/nqy196

17. Harris, L., Hamilton, S., Azevedo, L. B., Olajide, J., De Brún, C., Waller, G., Whittaker, V., Sharp, T., Lean, M., Hankey, C., & Ells, L. (2018). Intermittent fasting interventions for treatment of overweight and obesity in adults: a systematic review and meta-analysis. JBI Database of Systematic Reviews and Implementation Reports, 16(2), 507–547. https://doi.org/10.11124/JBISRIR-2016-003248

18. Cioffi, I., Evangelista, A., Ponzo, V., Ciccone, G., Soldati, L., Santarpia, L., Contaldo, F., Pasanisi, F., Ghigo, E., & Bo, S. (2018). Intermittent versus continuous energy restriction on weight loss and cardiometabolic outcomes: a systematic review and meta-analysis of randomized controlled trials. Journal of Translational Medicine, 16(1), 371. https:// doi.org/10.1186/s12967-018-1748-4

19. Rynders, C. A., Thomas, E. A., Zaman, A., Pan, Z., Catenacci, V. A., & Melanson, E. L. (2019). Effectiveness of intermittent fasting and time-restricted feeding compared to continuous energy restriction for weight loss. Nutrients, 11(10), 2442. https://doi.org/10.3390/ nu11102442

20. He, S., Wang, J., Zhang, J. and Xu, J. (2021). Intermittent versus continuous energy restriction for weight loss and metabolic improvement: a meta-analysis and systematic review. Obesity, 29: 108–115. https:// doi.org/10.1002/oby.23023

21. Hoddy, K. K., Kroeger, C. M., Trepanowski, J. F., Barnosky, A. R., Bhutani, S., & Varady, K. A. (2015). Safety of alternate day fasting and effect on disordered eating behaviors. Nutrition Journal, 14, 44. https:// doi.org/10.1186/s12937-015-0029-9

22. Stockman, M. C., Thomas, D., Burke, J., & Apovian, C. M. (2018). Intermittent

fasting: is the wait worth the weight?. Current Obesity Reports, 7(2), 172–185. https://doi.org/10.1007/s13679-018-0308-9

23. Leiper, J. B., Molla, A. M., & Molla, A. M. (2003). Effects on health of fluid restriction during fasting in Ramadan. European Journal of Clinical Nutrition, 57 Suppl 2, S30–S38. https://doi.org/10.1038/ sj.ejcn.1601899

24. Fernando, H. A., Zibellini, J., Harris, R. A., Seimon, R. V., & Sainsbury, A. (2019). Effect of Ramadan fasting on weight and body composition in healthy non-athlete adults: a systematic review and meta-analysis. Nutrients, 11(2), 478. https://doi. org/10.3390/nu11020478

25. Stote, K. S., Baer, D. J., Spears, K., Paul, D. R., Harris, G. K., Rumpler, W. V., Strycula, P., Najjar, S. S., Ferrucci, L., Ingram, D. K., Longo, D. L., & Mattson, M. P. (2007). A controlled trial of reduced meal frequency without caloric restriction in healthy, normal-weight, middle-aged adults. The American Journal of Clinical Nutrition, 85(4), 981–988. https://doi.org/10.1093/ajcn/85.4.981

26. Betts, J. A., Richardson, J. D., Chowdhury, E. A., Holman, G. D., Tsintzas, K., & Thompson, D. (2014). The causal role of breakfast in energy balance and health: a randomized controlled trial in lean adults. The American Journal of Clinical Nutrition, 100(2), 539–547. https:// doi.org/10.3945/ajcn.114.083402

27. Tinsley, G. M., Forsse, J. S., Butler, N. K., Paoli, A., Bane, A. A., La Bounty, P. M., Morgan, G. B., & Grandjean, P. W. (2017). Time- restricted feeding in young men performing resistance training: a randomized controlled trial. European Journal of Sport Science, 17(2), 200–207. https://doi.org/10.1080/17461391.2016.1223173

28. Moro, T., Tinsley, G., Bianco, A., Marcolin, G., Pacelli, Q. F., Battaglia, G., Palma, A., Gentil, P., Neri, M., & Paoli, A. (2016). Effects of eight weeks of time-restricted feeding (16/8) on basal metabolism, maximal strength, body composition, inflammation, and cardiovascular risk factors in resistance-trained males. Journal of Translational Medicine, 14(1), 290. https://doi.org/10.1186/s12967-016-1044-0

29. Tinsley, G. M., Moore, M. L., Graybeal, A. J., Paoli, A., Kim, Y., Gonzales, J. U., Harry, J. R., VanDusseldorp, T. A., Kennedy, D. N., & Cruz, M. R. (2019). Time-restricted feeding plus resistance training in active females: a randomized trial. The American Journal of Clinical Nutrition, 110(3), 628–640. https://doi.org/10.1093/ ajcn/nqz126

30. Ravussin, E., Beyl, R. A., Poggiogalle, E., Hsia, D. S., & Peterson, C. M. (2019). Early time-restricted feeding reduces appetite and increases fat oxidation but does not affect energy expenditure in humans. Obesity, 27(8), 1244–1254. https://doi. org/10.1002/oby.22518

31. Sutton, E. F., Beyl, R., Early, K. S., Cefalu, W. T., Ravussin, E., & Peterson, C. M. (2018). Early time-restricted feeding improves insulin sensitivity, blood pressure, and oxidative stress even without weight loss in men with prediabetes. Cell Metabolism, 27(6), 1212–1221.e3. https://doi.org/10.1016/j.cmet.2018.04.010

32. Stratton, M. T., Tinsley, G. M., Alesi, M. G., Hester, G. M., Olmos, A. A., Serafini, P. R., Modjeski, A. S., Mangine, G. T., King, K., Savage, S. N., Webb, A. T., & VanDusseldorp, T. A. (2020). Four weeks of time-restricted feeding combined with resistance training does not differentially influence measures of body composition, muscle performance, resting energy expenditure, and blood biomarkers. Nutrients, 12(4), 1126. https://doi.org/10.3390/nu12041126

33. Lowe, D. A., Wu, N., Rohdin-Bibby, L., Moore, A. H., Kelly, N., Liu, Y. E., Philip, E., Vittinghoff, E., Heymsfield, S. B., Olgin, J. E., Shepherd, J. A., & Weiss, E. J. (2020). Effects of time-restricted eating on weight loss and other metabolic parameters in women and men with overweight and obesity: the TREAT randomized clinical trial. JAMA Internal Medicine, 180(11), 1491–1499. https://doi.org/10.1001/jamainternmed.2020.4153

34. Pellegrini, M., Cioffi, I., Evangelista, A., Ponzo, V., Goitre, I., Ciccone, G., Ghigo, E., & Bo, S. (2020). Effects of Time-restricted feeding on body weight and metabolism. A systematic review and meta-analysis. Reviews in Endocrine & Metabolic Disorders, 21(1), 17–33. https://doi. org/10.1007/s11154-019-09524-w

35. Allaf, M., Elghazaly, H., Mohamed, O. G., Fareen, M., Zaman, S., Salmasi, A. M., Tsilidis, K., & Dehghan, A. (2021). Intermittent fasting for the prevention of cardiovascular disease. The Cochrane Database of Systematic Reviews, 1(1), CD013496. https://doi.org/10.1002/14651858. CD013496.pub2

36. Gu, L., Fu, R., Hong, J., Ni, H., Yu, K., & Lou, H. (2022). Effects of intermittent fasting in human compared to a non-intervention diet and caloric restriction: a meta-analysis of randomized controlled trials. Frontiers in Nutrition, 9, 871682. https://doi.org/10.3389/ fnut.2022.871682

37. Wei, X., Cooper, A., Lee, I., Cernoch, C. A., Huntoon, G., Hodek, B., Christian, H., & Chao, A. M. (2022). Intermittent energy restriction for weight loss: a systematic review of cardiometabolic, inflammatory and appetite outcomes. Biological Research for Nursing, 24(3), 410–428. https://doi.org/10.1177/10998004221078079

＜調控食物選項的飲食方法＞

1. Cordain, L., Eaton, S. B., Sebastian, A., Mann, N., Lindeberg, S., Watkins, B. A., O'Keefe, J. H., & Brand-Miller, J. (2005). Origins and evolution of the Western diet: health implications for the 21st century. The American Journal of Clinical Nutrition, 81(2), 341–354. https:// doi.org/10.1093/ajcn.81.2.341

2. Genoni, A., Lo, J., Lyons-Wall, P., & Devine, A. (2016). Compliance, palatability and feasibility of PALEOLITHIC and Australian guide to healthy eating diets in healthy women: a 4-week dietary intervention. Nutrients, 8(8), 481. https://doi. org/10.3390/nu8080481

3. Lindeberg, S., Jönsson, T., Granfeldt, Y., Borgstrand, E., Soffman, J., Sjöström, K.,

& Ahrén, B. (2007). A Palaeolithic diet improves glucose tolerance more than a Mediterranean-like diet in individuals with ischaemic heart disease. Diabetologia, 50(9), 1795–1807. https://doi. org/10.1007/s00125-007-0716-y

4. Jönsson, T., Granfeldt, Y., Erlanson-Albertsson, C., Ahrén, B., & Lindeberg, S. (2010). A paleolithic diet is more satiating per calorie than a mediterranean-like diet in individuals with ischemic heart disease. Nutrition & Metabolism, 7, 85. https://doi. org/10.1186/1743-7075-7-85

5. Boers, I., Muskiet, F. A., Berkelaar, E., Schut, E., Penders, R., Hoenderdos, K., Wichers, H. J., & Jong, M. C. (2014). Favourable effects of consuming a Palaeolithic-type diet on characteristics of the metabolic syndrome: a randomized controlled pilot-study. Lipids in Health and Disease, 13, 160. https://doi. org/10.1186/1476-511X-13-160

6. Masharani, U., Sherchan, P., Schloetter, M., Stratford, S., Xiao, A., Sebastian, A., Nolte Kennedy, M., & Frassetto, L. (2015). Metabolic and physiologic effects from consuming a hunter-gatherer (Paleolithic)- type diet in type 2 diabetes. European Journal of Clinical Nutrition, 69(8), 944–948. https://doi.org/10.1038/ejcn.2015.39

7. Fontes-Villalba, M., Lindeberg, S., Granfeldt, Y., Knop, F. K., Memon, A.   A . , Carrera-Bastos, P., Picazo, Ó., Chanrai, M., Sunquist, J., Sundquist, K., & Jönsson, T. (2016). Palaeolithic diet decreases fasting plasma leptin concentrations more than a diabetes diet in patients with type 2 diabetes: a randomised cross-over trial. Cardiovascular Diabetology, 15, 80. https://doi.org/10.1186/s12933-016-0398-1

8. Pastore, R. L., Brooks, J. T., & Carbone, J. W. (2015). Paleolithic nutrition improves plasma lipid concentrations of hypercholesterolemic adults to a greater extent than traditional heart-healthy dietary recommendations. Nutrition Research, 35(6), 474–479. https://doi. org/10.1016/j.nutres.2015.05.002

9. Manheimer, E. W., van Zuuren, E. J., Fedorowicz, Z., & Pijl, H. (2015). Paleolithic nutrition for metabolic syndrome: systematic review and meta-analysis. The American Journal of Clinical Nutrition, 102(4), 922–932. https://doi.org/10.3945/ajcn.115.113613

10. Jamka, M., Kulczyński, B., Juruć, A., Gramza-Michałowska, A., Stokes, C. S., & Walkowiak, J. (2020). The effect of the paleolithic diet vs. healthy diets on glucose and insulin homeostasis: a systematic review and meta-analysis of randomized controlled trials. Journal of Clinical Medicine, 9(2), 296. https://doi.org/10.3390/jcm9020296

11. Ghaedi, E., Mohammadi, M., Mohammadi, H., Ramezani-Jolfaie, N., Malekzadeh, J., Hosseinzadeh, M., & Salehi-Abargouei, A. (2019). Effects of a paleolithic diet on cardiovascular disease risk factors: a systematic review and meta-analysis of randomized controlled trials. Advances in Nutrition (Bethesda, Md.), 10(4), 634–646. https://doi. org/10.1093/advances/nmz007

12. Keys, A., Menotti, A., Karvonen, M. J., Aravanis, C., Blackburn, H., Buzina, R.,

Djordjevic, B. S., Dontas, A. S., Fidanza, F., & Keys, M. H. (1986). The diet and 15-year death rate in the seven countries study. American Journal of Epidemiology, 124(6), 903–915. https://doi. org/10.1093/oxfordjournals.aje.a114480

13. Buckland, G., Bach, A., & Serra-Majem, L. (2008). Obesity and the Mediterranean diet: a systematic review of observational and intervention studies. Obesity Reviews: an Official Journal of the International Association for the Study of Obesity, 9(6), 582–593. https://doi.org/10.1111/j.1467-789X.2008.00503.x

14. Dinu, M., Pagliai, G., Casini, A., & Sofi, F. (2018). Mediterranean diet and multiple health outcomes: an umbrella review of meta-analyses of observational studies and randomised trials. European Journal of Clinical Nutrition, 72(1), 30–43. https://doi. org/10.1038/ejcn.2017.58

15. McManus, K., Antinoro, L., & Sacks, F. (2001). A randomized controlled trial of a moderate-fat, low-energy diet compared with a low fat, low-energy diet for weight loss in overweight adults. International Journal Of Obesity And Related Metabolic Disorders: Journal of the International Association for the Study of Obesity, 25(10), 1503–1511. https://doi.org/10.1038/sj.ijo.0801796

16. Esposito, K., Marfella, R., Ciotola, M., Di Palo, C., Giugliano, F., Giugliano, G., D'Armiento, M., D'Andrea, F., & Giugliano, D. (2004). Effect of a Mediterranean-style diet on endothelial dysfunction and markers of vascular inflammation in the metabolic syndrome: a randomized trial. JAMA, 292(12), 1440–1446. https://doi. org/10.1001/ jama.292.12.1440

17. Nordmo, M., Danielsen, Y. S., & Nordmo, M. (2020). The challenge of keeping it off, a descriptive systematic review of high-quality, follow-up studies of obesity treatments. Obesity Reviews: an Official Journal of the International Association for the Study of Obesity, 21(1), e12949. https://doi.org/10.1111/obr.12949

18. Butryn, M. L., Webb, V., & Wadden, T. A. (2011). Behavioral treatment of obesity. The Psychiatric Clinics of North America, 34(4), 841–859. https://doi.org/10.1016/ j.psc.2011.08.006

19. Corbalán, M. D., Morales, E. M., Canteras, M., Espallardo, A., Hernández, T., & Garaulet, M. (2009). Effectiveness of cognitive- behavioral therapy based on the Mediterranean diet for the treatment of obesity. Nutrition, 25(7-8), 861–869. https:// doi.org/10.1016/j. nut.2009.02.013

20. Bendall, C. L., Mayr, H. L., Opie, R. S., Bes-Rastrollo, M., Itsiopoulos, C., & Thomas, C. J. (2018). Central obesity and the Mediterranean diet: a systematic review of intervention trials. Critical Reviews in Food Science and Nutrition, 58(18), 3070–3084. https://doi.org/10.1080/104 08398.2017.1351917

21. Mancini, J. G., Filion, K. B., Atallah, R., & Eisenberg, M. J. (2016). Systematic review of the Mediterranean diet for long-term weight loss. The American Journal of Medicine, 129(4), 407–415.e4. https://doi. org/10.1016/j.amjmed.2015.11.028

22. Papier, K., Tong, T. Y., Appleby, P. N., Bradbury, K. E., Fensom, G. K., Knuppel, A.,

Perez-Cornago, A., Schmidt, J. A., Travis, R. C., & Key, T. J. (2019). Comparison of major protein-source foods and other food groups in meat-eaters and non-meat-eaters in the EPIC-Oxford cohort. Nutrients, 11(4), 824. https://doi.org/10.3390/nu11040824

23. Alewaeters, K., Clarys, P., Hebbelinck, M., Deriemaeker, P., & Clarys, J. P. (2005). Cross-sectional analysis of BMI and some lifestyle variables in flemish vegetarians compared with non-vegetarians. Ergonomics, 48(11–14), 1433–1444. https://doi.org/10.1080/00140130500101031

24. Spencer, E. A., Appleby, P. N., Davey, G. K., & Key, T. J. (2003). Diet and body mass index in 38000 EPIC-Oxford meat-eaters, fish-eaters, vegetarians and vegans. International Journal of Obesity and Related Metabolic Disorders: Journal of the International Association for the Study of Obesity, 27(6), 728–734. https://doi.org/10.1038/sj.ijo.0802300

25. Miketinas, D. C., Bray, G. A., Beyl, R. A., Ryan, D. H., Sacks, F. M., & Champagne, C. M. (2019). Fiber intake predicts weight loss and dietary adherence in adults consuming calorie-restricted diets: the POUNDS lost (Preventing Overweight Using Novel Dietary Strategies) study. The Journal of Nutrition, 149(10), 1742–1748. https://doi.org/10.1093/jn/nxz117

26. Jovanovski, E., Mazhar, N., Komishon, A., Khayyat, R., Li, D., Blanco Mejia, S., Khan, T., L Jenkins, A., Smircic-Duvnjak, L., L Sievenpiper, J., & Vuksan, V. (2020). Can dietary viscous fiber affect body weight independently of an energy-restrictive diet? A systematic review and meta-analysis of randomized controlled trials. The American Journal of Clinical Nutrition, 111(2), 471–485. https://doi.org/10.1093/ajcn/nqz292

27. Barnard, N. D., Cohen, J., Jenkins, D. J., Turner-McGrievy, G., Gloede, L., Jaster, B., Seidl, K., Green, A. A., & Talpers, S. (2006). A low-fat vegan diet improves glycemic control and cardiovascular risk factors in a randomized clinical trial in individuals with type 2 diabetes. Diabetes Care, 29(8), 1777–1783. https://doi.org/10.2337/dc06-0606

28. Barnard, N. D., Gloede, L., Cohen, J., Jenkins, D. J., Turner-McGrievy, G., Green, A. A., & Ferdowsian, H. (2009). A low-fat vegan diet elicits greater macronutrient changes, but is comparable in adherence and acceptability, compared with a more conventional diabetes diet among individuals with type 2 diabetes. Journal of the American Dietetic Association, 109(2), 263–272. https://doi.org/10.1016/j.jada.2008.10.049

29. Hall, K. D., Guo, J., Courville, A. B., Boring, J., Brychta, R., Chen, K. Y., Darcey, V., Forde, C. G., Gharib, A. M., Gallagher, I., Howard, R., Joseph, P. V., Milley, L., Ouwerkerk, R., Raisinger, K., Rozga, I., Schick, A., Stagliano, M., Torres, S., Walter, M., … Chung, S. T. (2021). Effect of a plant-based, low-fat diet versus an animal-based, ketogenic diet on ad libitum energy intake. Nature Medicine, 27(2), 344–353.

https://doi.org/10.1038/s41591-020-01209-1

30. Williams, R. A., Roe, L. S., & Rolls, B. J. (2013). Comparison of three methods to reduce energy density. Effects on daily energy intake. Appetite, 66, 75–83. https://doi.org/10.1016/j.appet.2013.03.004

31. Turner-McGrievy, G. M., Davidson, C. R., Wingard, E. E., Wilcox, S., & Frongillo, E. A. (2015). Comparative effectiveness of plant- based diets for weight loss: a randomized controlled trial of five different diets. Nutrition, 31(2), 350–358. https://doi.org/10.1016/j. nut.2014.09.002

32. Sofi, F., Dinu, M., Pagliai, G., Cesari, F., Gori, A. M., Sereni, A., Becatti, M., Fiorillo, C., Marcucci, R., & Casini, A. (2018). Low-calorie vegetarian versus Mediterranean diets for reducing body weight and improving cardiovascular risk profile: CARDIVEG study (Cardiovascular Prevention with Vegetarian Diet). Circulation, 137(11), 1103–1113. https://doi.org/10.1161/CIRCULATIONAHA.117.030088

33. Barnard, N. D., Cohen, J., Jenkins, D. J., Turner-McGrievy, G., Gloede, L., Green, A., & Ferdowsian, H. (2009). A low-fat vegan diet and a conventional diabetes diet in the treatment of type 2 diabetes: a randomized, controlled, 74-wk clinical trial. The American Journal of Clinical Nutrition, 89(5), 1588S–1596S. https://doi.org/10.3945/ ajcn.2009.26736H

34. Barnard, N. D., Levin, S. M., Gloede, L., & Flores, R. (2018). Turning the waiting room into a classroom: weekly classes using a vegan or a portion-controlled eating plan improve diabetes control in a randomized translational study. Journal of the Academy of Nutrition and Dietetics, 118(6), 1072–1079. https://doi.org/10.1016/j.jand.2017.11.017

35. Gorissen, S., Crombag, J., Senden, J., Waterval, W., Bierau, J., Verdijk, L. B., & van Loon, L. (2018). Protein content and amino acid composition of commercially available plant-based protein isolates. Amino Acids, 50(12), 1685–1695. https://doi.org/10.1007/s00726-018-2640-5

36. van Vliet, S., Burd, N. A., & van Loon, L. J. (2015). The skeletal muscle anabolic response to plant- versus animal-based protein consumption. The Journal of Nutrition, 145(9), 1981–1991. https://doi.org/10.3945/ jn.114.204305

37. Wilkinson, S. B., Tarnopolsky, M. A., Macdonald, M. J., Macdonald, J. R., Armstrong, D., & Phillips, S. M. (2007). Consumption of fluid skim milk promotes greater muscle protein accretion after resistance exercise than does consumption of an isonitrogenous and isoenergetic soy-protein beverage. The American Journal of Clinical Nutrition, 85(4), 1031–1040. https://doi.org/10.1093/ajcn/85.4.1031

38. Tang, J. E., Moore, D. R., Kujbida, G. W., Tarnopolsky, M. A., & Phillips, S. M. (2009). Ingestion of whey hydrolysate, casein, or soy protein isolate: effects on mixed muscle protein synthesis at rest and following resistance exercise in young men. Journal of Applied Physiology, 107(3), 987–992. https://doi.org/10.1152/

japplphysiol.00076.2009

39. Gorissen, S. H., Horstman, A. M., Franssen, R., Crombag, J. J., Langer, H., Bierau, J., Respondek, F., & van Loon, L. J. (2016). Ingestion of wheat protein increases in vivo muscle protein synthesis rates in healthy older men in a randomized trial. The Journal of Nutrition, 146(9), 1651–1659. https://doi.org/10.3945/jn.116.231340

40. Candow, D. G., Burke, N. C., Smith-Palmer, T., & Burke, D. G. (2006). Effect of whey and soy protein supplementation combined with resistance training in young adults. International Journal of Sport Nutrition and Exercise Metabolism, 16(3), 233–244. https://doi. org/10.1123/ijsnem.16.3.233

41. Hartman, J. W., Tang, J. E., Wilkinson, S. B., Tarnopolsky, M. A., Lawrence, R. L., Fullerton, A. V., & Phillips, S. M. (2007). Consumption of fat-free fluid milk after resistance exercise promotes greater lean mass accretion than does consumption of soy or carbohydrate in young, novice, male weightlifters. The American Journal of Clinical Nutrition, 86(2), 373–381. https://doi.org/10.1093/ajcn/86.2.373

42. Volek, J. S., Volk, B. M., Gómez, A. L., Kunces, L. J., Kupchak, B. R., Freidenreich, D. J., Aristizabal, J. C., Saenz, C., Dunn-Lewis, C., Ballard, K. D., Quann, E. E., Kawiecki, D. L., Flanagan, S. D., Comstock, B. A., Fragala, M. S., Earp, J. E., Fernandez, M. L., Bruno, R. S., Ptolemy, A. S., Kellogg, M. D., … Kraemer, W. J. (2013). Whey protein supplementation during resistance training augments lean body mass. Journal of the American College of Nutrition, 32(2), 122–135. https://doi.org/1 0.1080/07315724.2013.793580

43. Joy, J. M., Lowery, R. P., Wilson, J. M., Purpura, M., De Souza, E. O., Wilson, S. M., Kalman, D. S., Dudeck, J. E., & Jäger, R. (2013). The effects of 8 weeks of whey or rice protein supplementation on body composition and exercise performance. Nutrition Journal, 12, 86. https://doi.org/10.1186/1475-2891-12-86

44. Banaszek, A., Townsend, J. R., Bender, D., Vantrease, W. C., Marshall, A.   C ., & Johnson, K. D. (2019). The effects of whey vs. pea protein on physical adaptations following 8-weeks of high-intensity functional training (HIFT): a pilot study. Sports, 7(1), 12. https://doi.org/10.3390/ sports7010012

45. Campbell, W. W., Barton, M. L., Jr, Cyr-Campbell, D., Davey, S. L., Beard, J. L., Parise, G., & Evans, W. J. (1999). Effects of an omnivorous diet compared with a lactoovovegetarian diet on resistance-training- induced changes in body composition and skeletal muscle in older men. The American Journal of Clinical Nutrition, 70(6), 1032–1039. https:// doi.org/10.1093/ajcn/70.6.1032

46. Haub, M. D., Wells, A. M., Tarnopolsky, M. A., & Campbell, W. W. (2002). Effect of protein source on resistive-training-induced changes in body composition and muscle size in older men. The American Journal of Clinical Nutrition, 76(3), 511–517. https://doi.org/10.1093/ ajcn/76.3.511

47. Hevia-Larraín, V., Gualano, B., Longobardi, I., Gil, S., Fernandes, A. L., Costa, L., Pereira, R., Artioli, G. G., Phillips, S. M., & Roschel, H. (2021). High-protein plant-

based diet versus a protein-matched omnivorous diet to support resistance training adaptations: a comparison between habitual vegans and omnivores. Sports Medicine, 10.1007/s40279-021-01434-9. Advance online publication. https://doi. org/10.1007/s40279-021-01434-9

48. Lim, M. T., Pan, B. J., Toh, D., Sutanto, C. N., & Kim, J. E. (2021). Animal protein versus plant protein in supporting lean mass and muscle strength: a systematic review and meta-analysis of randomized controlled trials. Nutrients, 13(2), 661. https://doi.org/10.3390/nu13020661

49. Barnard, N. D., Levin, S. M., & Yokoyama, Y. (2015). A systematic review and meta-analysis of changes in body weight in clinical trials of vegetarian diets. Journal of the Academy of Nutrition and Dietetics, 115(6), 954–969. https://doi.org/10.1016/j.jand.2014.11.016

50. Huang, R. Y., Huang, C. C., Hu, F. B., & Chavarro, J. E. (2016). Vegetarian diets and weight reduction: a meta-analysis of randomized controlled trials. Journal of General Internal Medicine, 31(1), 109–116. https://doi.org/10.1007/s11606-015-3390-7

51. Tran, E., Dale, H. F., Jensen, C., & Lied, G. A. (2020). Effects of plant- based diets on weight status: a systematic review. Diabetes, Metabolic Syndrome and Obesity: Targets and Therapy, 13, 3433–3448. https:// doi.org/10.2147/DMSO.S272802

符合你的巨量營養素（IIFYM）和飲食靈活性

1. Sandoval, W. M., & Heyward, V. H. (1991). Food selection patterns of bodybuilders. International Journal of Sport Nutrition, 1(1), 61–68. https://doi.org/10.1123/ijsn.1.1.61

2. Ismaeel, A., Weems, S., & Willoughby, D. S. (2018). A comparison of the nutrient intakes of macronutrient-based dieting and strict dieting bodybuilders. International Journal of Sport Nutrition and Exercise Metabolism, 28(5), 502–508. https://doi.org/10.1123/ijsnem.2017-0323

3. Smith, C. F., Williamson, D. A., Bray, G. A., & Ryan, D. H. (1999). Flexible vs. rigid dieting strategies: relationship with adverse behavioral outcomes. Appetite, 32(3), 295–305. https://doi.org/10.1006/appe. 1998.0204

4. Stewart, T. M., Williamson, D. A., & White, M. A. (2002). Rigid vs. flexible dieting: association with eating disorder symptoms in nonobese women. Appetite, 38(1), 39–44. https://doi.org/10.1006/ appe.2001.0445

5. Westenhoefer, J., Engel, D., Holst, C., Lorenz, J., Peacock, M., Stubbs, J., Whybrow, S., & Raats, M. (2013). Cognitive and weight-related correlates of flexible and rigid restrained eating behaviour. Eating Behaviors, 14(1), 69–72. https://doi.org/10.1016/j.eatbeh.2012.10.015

6. Palascha, A., van Kleef, E., & van Trijp, H. C. (2015). How does thinking in black and white terms relate to eating behavior and weight regain?. Journal of Health

Psychology, 20(5), 638–648. https://doi. org/10.1177/1359105315573440

7. Tylka, T. L., Calogero, R. M., & Daníelsdóttir, S. (2015). Is intuitive eating the same as flexible dietary control? Their links to each other and well-being could provide an answer. Appetite, 95, 166–175. https://doi. org/10.1016/j.appet.2015.07.004

8. Bacon, L., Keim, N. L., Van Loan, M. D., Derricote, M., Gale, B., Kazaks, A., & Stern, J. S. (2002). Evaluating a 'non-diet' wellness intervention for improvement of metabolic fitness, psychological well-being and eating and activity behaviors. International Journal of Obesity and Related Metabolic Disorders : Journal of the International Association for the Study of Obesity, 26(6), 854–865. https://doi. org/10.1038/sj.ijo.0802012

9. Linardon, J., & Mitchell, S. (2017). Rigid dietary control, flexible dietary control, and intuitive eating: evidence for their differential relationship to disordered eating and body image concerns. Eating Behaviors, 26, 16–22. https://doi.org/10.1016/ j.eatbeh.2017.01.008

10. Linardon, J., Tylka, T. L., & Fuller-Tyszkiewicz, M. (2021). Intuitive eating and its psychological correlates: a meta-analysis. The International Journal of Eating Disorders, 54(7), 1073–1098. https://doi.org/10.1002/ eat.23509

11. Teixeira, P. J., Carraça, E. V., Marques, M. M., Rutter, H., Oppert, J. M., De Bourdeaudhuij, I., Lakerveld, J., & Brug, J. (2015). Successful behavior change in obesity interventions in adults: a systematic review of self-regulation mediators. BMC Medicine, 13, 84. https://doi. org/10.1186/s12916-015-0323-6

12. Helms, E. R., Prnjak, K., & Linardon, J. (2019). Towards a sustainable nutrition paradigm in physique sport: a narrative review. Sports, 7(7), 172. https://doi. org/10.3390/sports7070172

第 9 章 多久吃一餐最好？

1. Louis-Sylvestre, J., Lluch, A., Neant, F., & Blundell, J. E. (2003). Highlighting the positive impact of increasing feeding frequency on metabolism and weight management. Forum of Nutrition, 56, 126–128.

2. Ma, Y., Bertone, E. R., Stanek, E. J., 3rd, Reed, G. W., Hebert, J. R., Cohen, N. L., Merriam, P. A., & Ockene, I. S. (2003). Association between eating patterns and obesity in a free-living US adult population. American Journal of Epidemiology, 158(1), 85–92. https://doi. org/10.1093/aje/kwg117

3. Holmbäck, I., Ericson, U., Gullberg, B., & Wirfält, E. (2010). A high eating frequency is associated with an overall healthy lifestyle in middle- aged men and women and reduced likelihood of general and central obesity in men. The British Journal of Nutrition, 104(7), 1065–1073. https://doi.org/10.1017/ S0007114510001753

4. van der Heijden, A. A., Hu, F. B., Rimm, E. B., & van Dam, R. M. (2007). A

prospective study of breakfast consumption and weight gain among U.S. men. Obesity, 15(10), 2463–2469. https://doi.org/10.1038/oby.2007.292

5. Gordon, E. S., Goldberg, M., & Chosy, G. J. (1963). A new concept in the treatment of obesity. JAMA, 186, 50–60. https://doi.org/10.1001/ jama.1963.63710010013014

6. Bortz, W. M., Wroldsen, A., Issekutz, B., Jr, & Rodahl, K. (1966). Weight loss and frequency of feeding. The New England Journal of Medicine, 274(7), 376–379. https://doi.org/10.1056/NEJM196602172740703

7. Finkelstein, B., & Fryer, B. A. (1971). Meal frequency and weight reduction of young women. The American Journal of Clinical Nutrition, 24(4), 465–468. https:// doi.org/10.1093/ajcn/24.4.465

8. Bachman, J. L., & Raynor, H. A. (2012). Effects of manipulating eating frequency during a behavioral weight loss intervention: a pilot randomized controlled trial. Obesity, 20(5), 985–992. https://doi. org/10.1038/oby.2011.360

9. Arciero, P. J., Ormsbee, M. J., Gentile, C. L., Nindl, B. C., Brestoff, J. R., & Ruby, M. (2013). Increased protein intake and meal frequency reduces abdominal fat during energy balance and energy deficit. Obesity, 21(7), 1357–1366. https://doi. org/10.1002/oby.20296

10. Munsters, M. J., & Saris, W. H. (2012). Effects of meal frequency on metabolic profiles and substrate partitioning in lean healthy males. PloS One, 7(6), e38632. https://doi.org/10.1371/journal.pone.0038632

11. Ohkawara, K., Cornier, M. A., Kohrt, W. M., & Melanson, E. L. (2013). Effects of increased meal frequency on fat oxidation and perceived hunger. Obesity, 21(2), 336–343. https://doi.org/10.1002/oby.20032

12. Schoenfeld, B. J., Aragon, A. A., & Krieger, J. W. (2015). Effects of meal frequency on weight loss and body composition: a meta-analysis. Nutrition Reviews, 73(2), 69–82. https://doi.org/10.1093/nutrit/nuu017

13. Schwingshackl, L., Nitschke, K., Zähringer, J., Bischoff, K., Lohner, S., Torbahn, G., Schlesinger, S., Schmucker, C., & Meerpohl, J. J. (2020). Impact of meal frequency on anthropometric outcomes: a systematic review and network meta-analysis of randomized controlled trials. Advances in Nutrition, 11(5), 1108–1122. https://doi. org/10.1093/ advances/nmaa056

14. Paoli, A., Tinsley, G., Bianco, A., & Moro, T. (2019). The influence of meal frequency and timing on health in humans: the role of fasting. Nutrients, 11(4), 719. https://doi.org/10.3390/nu11040719

第 10 章 糖：爭論背後的真相

1. te Morenga, L., Mallard, S., & Mann, J. (2012). Dietary sugars and body weight: systematic review and meta-analyses of randomised controlled trials and cohort studies. BMJ, 346(jan15 3), e7492. https:// doi.org/10.1136/bmj.e7492

2. Johnson, R. J., Segal, M. S., Sautin, Y., Nakagawa, T., Feig, D. I., Kang, D. H., Gersch, M. S., Benner, S., & Sánchez-Lozada, L. G. (2007). Potential role of sugar (fructose) in the epidemic of hypertension, obesity and the metabolic syndrome, diabetes, kidney disease, and cardiovascular disease. The American Journal of Clinical Nutrition, 86(4), 899–906. https://doi.org/10.1093/ajcn/86.4.899

3. Bristol, J. B., Emmett, P. M., Heaton, K. W., & Williamson, R. C. (1985). Sugar, fat, and the risk of colorectal cancer. British Medical Journal (Clinical Research ed.), 291(6507), 1467–1470. https://doi. org/10.1136/bmj.291.6507.1467

4. Burt, B. A., & Pai, S. (2001). Sugar consumption and caries risk: a systematic review. Journal of Dental Education, 65(10), 1017–1023. https://doi.org/10.1002/j.0022-0337.2001.65.10.tb03444.x

5. van Baak, M. A., & Astrup, A. (2009). Consumption of sugars and body weight. Obesity Reviews: an Official Journal of the International Association for the Study of Obesity, 10 Suppl 1, 9–23. https://doi. org/10.1111/j.1467-789X.2008.00561.x

6. Khan, T. A., & Sievenpiper, J. L. (2016). Controversies about sugars: results from systematic reviews and meta-analyses on obesity, cardiometabolic disease and diabetes. European Journal of Nutrition, 55(S2), 25–43. https://doi.org/10.1007/s00394-016-1345-3

7. Raben, A., Vasilaras, T. H., Møller, A. C., & Astrup, A. (2002). Sucrose compared with artificial sweeteners: different effects on ad libitum food intake and body weight after 10 wk of supplementation in overweight subjects. The American Journal of Clinical Nutrition, 76(4), 721–729. https://doi.org/10.1093/ajcn/76.4.721

8. Black, R. N. A., Spence, M., McMahon, R. O., Cuskelly, G. J., Ennis, C. N., McCance, D. R., Young, I. S., Bell, P. M., & Hunter, S. J. (2006). Effect of eucaloric high- and low-sucrose diets with identical macronutrient profile on insulin resistance and vascular risk. Diabetes, 55(12), 3566–3572. https://doi.org/10.2337/db06-0220

9. Surwit, R. S., Feinglos, M. N., McCaskill, C. C., Clay, S. L., Babyak, M. A., Brownlow, B. S., Plaisted, C. S., & Lin, P. H. (1997). Metabolic and behavioral effects of a high-sucrose diet during weight loss. The American Journal of Clinical Nutrition, 65(4), 908–915. https://doi. org/10.1093/ajcn/65.4.908

10. Lewis, A. S., McCourt, H. J., Ennis, C. N., Bell, P. M., Courtney, C. H., McKinley, M. C., Young, I. S., & Hunter, S. J. (2013). Comparison of 5% versus 15% sucrose intakes as part of a eucaloric diet in overweight and obese subjects: effects on insulin sensitivity, glucose metabolism, vascular compliance, body composition and lipid profile. A randomised controlled trial. Metabolism: Clinical and Experimental, 62(5), 694–702. https://doi.org/10.1016/j.metabol.2012.11.008

11. Fattore, E., Botta, F., Agostoni, C., & Bosetti, C. (2016). Effects of free sugars on blood pressure and lipids: a systematic review and meta-analysis of nutritional isoenergetic intervention trials. The American Journal of Clinical Nutrition, 105(1), 42–56. https://doi.org/10.3945/ajcn.116.139253

12. Lustig, R. H., Schmidt, L. A., & Brindis, C. D. (2012). The toxic truth about sugar. Nature, 482(7383), 27–29. https://doi.org/10.1038/482027a

13. van Buul, V. J., Tappy, L., & Brouns, F. J. (2014). Misconceptions about fructose-containing sugars and their role in the obesity epidemic. Nutrition Research Reviews, 27(1), 119–130. https://doi.org/10.1017/ S0954422414000067

14. White, J. S., Hobbs, L. J., & Fernandez, S. (2015). Fructose content and composition of commercial HFCS-sweetened carbonated beverages. International Journal of Obesity (2005), 39(1), 176–182. https://doi. org/10.1038/ijo.2014.73

15. Bobiş, O., Dezmirean, D. S., & Moise, A. R. (2018). Honey and diabetes: the importance of natural simple sugars in diet for preventing and treating different type of diabetes. Oxidative Medicine and Cellular Longevity, 2018, 4757893. https://doi. org/10.1155/2018/4757893

16. Semnani-Azad, Z., Khan, T. A., Blanco Mejia, S., de Souza, R. J., Leiter, L. A., Kendall, C., Hanley, A. J., & Sievenpiper, J. L. (2020). Association of major food sources of fructose-containing sugars with incident metabolic syndrome: a systematic review and meta-analysis. JAMA Network Open, 3(7), e209993. https:// doi.org/10.1001/ jamanetworkopen.2020.9993

17. Guyenet S. J. (2019). Impact of whole, fresh fruit consumption on energy intake and adiposity: a systematic review. Frontiers in Nutrition, 6, 66. https://doi.org/10.3389/ fnut.2019.00066

18. Prinz P. (2019). The role of dietary sugars in health: molecular composition or just calories?. European Journal of Clinical Nutrition, 73(9), 1216–1223. https://doi. org/10.1038/s41430-019-0407-z

19. Holt, S. H., Miller, J. C., Petocz, P., & Farmakalidis, E. (1995). A satiety index of common foods. European Journal of Clinical Nutrition, 49(9), 675–690.

20. Schulte, E. M., Avena, N. M., & Gearhardt, A. N. (2015). Which foods may be addictive? The roles of processing, fat content, and glycemic load. PloS One, 10(2), e0117959. https://doi.org/10.1371/journal. pone.0117959

21. Schulte, E. M., Smeal, J. K., & Gearhardt, A. N. (2017). Foods are differentially associated with subjective effect report questions of abuse liability. PloS One, 12(8), e0184220. https://doi.org/10.1371/journal. pone.0184220

22. DiMeglio, D., & Mattes, R. (2000). Liquid versus solid carbohydrate: effects on food intake and body weight. International Journal of Obesity, 24(6), 794–800. https://doi. org/10.1038/sj.ijo.0801229

23. Malik, V. S., & Hu, F. B. (2019). Sugar-sweetened beverages and cardiometabolic health: an update of the evidence. Nutrients, 11(8), 1840. https://doi.org/10.3390/ nu11081840

24. Luger, M., Lafontan, M., Bes-Rastrollo, M., Winzer, E., Yumuk, V., & Farpour-Lambert, N. (2017). Sugar-sweetened beverages and weight gain in children and adults: a systematic review from 2013 to 2015 and a comparison with previous

studies. Obesity Facts, 10(6), 674–693. https://doi.org/10.1159/000484566

第 11 章 酒：效益成本比

1. National Center for Biotechnology Information (2022). PubChem Compound Summary for CID 702, Ethanol. Retrieved February 13, 2022 from https://pubchem. ncbi.nlm.nih.gov/compound/Ethanol

2. Schutz Y. (2000). Role of substrate utilization and thermogenesis on body-weight control with particular reference to alcohol. The Proceedings of the Nutrition Society, 59(4), 511–517. https://doi. org/10.1017/s0029665100000744

3. Rumpler, W. V., Rhodes, D. G., Baer, D. J., Conway, J. M., & Seale, J. L. (1996). Energy value of moderate alcohol consumption by humans. The American Journal of Clinical Nutrition, 64(1), 108–114. https:// doi.org/10.1093/ajcn/64.1.108

4. Westerterp K. R. (2004). Diet induced thermogenesis. Nutrition & Metabolism, 1(1), 5. https://doi.org/10.1186/1743-7075-1-5

5. Suter, P. M., Jéquier, E., & Schutz, Y. (1994). Effect of ethanol on energy expenditure. The American Journal of Physiology, 266(4 Pt 2), R1204–R1212. https://doi.org/10.1152/ajpregu.1994.266.4.R1204

6. Caton, S. J., Ball, M., Ahern, A., & Hetherington, M. M. (2004). Dose- dependent effects of alcohol on appetite and food intake. Physiology & Behavior, 81(1), 51–58. https://doi.org/10.1016/j.physbeh.2003.12.017

7. Caton, S. J., Bate, L., & Hetherington, M. M. (2007). Acute effects of an alcoholic drink on food intake: aperitif versus co-ingestion. Physiology & Behavior, 90(2-3), 368–375. https://doi.org/10.1016/j. physbeh.2006.09.028

8. Rouhani, M. H., Surkan, P. J., & Azadbakht, L. (2017). The effect of preload/meal energy density on energy intake in a subsequent meal: a systematic review and meta-analysis. Eating Behaviors, 26, 6–15. https://doi.org/10.1016/j.eatbeh.2016.12.011

9. Kwok, A., Dordevic, A. L., Paton, G., Page, M. J., & Truby, H. (2019). Effect of alcohol consumption on food energy intake: a systematic review and meta-analysis. The British Journal of Nutrition, 121(5), 481–495. https://doi.org/10.1017/S0007114518003677

10. Sayon-Orea, C., Martinez-Gonzalez, M. A., & Bes-Rastrollo, M. (2011). Alcohol consumption and body weight: a systematic review. Nutrition Re- views, 69(8), 419–431. https://doi.org/10.1111/j.1753-4887.2011.00403.x

11. Tjønneland, A., Grønbaek, M., Stripp, C., & Overvad, K. (1999). Wine intake and diet in a random sample of 48763 Danish men and women. The American Journal of Clinical Nutrition, 69(1), 49–54. https://doi. org/10.1093/ajcn/69.1.49

12. Parr, E. B., Camera, D. M., Areta, J. L., Burke, L. M., Phillips, S. M., Hawley, J. A., & Coffey, V. G. (2014). Alcohol ingestion impairs maximal post-exercise rates of myofibrillar protein synthesis following a single bout of concurrent training. PloS

One, 9(2), e88384. https://doi. org/10.1371/journal.pone.0088384

13. Barnes, M. J., Mündel, T., & Stannard, S. R. (2010). Acute alcohol consumption aggravates the decline in muscle performance following strenuous eccentric exercise. Journal of Science and Medicine in Sport, 13(1), 189–193. https://doi.org/10.1016/ j.jsams.2008.12.627

14. Barnes, M. J., Mündel, T., & Stannard, S. R. (2011). A low dose of alcohol does not impact skeletal muscle performance after exercise- induced muscle damage. European Journal of Applied Physiology, 111(4), 725–729. https://doi.org/10.1007/ s00421-010-1655-8

15. Murphy, A. P., Snape, A. E., Minett, G. M., Skein, M., & Duffield, R. (2013). The effect of post-match alcohol ingestion on recovery from competitive rugby league matches. Journal of Strength and Conditioning Research, 27(5), 1304–1312. https:// doi.org/10.1519/ JSC.0b013e318267a5e9

16. Duplanty, A. A., Budnar, R. G., Luk, H. Y., Levitt, D. E., Hill, D. W., McFarlin, B. K., Huggett, D. B., & Vingren, J. L. (2017). Effect of acute alcohol ingestion on resistance exercise-induced mTORC1 signaling in human muscle. Journal of Strength and Conditioning Research, 31(1), 54–61. https://doi.org/10.1519/ JSC.0000000000001468

17. McLeay, Y., Stannard, S. R., Mundel, T., Foskett, A., & Barnes, M. (2017). Effect of alcohol consumption on recovery from eccentric exercise induced muscle damage in females. International Journal of Sport Nutrition and Exercise Metabolism, 27(2), 115–121. https://doi. org/10.1123/ijsnem.2016-0171

18. Välimäki, M., Tuominen, J. A., Huhtaniemi, I., & Ylikahri, R. (1990). The pulsatile secretion of gonadotropins and growth hormone, and the biological activity of luteinizing hormone in men acutely intoxicated with ethanol. Alcoholism, Clinical and Experimental Research, 14(6), 928–931. https://doi.org/10.1111/j.1530-0277.1990.tb01840.x

19. Sarkola, T., & Eriksson, C. J. (2003). Testosterone increases in men after a low dose of alcohol. Alcoholism, Clinical and Experimental research, 27(4), 682–685. https:// doi.org/10.1097/01. ALC.0000060526.43976.68

20. Vatsalya, V., Issa, J. E., Hommer, D. W., & Ramchandani, V. A. (2012). Pharmacodynamic effects of intravenous alcohol on hepatic and gonadal hormones: influence of age and sex. Alcoholism, Clinical and Experimental Research, 36(2), 207–213. https://doi. org/10.1111/j.1530-0277.2011.01600.x

21. Frias, J., Rodriguez, R., Torres, J. M., Ruiz, E., & Ortega, E. (2000). Effects of acute alcohol intoxication on pituitary-gonadal axis hormones, pituitary-adrenal axis hormones, beta-endorphin and prolactin in human adolescents of both sexes. Life Sciences, 67(9), 1081–1086. https://doi.org/10.1016/s0024-3205(00)00702-5

22. arkola, T., Fukunaga, T., Mäkisalo, H., & Peter Eriksson, C. J. (2000). Acute effect of alcohol on androgens in premenopausal women. Alcohol and Alcoholism, 35(1), 84–

90. https://doi.org/10.1093/alcalc/35.1.84

23. Molina-Hidalgo, C., De-la-O, A., Jurado-Fasoli, L., Amaro-Gahete, F. J., & Castillo, M. J. (2019). Beer or ethanol effects on the body composition response to high-intensity interval training. The BEER- HIIT study. Nutrients, 11(4), 909. https://doi.org/10.3390/nu11040909

24. Molina-Hidalgo, C., De-la-O, A., Dote-Montero, M., Amaro-Gahete, F. J., & Castillo, M. J. (2020). Influence of daily beer or ethanol consumption on physical fitness in response to a high-intensity interval training program. The BEER-HIIT study. Journal of the International Society of Sports Nutrition, 17(1), 29. https://doi.org/10.1186/s12970-020-00356-7

第 12 章 作弊餐、補碳、飲食休息

1. Pila, E., Mond, J. M., Griffiths, S., Mitchison, D., & Murray, S. B. (2017). A thematic content analysis of #cheatmeal images on social media: characterizing an emerging dietary trend. The International Journal of Eating Disorders, 50(6), 698–706. https://doi.org/10.1002/ eat.22671

2. Murray, S. B., Pila, E., Mond, J. M., Mitchison, D., Blashill, A. J., Sabiston, C. M., & Griffiths, S. (2018). Cheat meals: a benign or ominous variant of binge eating behavior?. Appetite, 130, 274–278. https://doi.org/10.1016/j.appet.2018.08.026

3. Coelho Do Vale, R., Pieters, R., & Zeelenberg, M. (2015). The benefits of behaving badly on occasion: successful regulation by planned hedonic deviations. Journal of Consumer Psychology, 26(1), 17–28. https://doi. org/10.1016/j.jcps.2015.05.001

4. Klok, M. D., Jakobsdottir, S., & Drent, M. L. (2007). The role of leptin and ghrelin in the regulation of food intake and body weight in humans: a review. Obesity Reviews: an Official Journal of the International Association for the Study of Obesity, 8(1), 21–34. https:// doi.org/10.1111/j.1467-789X.2006.00270.x

5. Most, J., & Redman, L. M. (2020). Impact of calorie restriction on energy metabolism in humans. Experimental Gerontology, 133, 110875. https://doi.org/10.1016/j.exger.2020.110875

6. Hagmar, M., Berglund, B., Brismar, K., & Hirschberg, A. L. (2013). Body composition and endocrine profile of male Olympic athletes striving for leanness. Clinical Journal of Sport Medicine: Official Journal of the Canadian Academy of Sport Medicine, 23(3), 197–201. https://doi.org/10.1097/JSM.0b013e31827a8809

7. Levine, J. A., Eberhardt, N. L., & Jensen, M. D. (1999). Leptin responses to overfeeding: relationship with body fat and nonexercise activity thermogenesis. The Journal of Clinical Endocrinology and Metabolism, 84(8), 2751–2754. https://doi.org/10.1210/jcem.84.8.5910

8. Mäestu, J., Jürimäe, J., Valter, I., & Jürimäe, T. (2008). Increases in ghrelin and decreases in leptin without altering adiponectin during extreme weight loss in male

competitive bodybuilders. Metabolism: Clinical and Experimental, 57(2), 221–225. https://doi.org/10.1016/j. metabol.2007.09.004

9. Hulmi, J. J., Isola, V., Suonpää, M., Järvinen, N. J., Kokkonen, M., Wennerström, A., Nyman, K., Perola, M., Ahtiainen, J. P., & Häkkinen, K. (2017). The effects of intensive weight reduction on body composition and serum hormones in female fitness competitors. Frontiers in Physiology, 7, 689. https://doi.org/10.3389/fphys.2016.00689

10. Rosenbaum, M., Goldsmith, R., Bloomfield, D., Magnano, A., Weimer, L., Heymsfield, S., Gallagher, D., Mayer, L., Murphy, E., & Leibel, R. L. (2005). Low-dose leptin reverses skeletal muscle, autonomic, and neuroendocrine adaptations to maintenance of reduced weight. The Journal of Clinical Investigation, 115(12), 3579–3586. https://doi. org/10.1172/JCI25977

11. Chin-Chance, C., Polonsky, K. S., & Schoeller, D. A. (2000). Twenty- four-hour leptin levels respond to cumulative short-term energy imbalance and predict subsequent intake. The Journal of Clinical Endocrinology and Metabolism, 85(8), 2685–2691. https://doi.org/ 10.1210/jcem.85.8.6755

12. Dirlewanger, M., di Vetta, V., Guenat, E., Battilana, P., Seematter, G., Schneiter, P., Jéquier, E., & Tappy, L. (2000). Effects of short-term carbohydrate or fat overfeeding on energy expenditure and plasma leptin concentrations in healthy female subjects. International Journal of Obesity and Related Metabolic Disorders: Journal of the International Association for the Study of Obesity, 24(11), 1413–1418. https://doi. org/10.1038/sj.ijo.0801395

13. Campbell, B. I., Aguilar, D., Colenso-Semple, L. M., Hartke, K., Fleming, A. R., Fox, C. D., Longstrom, J. M., Rogers, G. E., Mathas, D. B., Wong, V., Ford, S., & Gorman, J. (2020). Intermittent energy restriction attenuates the loss of fat free mass in resistance trained individuals. A randomized controlled trial. Journal of Functional Morphology and Kinesiology, 5(1), 19. https://doi.org/10.3390/jfmk5010019

14. Peos, J., Brown, A. W., Vorland, C. J., Allison, D. B., & Sainsbury, A. (2020). Contrary to the conclusions stated in the paper, only dry fat-free mass was different between groups upon reanalysis. Comment on: "Intermittent energy restriction attenuates the loss of fat-free mass in resistance trained individuals. A randomized controlled trial. Journal of Functional Morphology and Kinesiology, 5(4), 85. https://doi.org/10.3390/jfmk5040085

15. Byrne, N. M., Sainsbury, A., King, N. A., Hills, A. P., & Wood, R. E. (2018). Intermittent energy restriction improves weight loss efficiency in obese men: the MATADOR study. International Journal of Obesity (2005), 42(2), 129–138. https://doi.org/10.1038/ijo.2017.206

16. Peos, J. J., Helms, E. R., Fournier, P. A., Ong, J., Hall, C., Krieger, J., & Sainsbury, A. (2021). Continuous versus intermittent dieting for fat loss and fat-free mass retention in resistance-trained adults: the ICECAP trial. Medicine and Science in

Sports and Exercise, 53(8), 1685–1698. https://doi.org/10.1249/MSS.0000000000002636

17. Moura, R. F., De Moraes, W., De Castro, B. M., Nogueira, A., Trindade, T. B., Schoenfeld, B. J., & Prestes, J. (2021). Carbohydrate refeed does not modify GVT-performance following energy restriction in bodybuilders. Clinical Nutrition ESPEN, 43, 308–316. https://doi. org/10.1016/j.clnesp.2021.03.034

第 13 章 透過記錄就能確保自己 走在正確的路嗎？自我監控的科學原理

1. Burke, L. E., Wang, J., & Sevick, M. A. (2011). Self-monitoring in weight loss: a systematic review of the literature. Journal of the American Dietetic Association, 111(1), 92–102. https://doi.org/10.1016/j.jada.2010.10.008

2. Klem, M. L., Wing, R. R., McGuire, M. T., Seagle, H. M., & Hill, J. O. (1997). A descriptive study of individuals successful at long-term maintenance of substantial weight loss. The American Journal of Clinical Nutrition, 66(2), 239–246. https://doi.org/10.1093/ajcn/66.2.239

3. Kruger, J., Blanck, H. M., & Gillespie, C. (2006). Dietary and physical activity behaviors among adults successful at weight loss maintenance. The International Journal of Behavioral Nutrition and Physical Activity, 3, 17. https://doi.org/10.1186/1479-5868-3-17

4. McGuire, M. T., Wing, R. R., Klem, M. L., & Hill, J. O. (1999).Behavioral strategies of individuals who have maintained long- term weight losses. Obesity Research, 7(4), 334–341. https://doi. org/10.1002/j.1550-8528.1999.tb00416.x

5. Stuart R. B. (1996). Behavioral control of overeating. 1967. Obesity Research, 4(4), 411–417. https://doi.org/10.1002/j.1550-8528.1996. tb00249.x

6. Mahoney, M. J., Moura, N. G., & Wade, T. C. (1973). Relative efficacy of self-reward, self-punishment, and self-monitoring techniques for weight loss. Journal of Consulting and Clinical Psychology, 40(3), 404–407. https://doi.org/10.1037/h0034565

7. Heckerman, C. L., Brownell, K. D., & Westlake, R. J. (1978). Self and external monitoring of weight. Psychological Reports, 43(2), 375–378. https://doi.org/10.2466/pr0.1978.43.2.375

8. Levitsky, D. A., Garay, J., Nausbaum, M., Neighbors, L., & Dellavalle, D. M. (2006). Monitoring weight daily blocks the freshman weight gain: a model for combating the epidemic of obesity. International Journal of Obesity (2005), 30(6), 1003–1010. https://doi.org/10.1038/ sj.ijo.0803221

9. Hernández-Reyes, A., Cámara-Martos, F., Vidal, Á., Molina-Luque, R., & Moreno-Rojas, R. (2020). Effects of self-weighing during weight loss treatment: a 6-month randomized controlled trial. Frontiers in Psychology, 11, 397. https://doi.org/10.3389/fpsyg.2020.00397

10. Steinberg, D. M., Bennett, G. G., Askew, S., & Tate, D. F. (2015). Weighing every day matters: daily weighing improves weight loss and adoption of weight control behaviors. Journal of the Academy of Nutrition and Dietetics, 115(4), 511–518. https://doi.org/10.1016/j. jand.2014.12.011

11. Oshima, Y., Matsuoka, Y., & Sakane, N. (2013). Effect of weight-loss program using self-weighing twice a day and feedback in overweight and obese subject: a randomized controlled trial. Obesity Research & Clinical Practice, 7(5), e361–e366. https://doi.org/10.1016/j. orcp.2012.01.003

12. Anderson, J. W., Konz, E. C., Frederich, R. C., & Wood, C. L. (2001). Long-term weight-loss maintenance: a meta-analysis of US studies. The American Journal of Clinical Nutrition, 74(5), 579–584. https://doi. org/10.1093/ajcn/74.5.579

13. Nordmo, M., Danielsen, Y. S., & Nordmo, M. (2020). The challenge of keeping it off, a descriptive systematic review of high-quality, follow-up studies of obesity treatments. Obesity Reviews: an Official Journal of the International Association for the Study of Obesity, 21(1), e12949. https://doi.org/10.1111/obr.12949

14. Fujimoto, K., Sakata, T., Etou, H., Fukagawa, K., Ookuma, K., Terada, K., & Kurata, K. (1992). Charting of daily weight pattern reinforces maintenance of weight reduction in moderately obese patients. The American Journal of the Medical Sciences, 303(3), 145–150. https://doi. org/10.1097/00000441-199203000-00002

15. Wing, R. R., Tate, D. F., Gorin, A. A., Raynor, H. A., & Fava, J. L. (2006). A self-regulation program for maintenance of weight loss. The New England Journal of Medicine, 355(15), 1563–1571. https://doi. org/10.1056/NEJMoa061883

16. VanWormer, J. J., Linde, J. A., Harnack, L. J., Stovitz, S. D., & Jeffery, R. W. (2012). Self-weighing frequency is associated with weight gain prevention over 2 years among working adults. International Journal of Behavioral Medicine, 19(3), 351–358. https://doi.org/10.1007/s12529-011-9178-1

17. Thomas, J. G., Bond, D. S., Phelan, S., Hill, J. O., & Wing, R. R. (2014). Weight-loss maintenance for 10 years in the National Weight Control Registry. American Journal of Preventive Medicine, 46(1), 17–23. https://doi.org/10.1016/j. amepre.2013.08.019

18. Pacanowski, C. R., Bertz, F. C., & Levitsky, D. A. (2014). Daily self-weighing to control body weight in adults: a critical review of the literature. SAGE open, 4(4), 1–16. https://doi.org/10.1177/2158244014556992

19. Vanwormer, J. J., French, S. A., Pereira, M. A., & Welsh, E. M. (2008). The impact of regular self-weighing on weight management: a systematic literature review. The International Journal of Behavioral Nutrition and Physical Activity, 5, 54. https://doi. org/10.1186/1479-5868-5-54

20. Zheng, Y., Klem, M. L., Sereika, S. M., Danford, C. A., Ewing, L. J., & Burke, L. E. (2015). Self-weighing in weight management: a systematic literature review. Obesity, 23(2), 256–265. https://doi.org/10.1002/ oby.20946

21. Madigan, C. D., Daley, A. J., Lewis, A. L., Aveyard, P., & Jolly, K. (2015). Is self-weighing an effective tool for weight loss: a systematic literature review and meta-analysis. The International Journal of Behavioral Nutrition and Physical Activity, 12, 104. https://doi. org/10.1186/s12966-015-0267-4

22. Mercurio, A., & Rima, B. (2011). Watching my weight: self-weighing, body surveillance, and body dissatisfaction. Sex Roles, 65(1–2), 47–55. https://doi. org/10.1007/s11199-011-9980-x

23. Ogden, J., & Evans, C. (1996). The problem with weighing: effects on mood, self-esteem and body image. International Journal of Obesity and Related Metabolic Disorders: Journal of the International Association for the Study of Obesity, 20(3), 272–277

24. Ogden, J., & Whyman, C. (1997). The effect of repeated weighing on psychological state. European Eating Disorders Review: The Professional Journal of the Eating Disorders Association, 5(2), 121–130.

25. Wing, R. R., Tate, D. F., Gorin, A. A., Raynor, H. A., Fava, J. L., & Machan, J. (2007). STOP regain: are there negative effects of daily weighing? Journal of Consulting and Clinical Psychology, 75(4), 652–656. https://doi.org/10.1037/0022-006X.75.4.652

26. Fahey, M. C., Klesges, R. C., Kocak, M., Wayne Talcott, G., & Krukowski, R. A. (2018). Changes in the perceptions of self-weighing across time in a behavioral weight loss intervention. Obesity, 26(10), 1566–1575. https://doi.org/10.1002/oby.22275

27. Benn, Y., Webb, T. L., Chang, B. P., & Harkin, B. (2016). What is the psychological impact of self-weighing? A meta-analysis. Health Psychology Review, 10(2), 187–203. https://doi.org/10.1080/17437199.2016.1138871 Self-Monitoring Food Intake

28. Baker, R. C., & Kirschenbaum, D. S. (1993). Self-monitoring may be necessary for successful weight control. Behavior Therapy, 24(3), 377–394.

29. Boutelle, K. N., & Kirschenbaum, D. S. (1998). Further support for consistent self-monitoring as a vital component of successful weight control. Obesity Research, 6(3), 219–224. https://doi. org/10.1002/j.1550-8528.1998.tb00340.x

30. Helsel, D. L., Jakicic, J. M., & Otto, A. D. (2007). Comparison of techniques for self-monitoring eating and exercise behaviors on weight loss in a correspondence-based intervention. Journal of the American Dietetic Association, 107(10), 1807–1810. https://doi.org/10.1016/j. jada.2007.07.014

31. Yon, B. A., Johnson, R. K., Harvey-Berino, J., Gold, B. C., & Howard, A. B. (2007). Personal digital assistants are comparable to traditional diaries for dietary self-monitoring during a weight loss program. Journal of Behavioral Medicine, 30(2), 165–175. https://doi.org/10.1007/s10865-006-9092-1

32. Burke, L. E., Conroy, M. B., Sereika, S. M., Elci, O. U., Styn, M. A., Acharya, S. D., Sevick, M. A., Ewing, L. J., & Glanz, K. (2011). The effect of electronic self-monitoring on weight loss and dietary intake: a randomized behavioral weight loss

trial. Obesity, 19(2), 338–344. https://doi.org/10.1038/oby.2010.208

33. Carter, M. C., Burley, V. J., Nykjaer, C., & Cade, J. E. (2013). Adherence to a smartphone application for weight loss compared to website and paper diary: pilot randomized controlled trial. Journal of Medical Internet Research, 15(4), e32. https://doi.org/10.2196/jmir.2283

34. Laitner, M. H., Minski, S. A., & Perri, M. G. (2016). The role of self- monitoring in the maintenance of weight loss success. Eating Behaviors, 21, 193–197. https://doi.org/10.1016/j.eatbeh.2016.03.005

35. Peterson, N. D., Middleton, K. R., Nackers, L. M., Medina, K. E., Milsom, V. A., & Perri, M. G. (2014). Dietary self-monitoring and long-term success with weight management. Obesity, 22(9), 1962–1967. https://doi.org/10.1002/oby.20807

36. Patel, M. L., Wakayama, L. N., & Bennett, G. G. (2021). Self-monitoring via digital health in weight loss interventions: a systematic review among adults with overweight or obesity. Obesity, 29(3), 478–499. https://doi.org/10.1002/oby.23088

37. Simpson, C. C., & Mazzeo, S. E. (2017). Calorie counting and fitness tracking technology: associations with eating disorder symptom- atology. Eating Behaviors, 26, 89–92. https://doi.org/10.1016/j.eatbeh. 2017.02.002

38. Levinson, C. A., Fewell, L., & Brosof, L. C. (2017). My Fitness Pal calorie tracker usage in the eating disorders. Eating Behaviors, 27, 14–16. https://doi.org/10.1016/j.eatbeh.2017.08.003

39. Linardon, J., & Messer, M. (2019). My fitness pal usage in men: associations with eating disorder symptoms and psychosocial impairment. Eating Behaviors, 33, 13–17. https://doi.org/10.1016/j. eatbeh.2019.02.003

40. Jospe, M. R., Brown, R. C., Williams, S. M., Roy, M., Meredith-Jones, K. A., & Taylor, R. W. (2018). Self-monitoring has no adverse effect on disordered eating in adults seeking treatment for obesity. Obesity Science & Practice, 4(3), 283–288. https://doi.org/10.1002/osp4.168 Calorie Underreporting

41. Jumpertz, R., Venti, C. A., Le, D. S., Michaels, J., Parrington, S., Krakoff, J., & Votruba, S. (2013). Food label accuracy of common snack foods. Obesity, 21(1), 164–169. https://doi.org/10.1002/oby.20185

42. Urban, L. E., Dallal, G. E., Robinson, L. M., Ausman, L. M., Saltzman, E., & Roberts, S. B. (2010). The accuracy of stated energy contents of reduced-energy, commercially prepared foods. Journal of the American Dietetic Association, 110(1), 116–123. https://doi.org/10.1016/j. jada.2009.10.003

43. Urban, L. E., McCrory, M. A., Dallal, G. E., Das, S. K., Saltzman, E., Weber, J. L., & Roberts, S. B. (2011). Accuracy of stated energy contents of restaurant foods. JAMA, 306(3), 287–293. https://doi.org/10.1001/ jama.2011.993

44. Lichtman, S. W., Pisarska, K., Berman, E. R., Pestone, M., Dowling, H., Offenbacher, E., Weisel, H., Heshka, S., Matthews, D. E., & Heymsfield, S. B.

(1992). Discrepancy between self-reported and actual caloric intake and exercise in obese subjects. The New England Journal of Medicine, 327(27), 1893–1898. https://doi.org/10.1056/NEJM199212313272701

45. Champagne, C. M., Bray, G. A., Kurtz, A. A., Monteiro, J. B., Tucker, E., Volaufova, J., & Delany, J. P. (2002). Energy intake and energy expenditure: a controlled study comparing dietitians and non-dietitians. Journal of the American Dietetic Association, 102(10), 1428–1432. https://doi.org/10.1016/s0002-8223(02)90316-0

46. Hendrickson, S., & Mattes, R. (2007). Financial incentive for diet recall accuracy does not affect reported energy intake or number of underreporters in a sample of overweight females. Journal of the American Dietetic Association, 107(1), 118–121. https://doi. org/10.1016/j.jada.2006.10.003

47. Muhlheim, L. S., Allison, D. B., Heshka, S., & Heymsfield, S. B. (1998). Do unsuccessful dieters intentionally underreport food intake?. The International Journal of Eating Disorders, 24(3), 259–266. https://doi. org/10.1002/(sici)1098-108x(199811)24:3<259::aid-eat3>3.0.co;2-l

48. Jones, E. E., & Sigall, H. (1971). The bogus pipeline: a new paradigm for measuring affect and attitude. Psychological Bulletin, 76(5), 349.

49. Goris, A. H., Westerterp-Plantenga, M. S., & Westerterp, K. R. (2000). Undereating and underrecording of habitual food intake in obese men: selective underreporting of fat intake. The American Journal of Clinical Nutrition, 71(1), 130–134. https://doi.org/10.1093/ajcn/71.1.130

50. Heitmann, B. L., Lissner, L., & Osler, M. (2000). Do we eat less fat, or just report so?. International Journal of Obesity and Related Metabolic Disorders: Journal of the International Association for the Study of Obesity, 24(4), 435–442. https://doi.org/10.1038/sj.ijo.0801176

51. Pietiläinen, K. H., Korkeila, M., Bogl, L. H., Westerterp, K. R., Yki-Järvinen, H., Kaprio, J., & Rissanen, A. (2010). Inaccuracies in food and physical activity diaries of obese subjects: complementary evidence from doubly labeled water and co-twin assessments. International Journal of Obesity (2005), 34(3), 437–445. https://doi.org/10.1038/ijo.2009.251

52. King, B. M., Cespedes, V. M., Burden, G. K., Brady, S. K., Clement, L. R., Abbott, E. M., Baughman, K. S., Joyner, S. E., Clark, M. M., & Pury, C. (2018). Extreme under-reporting of body weight by young adults with obesity: relation to social desirability. Obesity Science & Practice, 4(2), 129–133. https://doi.org/10.1002/osp4.153

53. Burke, M. A., & Carman, K. G. (2017). You can be too thin (but not too tall): social desirability bias in self-reports of weight and height. Economics and Human Biology, 27(Pt A), 198–222. https://doi. org/10.1016/j.ehb.2017.06.002

54. Hebert, J. R., Clemow, L., Pbert, L., Ockene, I. S., & Ockene, J. K. (1995). Social desirability bias in dietary self-report may compromise the validity of dietary intake

measures. International Journal of Epidemiology, 24(2), 389–398. https://doi. org/10.1093/ije/24.2.389

55. Hebert, J. R., Ebbeling, C. B., Matthews, C. E., Hurley, T. G., MA, Y., Druker, S., & Clemow, L. (2002). Systematic errors in middle-aged women's estimates of energy intake: comparing three self-report measures to totalenergy expenditure from doubly labeled water. Annals of Epidemiology, 12(8), 577–586. https://doi.org/10.1016/ s1047-2797(01)00297-6

56. Scagliusi, F. B., Polacow, V. O., Artioli, G. G., Benatti, F. B., & Lancha, A. H., Jr (2003). Selective underreporting of energy intake in women: magnitude, determinants, and effect of training. Journal of the American Dietetic Association, 103(10), 1306–1313. https://doi. org/10.1016/s0002-8223(03)01074-5

57. Scagliusi, F. B., Ferriolli, E., Pfrimer, K., Laureano, C., Cunha, C. S., Gualano, B., Lourenço, B. H., & Lancha, A. H., Jr (2009). Characteristics of women who frequently under report their energy intake: a doubly labelled water study. European Journal of Clinical Nutrition, 63(10), 1192–1199. https://doi.org/10.1038/ ejcn.2009.54

58. Mennen, L. I., Jackson, M., Cade, J., Mbanya, J. C., Lafay, L., Sharma, S., Walker, S., Chungong, S., Wilks, R., Balkau, B., Forrester, T., & Cruickshank, J. K. (2000). Underreporting of energy intake in four populations of African origin. International Journal of Obesity and Related Metabolic Disorders: Journal of the International Association for the Study of Obesity, 24(7), 882–887. https://doi.org/10.1038/ sj.ijo.0801246

59. Harrison, G. G., Galal, O. M., Ibrahim, N., Khorshid, A., Stormer, A., Leslie, J., & Saleh, N. T. (2000). Underreporting of food intake by dietary recall is not universal: a comparison of data from Egyptian and American women. The Journal of Nutrition, 130(8), 2049–2054. https://doi.org/10.1093/jn/130.8.2049

60. Kagawa, M., & Hills, A. P. (2020). Preoccupation with body weight and under-reporting of energy intake in female Japanese nutrition students. Nutrients, 12(3), 830. https://doi.org/10.3390/nu12030830

61. Wehling, H., & Lusher, J. (2019). People with a body mass index ⩾ 30 under-report their dietary intake: a systematic review. Journal of Health Psychology, 24(14), 2042–2059. https://doi.org/10.1177/ 1359105317714318

62. Burrows, T. L., Ho, Y. Y., Rollo, M. E., & Collins, C. E. (2019). Validity of dietary assessment methods when compared to the method of doubly labeled water: a systematic review in adults. Frontiers in Endocrinology, 10, 850. https://doi. org/10.3389/fendo.2019.00850

第 14 章 還有哪些因素會影響減重效果？

1. Hasler, G., Buysse, D. J., Klaghofer, R., Gamma, A., Ajdacic, V., Eich, D., Rössler,

W., & Angst, J. (2004). The association between short sleep duration and obesity in young adults: a 13-year prospective study. Sleep, 27(4), 661–666. https://doi. org/10.1093/sleep/27.4.661

2. Vioque, J., Torres, A., & Quiles, J. (2000). Time spent watching television, sleep duration and obesity in adults living in Valencia, Spain. International Journal of Obesity and Related Metabolic Disorders: Journal of the International Association for the Study of Obesity, 24(12), 1683–1688. https://doi.org/10.1038/sj.ijo.0801434

3. Taheri, S., Lin, L., Austin, D., Young, T., & Mignot, E. (2004). Short sleep duration is associated with reduced leptin, elevated ghrelin, and increased body mass index. PLoS Medicine, 1(3), e62. https://doi. org/10.1371/journal.pmed.0010062

4. Brondel, L., Romer, M. A., Nougues, P. M., Touyarou, P., & Davenne, D. (2010). Acute partial sleep deprivation increases food intake in healthy men. The American Journal of Clinical Nutrition, 91(6), 1550–1559. https://doi.org/10.3945/ajcn.2009.28523

5. Sivak M. (2006). Sleeping more as a way to lose weight. Obesity Reviews: an Official Journal of the International Association for the Study of Obesity, 7(3), 295–296. https://doi.org/10.1111/j.1467-789X.2006. 00262.x

6. Covassin, N., & Singh, P. (2016). Sleep duration and cardiovascular disease risk: epidemiologic and experimental evidence. Sleep Medicine Clinics, 11(1), 81–89. https://doi.org/10.1016/j.jsmc.2015.10.007

7. Nedeltcheva, A. V., Kilkus, J. M., Imperial, J., Schoeller, D. A., & Penev, P. D. (2010). Insufficient sleep undermines dietary efforts to reduce adiposity. Annals of Internal Medicine, 153(7), 435–441. https:// doi.org/10.7326/0003-4819-153-7-201010050-00006

8. Tasali, E., Wroblewski, K., Kahn, E., Kilkus, J., & Schoeller, D. A. (2022). Effect of sleep extension on objectively assessed energy intake among adults with overweight in real-life settings: a randomized clinical trial. JAMA Internal Medicine, e218098. Advance online publication. https://doi.org/10.1001/jamainternmed.2021.8098

9. Jåbekk, P., Jensen, R. M., Sandell, M. B., Haugen, E., Katralen, L. M., & Bjorvatn, B. (2020). A randomized controlled pilot trial of sleep health education on body composition changes following 10 weeks' resistance exercise. The Journal of Sports Medicine and Physical Fitness, 60(5), 743–748. https://doi.org/10.23736/S0022-4707.20.10136-1

10. Knowles, O. E., Drinkwater, E. J., Urwin, C. S., Lamon, S., & Aisbett, B. (2018). Inadequate sleep and muscle strength: implications for resistance training. Journal of Science and Medicine in Sport, 21(9), 959–968. https://doi.org/10.1016/j.jsams.2018.01.012

11. Chang, T., Ravi, N., Plegue, M. A., Sonneville, K. R., & Davis, M. M. (2016). Inadequate hydration, BMI, and obesity among US adults: NHANES 2009-2012. Annals of Family Medicine, 14(4), 320–324. https://doi.org/10.1370/afm.1951

12. Muckelbauer, R., Sarganas, G., Grüneis, A., & Müller-Nordhorn, J. (2013).

Association between water consumption and body weight outcomes: a systematic review. The American Journal of Clinical Nutrition, 98(2), 282–299. https://doi.org/10.3945/ajcn.112.055061

13. Stookey J. J. (2016). Negative, null and beneficial effects of drinking water on energy intake, energy expenditure, fat oxidation and weight change in randomized trials: a qualitative review. Nutrients, 8(1), 19. https://doi.org/10.3390/nu8010019

14. Davy, B. M., Dennis, E. A., Dengo, A. L., Wilson, K. L., & Davy, K. P. (2008). Water consumption reduces energy intake at a breakfast meal in obese older adults. Journal of the American Dietetic Association, 108(7), 1236–1239. https://doi.org/10.1016/j.jada.2008.04.013

15. Van Walleghen, E. L., Orr, J. S., Gentile, C. L., & Davy, B. M. (2007). Pre-meal water consumption reduces meal energy intake in older but not younger subjects. Obesity, 15(1), 93–99. https://doi.org/10.1038/ oby.2007.506

16. Clarkston, W. K., Pantano, M. M., Morley, J. E., Horowitz, M., Littlefield, J. M., & Burton, F. R. (1997). Evidence for the anorexia of aging: gastrointestinal transit and hunger in healthy elderly vs. young adults. The American Journal of Physiology, 272(1 Pt 2), R243–R248. https://doi.org/10.1152/ajpregu.1997.272.1.R243

17. Corney, R. A., Sunderland, C., & James, L. J. (2016). Immediate pre-meal water ingestion decreases voluntary food intake in lean young males. European Journal of Nutrition, 55(2), 815–819. https://doi. org/10.1007/s00394-015-0903-4

18. Jeong J. N. (2018). Effect of pre-meal water consumption on energy intake and satiety in non-obese young adults. Clinical Nutrition Research, 7(4), 291–296. https://doi.org/10.7762/cnr.2018.7.4.291

19. Dennis, E. A., Dengo, A. L., Comber, D. L., Flack, K. D., Savla, J., Davy, K. P., & Davy, B. M. (2010). Water consumption increases weight loss during a hypocaloric diet intervention in middle-aged and older adults. Obesity, 18(2), 300–307. https://doi.org/10.1038/oby.2009.235

20. Parretti, H. M., Aveyard, P., Blannin, A., Clifford, S. J., Coleman, S. J., Roalfe, A., & Daley, A. J. (2015). Efficacy of water preloading before main meals as a strategy for weight loss in primary care patients with obesity: RCT. Obesity, 23(9), 1785–1791. https://doi.org/10.1002/oby.21167

21. Otsuka, R., Tamakoshi, K., Yatsuya, H., Murata, C., Sekiya, A., Wada, K., Zhang, H. M., Matsushita, K., Sugiura, K., Takefuji, S., OuYang, P., Nagasawa, N., Kondo, T., Sasaki, S., & Toyoshima, H. (2006). Eating fast leads to obesity: findings based on self-administered questionnaires among middle-aged Japanese men and women. Journal of Epidemiology, 16(3), 117–124. https://doi.org/10.2188/jea.16.117

22. Ferster, C. B., Nurnberger, J. I., & Levitt, E. B. (1996). The control of eating. 1962. Obesity Research, 4(4), 401–410. https://doi.org/10.1002/ oby.1996.4.4.401

23. Forde, C. G., van Kuijk, N., Thaler, T., de Graaf, C., & Martin, N. (2013). Texture and savoury taste influences on food intake in a realistic hot lunch time meal.

Appetite, 60(1), 180–186. https://doi.org/10.1016/j. appet.2012.10.002

24. Hogenkamp, P. S., Mars, M., Stafleu, A., & de Graaf, C. (2010). Intake during repeated exposure to low- and high-energy-dense yogurts by different means of consumption. The American Journal of Clinical Nutrition, 91(4), 841–847. https://doi.org/10.3945/ajcn.2009.28360

25. James, L. J., Maher, T., Biddle, J., & Broom, D. R. (2018). Eating with a smaller spoon decreases bite size, eating rate and ad libitum food intake in healthy young males. The British Journal of Nutrition, 120(7), 830–837. https://doi.org/10.1017/S0007114518002246

26. Li, J., Zhang, N., Hu, L., Li, Z., Li, R., Li, C., & Wang, S. (2011).Improvement in chewing activity reduces energy intake in one meal and modulates plasma gut hormone concentrations in obese and lean young Chinese men. The American Journal of Clinical Nutrition, 94(3), 709–716. https://doi.org/10.3945/ajcn.111.015164

27. Hawton, K., Ferriday, D., Rogers, P., Toner, P., Brooks, J., Holly, J., Biernacka, K., Hamilton-Shield, J., & Hinton, E. (2018). Slow down: behavioural and physiological effects of reducing eating rate. Nutrients, 11(1), 50. https://doi.org/10.3390/nu11010050

28. Forde, C. G., Mars, M., & de Graaf, K. (2020). Ultra-processing or oral processing? A role for energy density and eating rate in moderating energy intake from processed foods. Current Developments in Nutrition, 4(3), nzaa019. https://doi.org/10.1093/cdn/nzaa019

29. Ohkuma, T., Hirakawa, Y., Nakamura, U., Kiyohara, Y., Kitazono, T., & Ninomiya, T. (2015). Association between eating rate and obesity: a systematic review and meta-analysis. International Journal of Obesity (2005), 39(11), 1589–1596. https://doi.org/10.1038/ijo.2015.96

30. Robinson, E., Almiron-Roig, E., Rutters, F., de Graaf, C., Forde, C. G., Tudur Smith, C., Nolan, S. J., & Jebb, S. A. (2014). A systematic review and meta-analysis examining the effect of eating rate on energy intake and hunger. The American Journal of Clinical Nutrition, 100(1), 123–151. https://doi.org/10.3945/ajcn.113.081745

31. Zhang, G., Wu, L., Zhou, L., Lu, W., & Mao, C. (2016). Television watching and risk of childhood obesity: a meta-analysis. European Journal of Public Health, 26(1), 13–18. https://doi.org/10.1093/eurpub/ ckv213

32. Braithwaite, I., Stewart, A. W., Hancox, R. J., Beasley, R., Murphy, R., Mitchell, E. A., & ISAAC Phase Three Study Group (2013). The worldwide association between television viewing and obesity in children and adolescents: cross sectional study. PloS One, 8(9), e74263. https://doi.org/10.1371/journal.pone.0074263

33. Halford, J. C., Gillespie, J., Brown, V., Pontin, E. E., & Dovey, T. M. (2004). Effect of television advertisements for foods on food consumption in children. Appetite,

42(2), 221–225. https://doi. org/10.1016/j.appet.2003.11.006

34. Harris, J. L., Bargh, J. A., & Brownell, K. D. (2009). Priming effects of television food advertising on eating behavior. Health Psychology: Official Journal of the Division of Health Psychology, American Psychological Association, 28(4), 404–413. https://doi.org/10.1037/a0014399

35. Russell, S. J., Croker, H., & Viner, R. M. (2019). The effect of screen advertising on children's dietary intake: a systematic review and meta- analysis. Obesity Reviews: an Official Journal of the International Association for the Study of Obesity, 20(4), 554–568. https://doi. org/10.1111/obr.12812

36. Robinson T. N. (1999). Reducing children's television viewing to prevent obesity: a randomized controlled trial. JAMA, 282(16), 1561–1567. https://doi.org/10.1001/ jama.282.16.1561

37. Bellisle, F., Dalix, A. M., & Slama, G. (2004). Non food-related environmental stimuli induce increased meal intake in healthy women: comparison of television viewing versus listening to a recorded story in laboratory settings. Appetite, 43(2), 175–180. https://doi.org/10.1016/j. appet.2004.04.004

38. Blass, E. M., Anderson, D. R., Kirkorian, H. L., Pempek, T. A., Price, I., & Koleini, M. F. (2006). On the road to obesity: television viewing increases intake of high-density foods. Physiology & Behavior, 88(4-5), 597–604. https://doi.org/10.1016/ j.physbeh.2006.05.035

39. Long, S., Meyer, C., Leung, N., & Wallis, D. J. (2011). Effects of distraction and focused attention on actual and perceived food intake in females with non-clinical eating psychopathology. Appetite, 56(2), 350–356. https://doi.org/10.1016/j. appet.2010.12.018

40. Hetherington, M. M., Anderson, A. S., Norton, G. N., & Newson, L. (2006). Situational effects on meal intake: a comparison of eating alone and eating with others. Physiology & Behavior, 88(4-5), 498–505. https://doi.org/10.1016/j. physbeh.2006.04.025

41. Ding, L., Hamid, N., Shepherd, D., & Kantono, K. (2019). How is satiety affected when consuming food while working on a computer?. Nutrients, 11(7), 1545. https:// doi.org/10.3390/nu11071545

42. La Marra, M., Caviglia, G., & Perrella, R. (2020). Using smartphones when eating increases caloric intake in young people: an overview of the literature. Frontiers in Psychology, 11, 587886. https://doi.org/10.3389/ fpsyg.2020.587886

43. Ogden, J., Coop, N., Cousins, C., Crump, R., Field, L., Hughes, S., & Woodger, N. (2013). Distraction, the desire to eat and food intake. Towards an expanded model of mindless eating. Appetite, 62, 119–126. https://doi.org/10.1016/j.appet.2012.11.023

44. Chapman, C. D., Benedict, C., Brooks, S. J., & Schiöth, H. B. (2012). Lifestyle determinants of the drive to eat: a meta-analysis. The American Journal of Clinical Nutrition, 96(3), 492–497. https://doi.org/10.3945/ ajcn.112.039750

45. Robinson, E., Aveyard, P., Daley, A., Jolly, K., Lewis, A., Lycett, D., & Higgs, S. (2013). Eating attentively: a systematic review and meta- analysis of the effect of food intake memory and awareness on eating. The American Journal of Clinical Nutrition, 97(4), 728–742. https:// doi.org/10.3945/ajcn.112.045245

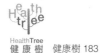

HealthTree
健 康 樹　健康樹 183

科學減脂╳瘦身全書
Everything Fat Loss: The Definitive No Bullsh*t Guide

作　　　　者　班‧卡本特（Ben Carpenter）著
譯　　　　者　王啟安
封 面 設 計　比比司
版 型 設 計　變設計—Ada
內 文 排 版　許貴華
行 銷 企 劃　蔡雨庭‧黃安汝
出版一部總編輯　紀欣怡

出　　版　　者　采實文化事業股份有限公司
業 務 發 行　張世明‧林踏欣‧林坤蓉‧王貞玉
國 際 版 權　劉靜茹
印 務 採 購　曾玉霞
會 計 行 政　李韶婉‧許俶瑀‧張婕莛
法 律 顧 問　第一國際法律事務所　余淑杏律師
電 子 信 箱　acme@acmebook.com.tw
采 實 官 網　www.acmebook.com.tw
采 實 臉 書　www.facebook.com/acmebook01

I　S　B　N　978-626-349-749-8
定　　　價　550元
初 版 一 刷　2024年8月
劃 撥 帳 號　50148859
劃 撥 戶 名　采實文化事業股份有限公司
　　　　　　104台北市中山區南京東路二段95號9樓
　　　　　　電話：(02)2511-9798
　　　　　　傳真：(02)2571-3298

國家圖書館出版品預行編目資料

科學減脂 ╳ 瘦身全書 / 班 . 卡本特 (Ben Carpenter) 著；王啟安譯 . -- 初版 . -- 臺北市 : 采
實文化事業股份有限公司 , 2024.08
368 面；17╳23 公分 . -- (健康樹；183)
譯自 : Everything fat loss : the definitive no bullsh*t guide
ISBN 978-626-349-749-8(平裝)
1.CST: 減重 2.CST: 健康飲食 3.CST: 運動訓練

411.94　　　　　　　　　　　　　　　　　　　　　113009095

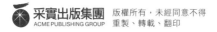